医院精益财经数字化转型理论与实务

中国总会计师协会卫生健康分会　编

U0193935

中国财经出版传媒集团

中国财政经济出版社

图书在版编目（CIP）数据

医院精益财经数字化转型理论与实务 / 中国总会计师协会卫生健康分会编 . -- 北京：中国财政经济出版社，2023.8

ISBN 978 - 7 - 5223 - 2458 - 6

Ⅰ . ①医… Ⅱ . ①中… Ⅲ . ①医院－财务管理－数字化－研究 Ⅳ . ①R197. 322

中国国家版本馆 CIP 数据核字（2023）第 161539 号

责任编辑：罗亚洪　　　　　　责任印制：张　健
封面设计：陈宇琰　　　　　　责任校对：胡永立

中国财政经济出版社 出版

URL：http://www.cfeph.cn
E - mail：cfeph@ cfeph.cn

社址：北京市海淀区阜成路甲 28 号　邮政编码：100142
营销中心电话：010 - 88191522
天猫网店：中国财政经济出版社旗舰店
网址：https://zgczjjcbs.tmall.com
北京密兴印刷有限公司印刷　各地新华书店经销
成品尺寸：185mm×260mm　16 开　26.5 印张　548 000 字
2023 年 8 月第 1 版　2023 年 8 月北京第 1 次印刷
定价：68.00 元
ISBN 978 - 7 - 5223 - 2458 - 6
（图书出现印装问题，本社负责调换，电话：010 - 88190548）
本社质量投诉电话：010 - 88190744
打击盗版举报热线：010 - 88191661　QQ：2242791300

《医院精益财经数字化转型理论与实务》编委会

主　编
董立友

主　审
徐元元　王增甲

执行主编
许　涛　张铁山　毕春梅　梁云朝

编　委
（按姓氏笔画排序）

万　泉	王人颖	王才有	王　丹	王再文	王　成	王海红
王增甲	田立启	冯东建	毕春梅	朱洪彪	任在方	刘俊勇
许　涛	李丽敏	张　伟	张树中	张铁山	段成卉	侯常敏
夏　琳	倪加锋	徐元元	高海鹏	郭圣明	黄龙梅	黄爱君
萧　潇	梁云朝	董立友	蒋华玲	慕永梅	操礼庆	

主要参编人员
（按姓氏笔画排序）

于　蔚	王　芳	王　昊	尹　绮	刘英梅	安　娜	李凤芹
贡欣扬	张祎欢	陈　越	林海锋	孟雪莲	孟　薇	胡颖娟
徐佳梦	贾　楠	贾露荣	扈　航	董　杰	程煜华	赖春玲

序言
FOREWORD

党的十八大以来，以习近平同志为核心的党中央高度重视公立医院的改革和发展，将其纳入全面深化改革的重要内容进行统筹谋划。国务院办公厅《关于推动公立医院高质量发展的意见》（国办发〔2021〕18号）也提出，公立医院发展方式从规模扩张转向提质增效，运行模式从粗放管理转向精细化管理，资源配置从注重物质要素转向更加注重人才技术要素，为更好地提供优质高效医疗卫生服务、防范化解重大疫情和突发公共卫生风险、建设健康中国提供有力支撑。因此，医院需要主动适应国家公立医院综合改革要求，在质量变革、效率变革、动力变革的基础上建立健全现代医院管理制度，为人民健康提供可靠保障。

近年来，中日友好医院高度重视医疗业务与经济管理统筹发展，围绕高质量发展和高水平医院试点，突出科技创新，推动优势学科建设发展，全面推进信息化建设，不断提升精细化管理水平。积极探索在数字化转型背景下推进全流程医疗服务信息和财经管理信息深度融合，使有限的卫生资源为实现高质量发展蓄势赋能，探索智慧医院建设，不断实现新突破。特别是在国家卫生健康委开展的"公立医疗机构经济管理年"活动中，医院始终围绕"规范管理、提质增效、强化监管"的主题，聚焦重点难点问题，补齐短板弱项，充分发挥示范引领作用，以质量变革为基础，提高医疗服务质量；以效率变革为目标，提高全要素生产力；以动力变革为关键，提高医疗服务能力，着力研究新情况，解决新问题，总结新经验，探索新规律。借助现代信息技术，逐步摸索并建立了"精益财经"管理模式。

感谢中国总会计师协会卫生健康分会以中日友好医院精益财经管理模式为基础，组织国内卫生经济研究和行业创新方面的专家，采用理论与实践相结合的方式撰写《医院精益财经数字化转型理论与实务》一书。本书提炼并首创医院精益财经数字化转型理念，为指导医院建立财经管理理性思维、完善现代管理会计体系提供借鉴。虽然我院精益财经数字化转型实践取得了阶段性成果，但总体而言时间尚短，需要根据国家公立医院综合改革要求持续完善和不断优化。希望和各位同道一起，坚持公立医院的公益性，为群众提供安全、有效、方便、价廉的公共卫生和基本医疗服务，推动卫生健康事业高质量发展。

中日友好医院院长 周军

2023年9月

前言

PREFACE

随着新兴技术蓬勃发展，我国已进入数字经济时代，各行各业也向着数字化转型发展。党的十八大以来，以习近平同志为核心的党中央高度重视数字生态建设，"十四五"规划和2035年远景目标纲要作出"营造良好数字生态"的重要部署，明确了数字生态建设的目标要求、主攻方向、重点任务。党的二十大报告明确提出：要加快建设"网络强国，数字中国""加快发展数字经济，促进数字经济和实体经济深度融合"等，为我国数字经济向纵深发展指明了方向。

公立医院是我国医疗服务体系的主体，医疗服务是医院的核心业务。国务院办公厅《关于推动公立医院高质量发展的意见》（国办发〔2021〕18号）提出，要"强化信息化支撑作用，推动云计算、大数据、物联网、区块链、第五代移动通信（5G）等新一代信息技术与医疗服务深度融合"，对医院数字化转型提出了新要求。国家卫生健康委和国家中医药管理局《关于开展"公立医疗机构经济管理年"活动的通知》（国卫财务函〔2020〕262号）也明确要求，"推进信息化建设，推进实现单位内部运营管理平台系统与医疗教学科研等业务系统互联互通，数据共享共用"，进一步推进公立医疗机构业务财务融合，促进经济管理提质增效。

当前，公立医院收支规模不断扩大，医、教、研、防、管等业务活动，资金资产管理和成本控制等经济活动，人财物技术等资源配置活动愈加复杂，经济运行压力逐渐加大，亟须加快补齐内部运营管理短板，不断改变重临床服务、轻运营管理的状况，通过对医院人、财、物、技术等核心资源进行科学配置，通过精细化管理和资源的有效利用，提升医疗、教学、科研等核心业务的供给质量和效率。

中国总会计师协会卫生健康分会作为我国卫生健康行业及财务管理领域的国家一级行业公益组织，积极协助政府主管部门开展工作，充分发挥贴近医院财会管理的特有优势，组织国内卫生健康经济管理方面的资深专家，结合医院目前数字化管理现状，提出医院精益财经数字化转型理念，对医院经济财务管理数字化转型理论进行了积极探索，精心编写了《医院精益财经数字化转型理论与实务》。本书突出理论性、专业性、实用性、创新性，旨在为提高公立医院运营管理科学化、规范化、精细化、信息化水平，推动实现公立医院高质量发展，提供有益参考和帮助。

1

本书在编写过程中，得到了中国总会计师协会、中日友好医院、望海康信（北京）科技股份公司等有关单位和行业专家的大力支持，在此一并予以感谢。

由于经验和水平有限，书中难免存在遗漏和不足之处，有待在今后的实践中不断充实和完善，敬请广大读者批评指正。

中国总会计师协会卫生健康分会

2023 年 9 月

目 录
CONTENTS

第二部分 精益财经数字化转型实务

绪论　精益财经铸就医院管理新效能

医院，作为现代社会运行不可或缺的社会组织，伴随着经济社会发展而不断演化。现代医院是在自然科学与工业化推动下不断成长起来，完成医疗照护与服务的专业社会组织。现代医院将人类科技发展的成果，集中应用于服务人的生命健康，医院运行与发展所需要的技术、人才、资本等要素，随着科技发展、经济发展、工业发展、人才成长等不断更新迭代，直接影响着医院的迭代发展，从一个阶段走向另外一个更高的阶段，从低发展水平走向更高的发展水平。

当前，公立医院收支规模不断扩大，医、教、研、防、管等业务活动、资金资产管理和成本控制等经济活动、人财物技术等资源配置活动愈加复杂，经济运行压力逐渐加大，亟须加快补齐内部运营管理短板。要不断改变重临床服务、轻运营管理的状况，通过对医院人、财、物、技术等核心资源进行科学配置、精细化管理和有效利用，提升医疗、教学、科研等核心业务的供给质量和效率。

医院发展与人民的看病就医需求保持动态的平衡，需求与供给结构的动态匹配，形成一种持续成长与发展的内生机制，这种机制随着生产力要素的变化，推动着生产关系的演化与变革，形成一种有机的生命体。从这个意义上理解，高质量发展不仅仅是一种"点状"的发展目标，更是创新驱动的一种改革发展方式、一种医院成长的健康模式。

一、夯实财经之基，巩固效能之本

医院财务与经济管理是促进医院高质量发展的重要内涵。这是因为医院是技术主导的重资产型组织。专业的建筑空间、先进的装备与器械、繁杂多样的药品与耗材，在专业的医学知识的指导下，由经过认证的专业医疗技术人员来组合而为患者提供去除病痛、救死扶伤的专业服务。医疗服务是技术主导和创新驱动的消费型产业。医院财务与经济管理工作反映医院资产的流动，引导着资源的配置、使用和评价，从而直接地影响着医疗服务质量。

建立现代医院管理制度是医院高质量发展的目标和路径之一。现代医院管理制度不仅要从规范医疗服务的生产过程来提升医疗质量安全，更要从财务与经济管理的精细化，从服务、管理和价值导向等方面，通过数字化转型，促进医院业务管理体系与经济管理体系深度融合，提升对医疗质量安全的全面促进。

（一）医院：知识与资产汇聚之所

现代医院拥有一定规模的建筑空间，必要的诊疗设施，规模庞大的药品、耗材等流动资源，专业性的人力资源，还有长期形成的品牌、文化等无形的资产。医院是科学、技术、新的资源在生命科学领域的集中应用，与众多的产业领域发生着规模庞大、日益复杂的资源配置和资源交换。

医院资产形态复杂多样。为诊疗而设计的专业的建筑空间，是现代医院首要的重资产。医疗建筑，成就了医院的物理边界和病患的疗愈空间，这种空间中有门诊、急诊、住院空间，医疗设备场所，洁净的手术空间，集中的重症患者监护病房，隔离的传染病区，氧气、污水、电力、数据中心等专业的保障空间，医疗护理、财务人事、设备耗材管理等行政办公空间，等等。

现代医院是工业化发展在医疗卫生服务领域的一种发展阶段的表现形式。之所以说是一个阶段的表现形式，是从医院的发展历史来看，人民治愈的空间在工业化之前是以家庭为主，是自然科学与工业发展以及医学"工业"化的结果，需要有一个专业的建筑空间来承载提供医疗服务所需的各种资源。随着工业化、信息化的发展与进步，现代医院重资产特征日益显现，医院将成为专业人才、资本、信息等资源的汇集轴心，发挥提供医疗卫生专业服务的职能。

承载着现代科技的装备与器械，是现代医院排名第二位的重资产。医院的先进与否，除了要看可见的建筑，就是要比拼拥有的各类先进装备，这些装备承载着现代科技带来的诊断、治疗、康复新技术。例如不断发展的放射诊断设备、肿瘤治疗设备等，一些特殊的肿瘤治疗设备，如质子重离子治疗设备，甚至自身就是一套独立的建筑装备一体化的资产体系。还有数不尽的各种类型的装备，如呼吸机、透析机、监护仪等生命救护设备。现代化医院和诊疗，除了必要的场所，高度依赖于这些技术产品才能治病救人、救死扶伤。

药品与耗材是流动的医院重资产。这些资产的流动在当前医疗机构中构成了资产流动的半壁江山，是医疗服务过程中持续投入的资源，其单价不是很高，但数量巨大，流动性消耗，精细化流转特征显著，与成百上千的流程相关联，与成千上万的人紧密相关。支撑其使用和流转的机制与动力，除了医学的科学知识还有复杂的经济利益机制，这种利益机制既有患者个体的经济驱动，也有医院、药品企业、医保管理部门的经济驱动，更有医疗卫生技术人员的经济驱动。

人才聚集的文化、品牌、管理、平台是医院无形的资产。除了可见的建筑、装备、药品、耗材等物质资产，人才聚集的医院文化、品牌与平台是医院的无形资产，虽然这些不能简单地用资金衡量，也是更为关键的资源配置影响机制，是医院发展内在驱动的无形之手。这些要素，最终都通过人的意识、知识和能力，借助于空间、装备与药品、耗材形成治病就医，救死扶伤的综合能力，为每一个患者提供服务，为社会提供医疗服务，融入政治经济与社会发展。

（二）医疗：资产和技术融合之业

医院是一种社会服务组织。医疗服务是经济社会发展不同阶段，利用技术创新驱动，整合各种资源为人民提供看病就医服务。随着经济社会的发展、技术的创新，人民对健康的需求不断提升，人们的健康收益不断增大，从而为社会提供更健康、更长久的健康劳动能力，促进社会经济发展。

因此，供需之间的均衡规律指引着社会资源在医院的配置和使用，现代医院管理制度影响着获得的资源的使用效率，从而影响到社会资源在健康领域的社会效益与产出。生产与消费、供应与需求内在平衡，影响着医院的资源配置、流动和使用，影响着医院不同发展阶段的发展模式，这种平衡的健康度是医院高质量的应有内涵。通过这种动态平衡实现医院体系动能、效能、机制和文化的持续更新。

在这个过程中，公立医院通过财务规则反映资源配置与使用效益，通过数字化转型构建医疗服务与资源消耗和获得补偿的内在关系，从而促进这种平衡的科学管理和精细化调控，体现出财务与经济管理的价值所在。只有通过精细化的资金流转管控、通过医疗业务的精确展现，通过数字化转型，通过经济管理改善调控的能力，才能实现财务与业务的动态匹配，达到财经之"精"，助力医疗服务之"益"。

（三）财经：资源配置与调控之术

从资源的视角，从生产消费的视角，我们不难发现，医院的财务与经济管理不再是现代医院管理的边缘职能。通过财务的精细化、经济管理的科学化、业务的数字化，才能在更高水平上实现医院如此规模和复杂的资源配置，优化医疗服务生产的机制，促进资源的合理使用、规范使用，这将深刻地影响医疗服务质量。

医院财务正是医疗服务过程中资源流动的资金表现形式，医院经济管理是通过财务表现聚焦医疗质量和安全与效益目标，促进医院资源合理配置、合理使用的一种关键机制。信息化与数字化是医疗业务流程显性化的重要技术方式，从而促进财务与业务的精细化匹配与深度融合，促进经济管理的科学化，提升医院资源的经济社会效益，实现医疗服务的更高价值，促进医院可持续发展。

医疗卫生资源在社会主义市场经济中以价格作为计量工具进行供需匹配。公立医院对提供医疗卫生服务需要的成本要素进行科学监控与管理，实际是对医疗服务资源流动的感知，医疗服务业务的数字化记录了人的行为与资源流转痕迹，与资金流向的对照、匹配将为医院经济管理奠定坚实的基础，经济管理的规则、制度反过来影响调配和影响着资源的配置，例如是否要扩展空间、购置设备、增减药品供应，这些将直接影响人的决策和行为，也必然深刻地影响医疗服务质量。

实体资源财务化、业务流程数字化，是医院经济管理科学化、精细化的基础和高质量发展的前提。因此，只有夯实医院财经之"基"，才能成就经济管理之"细"，实现医疗服务之"益"。现代医院是建立在技术革命与创新基础上的社会组织形式，医疗服务主体，也必将在技术革命与创新的推动下不断发展演变。把握和适应这种趋势，从经济和经营角度，医院亟须构建起科学、专业的财经管理体系，这也是现代医院管理制度的核心内容之一，是医院走向高质量发展阶段的重要机制和动力。

医药卫生体制机制改革，既要从体制上做好蓝图调整，更重要的是需要通过现代医院管理制度，做好医院管理的绣花功夫。医院财经管理是促进医院高质量发展的重要机制性基础建设工作之一。人才全面发展、医院财经管理，是医院改革与高质量发展重要的突破口和切入点。

（四）精益财经：高质量财经管理

医院财经管理必须要与现代科技发展同频共振，实现深度数字化转型，才能夯实财务管理基础，促进经济管理细化，实现医疗服务的经济和社会效益。医院高质量发展，需要一步一个脚印地提升医院各种要素的质量，提升要素配置的效率和效益，夯实财经之基，成就管理之细，实现服务之益，实现医院财经管理的"精益"。

夯实财经之基，要遵循经济规律，坚守医疗服务内在价值。首先需要从资源公平配置和提高使用效率的角度，科学地把握医院财务与经济管理的规律。医疗卫生技术人员是"经纪人"与"社会人"两种属性的平衡，医疗服务从终极价值看是一种公益性的服务，医院财经管理需要深度理解医院业务价值，从而将经济规律与业务价值统筹思考。所以，夯实财务之基的关键是基于数字化转型的财务业务融合。

成就管理之细，需要借助数字化转型。数字化、信息化的发展与生产生活的结合，最突出的表现就是"感知一切，万物互联"。随着信息科技的发展，每一个物品、每一个动作都可以被记录下来，这种记录将资源的财务展现提升到一个新的发展高度，财务记录、资产表征将更加贴近真实的社会，从财务角度看，资金账期、财务周期、资金盘点都将更加细化和动态。从医院管理来看，多样化的资源和人的行为，将被更加精准地记录下来，业务的数字化，医院资源的财务表征数字化，将极大地促进财务业务在"毛细血管"层面的融合，从而发生"氧合作用"，实现医院经济管理之细。

实现这样的医院财经管理目标，需要在经济规律与医疗价值的双重引领下，深化医疗业务的数字化转型，让更多的行为有资源实现数字化记录，而财务也要以服务的形态融入医疗服务的全过程，才能实现从服务到管理、从管理到服务、深度的业财融合。

实现服务之益，兼顾社会资源的经济和社会效益。医院发展过程中使用的资源是科技创新给人类带来的福祉，也是社会发展不同阶段，通过供需平衡机制，向医院配置宝贵的社会经济资源，这些资源的配置效率、使用效益，必然是资源价值实现的关注点。高效利用有限的社会资源，为社会提供适宜的医疗服务，体现"治病救人""救死扶伤"的医学本质，实现公平公正的社会效益，是医院财务与经济管理的目标，是价值医疗的需要。

医院精益财经，是医院财务管理、经济管理通过业务数字化转型实现的深度融合，更好地服务医院业务、管理医院资源，实现更优质的经济社会效益。

二、财经管理现代化，高质量发展之基石

长期以来，公立医院的发展方式偏向规模扩张，运行模式偏向粗放管理，资源配置偏向注重物质要素，公立医院经济运行的主要指标提示经济运行能力总体不足，负债较多且结构不合理，偿债能力较差。在公立医院高质量发展的大背景下，亟须提升公立医院精细化管理水平，改善公立医院经济运行能力，以便为更好地提供优质高效医疗卫生服务、防范化解重大疫情和突发公共卫生风险、建设健康中国提供有力支撑。

公立医院从高速发展迈向高质量发展，不仅仅是发展方式和运营模式的转变，更主要的是补偿模式和治理机制的改革，必须将体系协同、高效保障人民健康作为公立医院高质量发展的最终目标。其中，保障患者健康是根本，提升诊治技术能力是关键，外部治理与补偿机制是保障，强化内部运营管理和医务人力资源价值是动力。随着国家《关于加强三级公立医院绩效考核工作的意见》《关于建立现代医院管理制度的指导意见》《关于推动公立医院高质量发展的意见》等政策的相继出台，对公立医院规范化管理、精细化运行、高质量发展提出了更高更严的要求。同时，随着药品、耗材零差价和集中采购等政策的实施，公立医院可支配收入相对减少，公立医院运营能力和压力持续增大。这些都对公立医院加强内部管理提出了一系列挑战。

（一）改革发展新方向——治理体系和治理能力现代化

公立医院作为医疗服务供给体系的主体，相关改革力度特别是前期针对公立医院外部运行环境的改革力度很大。在公立医院高质量发展要求下，改革重点也逐渐关注内部管理的高质量，强调要围绕"三个转变、三个提高"来下功夫，即从发展方式上要改变公立医院由传统的、粗放式、规模式的发展走向内涵建设为主，来提高它的质量；从管理上，要从粗放式的经营管理走向内涵式的、集约型的、高效的管理，主要是通过信息化的手段来提高效率；从资源配置方面，要改革过去重点配置硬件，逐渐转向投向人力资源发展来提高人的积极性，提高广大医务人员的待遇。因此，在持续开展外部改革的同时，推进公立医院内部治理体系和治理能力现代化，是公立医院高质量与可持续发展的必然路径选择。

现代医院管理制度有助于公立医院内部治理体系和治理能力水平现代化，现代医院管理制度在宏观层面上进一步明晰了政府对公立医院的责任，在微观层面上点明了内部管理优化路径。宏观上，政府对公立医院有着领导责任、保障责任、管理责任、监督责任。路径上，要求要更好地发挥有限政府的相关责任，强化政府对公立医院的监管，同时，注重放管结合、宏观调控、微观放权。通过政府责任的有效发挥，可以更有效地支

持公立医院推进内部治理体系和治理能力水平现代化。微观上，在公立医院内部，通过健全医院医疗质量安全、人力资源、财务资产、绩效考核、人才培养培训、科研、后勤、信息等核心管理制度，将更有效地提高公立医院科学化和精细化管理水平。

（二）高质量发展目标——建立现代医院管理制度

建立健全现代医院管理制度成为深化医改和推进健康中国建设的重要内容。在当前发展阶段，医院需要更注重内涵发展、能力水平发展、服务质量发展等，要善于运用现代管理理念和管理工具、管理方法，将经验管理与制度标准相结合，进一步提升医院的精细化、规范化水平，不断激发改革红利，实现医疗质量持续提升，调动医务人员的积极性。因此，公立医院高质量发展，需要持之以恒推进现代医院管理制度建设。发挥党委关键作用，更能在医院高质量发展过程中把方向、管大局、做决策。在发展方式上，从规模扩张型向质量效益转变，提高医疗质量；在管理模式上，从粗放管理向精细管理转变，提高服务效率；在投资方向上，从投资医院发展建设向扩大分配转变。从精细化管理入手，推动医院管理模式和运营方式的转变，促进现代医院管理制度的建立健全，最终实现公立医院高质量发展。

建立和完善现代医院管理制度是具有中国特色的基本医疗卫生制度的一部分。现代医院管理制度建设有明确的指导思想、阶段目标、实施路径和改革成效要求。具体来说，需要理顺医院与政府的关系，政府是公立医院的主办主体，按照政府对公立医院的投入政策和标准，履行政府的投入责任。及时督促医院既定规划建设与运营目标的实现，保障和监督医院财务资产运行情况，确保国有资产的运行安全和完整。需要建立协调制衡的管理机制，逐步建立和完善党委领导下的院长负责制，在党委负责把方向、管大局要求下，支持院长依法独立地行使职权。需要建立公立医院运行新机制，要以维护公益性为导向，调动积极性促使可持续发展。同时，公立医院应始终坚守保基本、兜底线的定位，其发展的目的也从不是牟取利益，而是一切以人民健康为导向。此外，需要处理好医院与医保、财政部门的关系，推进公立医院薪酬制度改革，允许医院行使分配自主权。建立公立医院运营管理体系，实行全面预算管理和全成本核算制度，加强管理降本增效。

（三）财经管理现代化——提升医院高质量发展新效能

公立医院从高速发展转向高质量发展，不仅是发展方式和运营模式的转变，更重要的是治理模式和补偿机制的变革，必须将体系协同、高效保障人民健康作为公立医院高质量发展的最终目标。构建外部治理与内部管理双体系，为确保公立医院高质量发展，应建立与管理相统一的公立医院外部治理体系。公立医院外部管理体制和运行机制直接影响着公立医院内部管理的主动性，清晰有效的外部治理与规范高效的内部管理同步操作才能保障公立医院的高质量发展。

在提升公立医院高质量发展新效能方面，要健全运营管理体系，整合医疗、教学、科研等业务系统和人、财、物等资源系统，建立医院运营管理决策支持系统，推动医院运营管理的科学化、规范化、精细化。以医院战略发展规划和年度计划目标为依据，实行全口径、全过程、全员性、全方位预算管理，贯穿预算编制、审批、执行、监控、调整、决算、分析、考核等各环节，从数量、质量、实效、成本、效益等方面实施预算绩效管理，强化预算约束，促进资源有效分配和使用。以业务管理和经济管理的重大风险、重大事件、重要流程为重点，开展风险评估和内部控制评价，强化内部授权审批控制、预算控制、资产控制、会计控制、政府采购控制、信息公开控制等，防范财务风险、业务风险、法律风险和廉政风险。坚持和强化公益性导向，全面开展公立医院绩效考核，持续优化绩效考核指标体系。

（四）医院精益财经管理——新时代发展新要求

1. 业财融合提高公立医院精细化管理水平。公立医院运营管理是以全面预算管理和业务流程管理为核心，以全成本管理和绩效管理为工具，对医院内部运营各环节的设计、计划、组织、实施、控制和评价等管理活动的总称，是对医院人、财、物、技术等核心资源进行科学配置、精细管理和有效使用的一系列管理手段和方法。加强财务与经济管理，将有效促进公立医院内部运行流程的优化，更好地促进公立医院精细化管理。而加强运营管理的重要特征和路径就是实现业财融合，通过有效的业财融合手段，有助于打破公立医院业务和财务的隔离状态，更好地体现业务活动的经济属性，将财务管理流程有效地嵌入业务活动开展的过程中，从而实现管理创新，并提高公立医院精细化管理水平。

公立医院推进财务与经济管理的核心是发挥资源的最大效益，更好地促进公立医院的高效运行，从而服务于医疗服务的有效提供。公立医院运营管理的具体范畴包括优化资源配置，加强财务管理，加强资产管理，加强后勤管理，加强临床、医技、医辅科室运营指导，强化业务管理与经济管理相融合，强化运营风险防控，加强内部绩效考核，推进运营管理信息化建设。这些方面的内容也是推进公立医院运营管理的具体方面。仍然需要强调的是，推进公立医院的高效运营管理，其有效实现方式，一是推进业财融合，即将经济管理的理念、手段、方法、技术向临床服务科室、临床服务的具体环节渗透，从而更好地促进公立医院服务的有效提供；二是强化公立医院内部经济管理，通过管理会计的应用，实现公立医院财务管理的高效化，从而更好地服务于公立医院的高效运行，更好地促进公立医院履行职责和作用。

2. 从财务会计向管理会计转型提升财务管理价值。公立医院改革是一项长期、艰巨、复杂的系统工程，随着公立医院逐利机制的破除、外部治理和内部管理水平的提升，管理会计的有效实施成为内部管理水平提升不可或缺的载体。通过推进医院管理会计的应用，可以促进医院有效地控制成本、降低财务风险，增强医院协调控制，维持公立医院财务系统高效稳健运行。同时，通过管理会计的应用，可以对医院目前存在的各类数据进行分析加工，获得有用的信息，从而更有效地指导医院的日常经营，并对医院未来做出预测、进行筹划，制定出促进医院未来发展的最优决策，从而为医院战略目标的实现奠定好基础。因此，医院管理会计的有效应用在优化公立医院财务管理过程中具有十分重要的地位。

与财务会计相比，管理会计具有以下几个方面的特点，一是管理会计属于"对内报告会计"，管理会计服务于单位内部管理人员，通过提供各种财务与管理信息，帮助管理者做出最优化决策，强化单位内部经营管理，最终为提高单位经济效益服务。财务会计属于"对外报告会计"，提供的财务信息侧重于为外部单位和人员服务。二是管理会计属于"经营管理型会计"，管理会计渗透于单位管理的全过程，在职能定位方面重在"创造价值"。管理会计对财务会计提供的资料进行加工，既有助于解析过去，又有助于控制现在和筹划未来，帮助管理部门客观地掌握情况。管理会计通过修正执行过程中的偏差，避免经济活动脱离预定的轨道。管理会计对掌握的资料进行定量分析，可以提高预测与决策的科学性。财务会计属于"记账型会计"，对已发生的交易或事项进行加工处理，通过一定的工作程序和方法，如确认、计量、记录和报告等，对获得的历史信息进行记录并解释。三是管理会计工作程序与方法上较为灵活，管理会计为单位自身提供服务，具有较多的可选择性，在工作程序与方法上相对灵活。财务会计受会计规范的约束，有较固定的工作程序与方法，如填制凭证、登记账簿、编制报表等。

管理活动包括一系列过程，如规划、决策、控制、评价等，管理会计运用特定的工具和方法，为管理活动提供决策有用信息，发挥解析过去、控制现在和筹划未来的职能，强化和完善管理控制，促进业务协同，实现组织战略。推进管理会计体系建设，是适应公立医院精细化管理的内在需要，可以激发管理活力，增强组织价值创造力。因此，推广应用管理会计，通过收集汇总、分析和报告各种运营信息，借以进行预测和决策，制订计划，梳理改善经营业务，并对业绩进行评价，强化内部经营管理，从而提高运行效率与经济效益，促进决策更加科学合理，实现为公立医院持续创造价值的功能。

3. 数字化转型提升财经管理精细化水平。通过现代信息技术与数字化技术在医院财务精细化管理中的应用，创建智慧财务，可以有效提升财务管理水平、能级和效率，提高医院的社会价值和经济效益，引导医院回归功能定位，助力公立医院高质量发展。

（1）财务管理的电子化。利用现代信息技术与数字化技术，财务会计层面可实现会计核算自动化、资金结算集中化自动化、报表编制自动化、税务核算申报自动化，提升医院财务会计工作效率和信息质量，推动财务从核算型转向管理型。管理会计层面可实现预算管理、成本管理、资金管理、资产管理、绩效管理、管理会计报告的自动化和智能化，将经济管理各项要求融入医院核心业务流程和质量控制各环节，通过财务信息与业务信息的交互分析，促进业务与资源管理深度融合，实现财务管理的智能化、精益化和场景化，提升医院管控水平和决策支持能力。

（2）财务数据的集中管理。利用现代信息技术与数字化技术，改变了财务管理系统中信息的孤立状态，各项财务数据通过系统拼接起来，实现财务信息的全部对接。信息化的财务系统通过内、外部信息对接，实现内部和外部信息之间的交换，实现财务报表的分析处理，并形成清晰的财务报告，为财务人员节约大量的精力和时间，大大提升财务管理的工作效率。

（3）医院财务管理信息化。借助信息技术与数字化技术，有效整合医疗、教学、科研等业务系统和人、财、物等资源系统，做到"数出一门，信息共享"，使医院运营管理决策支持系统发挥作用，推动医院运营管理的科学化、规范化、精细化。医院财务管理信息系统的建设，应体现财务系统与 OA、人事、科研、教育、物流、药品、合同等业务系统及资源系统的无缝对接，实现动态网络连接临床科室的 HIS、LIS、PACS 系统，及时接收有关收入、工作量等数据，优化审批流程，实现财务处理工作的智慧化、自动化，提升工作质量和效率，降低错误率。通过信息化技术与数字化技术在医院财务管理工作中的应用，可以促进医院科学经营、正确决策、妥善安排日常管理工作，并充分明确权限、责任的范围；充分利用协同管理及信息发布，优化医院财务管理，进一步提升院内财务管理专业水平。同时，基于信息化的财务管理体系，方便监管财务工作的职能、权限，有利于财务体系的科学化、规范化，并有效规避财务风险。

（4）医院经济管理信息化。公立医院经济管理活动一手托着医疗业务，一手托着资源配置，这就决定了经济管理的复杂性。一定要高度依赖信息化手段，改变人的习惯性的、自我的、个性化的管理行为，并逐步向规范化和标准化过渡。公立医院运营管理信息化是实现业务管理和经济管理科学化、规范化、精细化的重要支撑和基础保障，但目前在高值耗材管理、成本核算、医疗设备管理、药品物流管理、人力资源管理、绩效考核、预算管理和医疗废物管理等方面仍存在信息孤岛，信息整合难、数据挖掘难等问题，难以高效支撑科学决策。公立医院运营管理信息化需要将业务管理和经济管理的流程管控和管理要求进行整体设计、有效衔接、融会贯通，并持续推进两类数据的分析应用；按照系统互联、数据共享、业务协同原则，在继承、融合和创新基础上做好工作；把数据作为医院运营管理的重要资源，将网络信息与数据安全作为医院运营管理的底线能力进行设计。

（5）临床与管理协同融合。管理会计要求业务模型化，即通过建立量化模型来模拟运营模式和业务模式，所以需要医院的管理会计信息系统具有强大的建模能力。不管是预算模型中的预算目标测算和分解模型、滚动预测模型，还是成本费用分配模型，以及管理报告中的业务分析模型，都是基于此能力运行。

管理会计融合业务和财务，从业务预算到财务预算的全面预算体系，从财务结果到业务动因的管理报告体系，以及作业成本体系和平衡计分卡框架，反映了管理会计的多视角特点。这些特点要求管理会计信息系统能够从不同视角来组织、存储、计算和展现所收集的数据。

　　管理会计作为医院量化管理的工具，一切皆以数据展现。数据种类包含了成本数据、预算数据和管理会计报告数据，涵盖财务口径的收入、成本、费用、利润等价值量数据，还包括大量产量、作业量、动因量、人工及工时量的实物量数据。这些数据支撑医院管理会计体系的数据平台，更是医院大数据的核心。

　　公立医院管理会计信息化是业务、财务、智能化有机融合，内部与外部协同管理的共享，是实现智慧医院不可或缺的组成部分。在医院财务预算方面，实行全面预算管理。医院通过建立预算管理系统，实现各部门、各维度指标的线上分析、实时预警分析、进度分析、差异分析、趋势分析、排名分析和结构分析等，为日常管理工作提供有效抓手，同时信息技术与管理会计的融合能提高对医院未来发展趋势预测的准确性，为医院管理层运营决策提供参考依据。

　　在医院经济活动方面，医疗行业发展迅猛，医院业务量随之上升，经济活动日益复杂，信息技术与管理会计的融合能提高医疗数据的透明度，全面管控医院经济活动，提出成本控制措施，降低医疗成本；在医院财务管理方面，信息技术与管理会计的融合能降低医院管理层决策的主观性，借助系统分析与管理会计工具，收集、加工、处理及分析医院内外部的数据信息，有助于提升医院的规划与决策能力；在医院绩效评价体系方面，信息技术与管理会计的融合可加强医院财务部门与业务部门的联系，实现医院业财融合。

第一部分
精益财经数字平台政策与理论

→

习近平总书记在党的二十大报告中指出"推进健康中国建设。把保障人民健康放在优先发展的战略位置，完善人民健康促进政策"。报告同时指出"深化医药卫生体制改革，促进医保、医疗、医药协同发展和治理"。为了实现健康和经济社会良性协调发展，实现人人享有健康的美好愿景，近年来国家持续深化医药卫生体制改革，在卫生健康领域，2016 年全国卫生与健康大会指明了新时代卫生健康事业的发展方向，提出要抓好现代医院管理制度建设，推动医院管理模式和运行方式转变。2017 年国务院办公厅印发《关于建立现代医院管理制度的指导意见》，提出要努力实现社会效益与运行效率有效统一，实现医院治理体系和管理能力的现代化，为健康中国建设奠定基础。2021 年国务院办公厅印发《关于推动公立医院高质量发展的意见》，要求公立医院在发展方式、运行模式和资源配置实现转变，为更好提供优质高效医疗卫生服务、防范化解重大疫情和突发公共卫生风险、建设健康中国提供有力支撑。①

本部分共有八章，根据国家对公立医院的功能定位和发展要求，将依托资源配置与产出、现代医院管理、现代信息化与数字化转型等理论，提出与公立医院高质量发展相适应的精益财经理念（见图 1），从组织管理、内部控制、功能定位、数字化转型规范等方面，阐述医院精益财经的概念与管理目标。

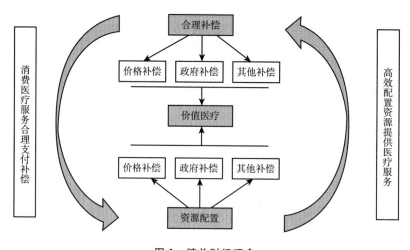

图 1　精益财经理念

---

① 国务院办公厅《关于推动公立医院高质量发展的意见》。

第一章 精益财经概念与管理目标

马克思市场价值理论（Marxist theory of market value）对新时代社会主义市场经济理论有重要的基础性作用。价值规律是商品生产和交换的基本规律。通过价值规律的作用，市场对社会资源即社会劳动进行配置和调节，这种调节主要通过市场的供求、价格和竞争等之间的相互关系和影响来完成。在社会主义市场经济体系中，医疗卫生服务市场是客观存在的。公立医院的医务人员利用专业工具、专业知识，在特定环境、技术和条件下为患者提供医疗卫生服务，在服务过程中需要消耗人力、药品、耗材、设备、能源等多种资源，这些资源通过必要的补偿才能维持公立医院的再生产。可见，医疗卫生服务活动和财经管理活动是同一事物的两个方面。

医疗卫生服务是经济活动的载体，财经管理是配置资源并对服务效果进行监管的手段，现代信息技术是推动业财融合必要的工具。要保持公立医院良性运行和可持续发展，就需要统筹协调医疗卫生服务和财经管理。公立医院精益财经管理思维就是将载体、手段和工具形成协调统一、高效运转的操作体系。本章从精益财经管理目标切入，从精细化、高质量、有价值三方面介绍公立医院财经管理中高效配置医疗资源，实现社会效益和经济效益双重提升的出发点和落脚点，为了落实中央决策部署和建立现代医院管理制度的客观要求，公立医院需要实现精益财经管理，推动业财融合，提升财经管理精细化、规范化、信息化水平，助力公立医院高质量发展。

第一节 精益财经管理目标

一、精益管理的概念

精益生产（LP—Lean Production）美国麻省理工学院教授詹姆斯·P. 沃麦克等专家通过"国际汽车计划（IMVP）"对全世界 17 个国家 90 多个汽车制造厂的调查和对比分析，认为日本丰田汽车公司的生产方式是最适用于现代制造企业的一种生产组织管理方式。丰田生产系统提供了一种生产模式。包括一系列管理步骤如结构化库存管理、减少浪费和提高质量技术等。这种生产模式可以在达成目标的同时，提高达成的质量，降低花费并增加员工和服务对象在这个过程中的参与度，即精益生产。

精益管理源于精益生产。精益理念在生产系统实践成功后，逐步延伸到企业的各项管理业务，也由最初的具体业务管理方法，上升为战略管理理念。它能够通过提高顾客满意度、降低成本、提高质量、加快流程速度和改善资本投入，使股东价值实现最大化。所以精益理念是一套经营理念和方法，其旨在通过减少浪费及等待以为服务的对象创造最大价值。

二、精益管理的核心

（一）精益管理的核心

精益管理的核心就是以最小资源投入，包括人力、设备、资金、材料、时间和空间，创造出尽可能多的价值，为服务对象提供新产品和及时的服务。其中："精"要求少投入、少消耗资源、少花时间，尤其是要减少不可再生资源的投入和耗费；"益"要求多产出经济效益，实现企业升级的目标。

精益管理在企业中的意义是要实现价值最大化，其目的是追求利润。公立医院精益管理同样要求对医疗卫生资源的高效利用，减少资源浪费。与企业不同的是，公立医院作为公益性事业单位，必须坚持社会效益为主，经济效益和社会效益协调统一。

（二）精益管理中的浪费

基于生产流程，精益管理中形成的浪费主要有以下七方面：一是制造过多或过早的浪费。制造过多或过早，提前用掉了生产资源，失去改善的机会。二是库存的浪费。庞大的库存量，不仅掩盖了因故障、不良品、计划有误、调整时间过长、品质不一致、能力不平衡等问题，而且会增加利息负担，不可避免地增加贬值的风险。三是等待的浪费。由于生产原料供应中断、作业不平衡和生产计划安排不当等原因造成的浪费。四是搬运的浪费。搬运是一种不产生附加价值的动作，不产生价值的工作都属于浪费。五是加工的浪费。主要指多余的加工或过分精确的加工占用资源的现象。六是动作的浪费。人员在工作中不必要的动作。七是不良产品或服务的浪费。不良产品或服务给企业造成的损失。

运用精益理念观察医疗系统也会发现类似的浪费现象。例如药品购入过多或过早，导致药品过期的浪费；库存不合理造成的浪费，药品和医疗卫生耗材库存过多浪费空间和成本，库存过低导致额外的行动和浪费；等待的浪费一方面表现为医疗服务流程存在瓶颈，致使患者等待，另一方面部门之间工作流程不流畅，造成员工等待；过程的浪费表现为诊疗服务超过了患者需求导致过度诊疗现象等。上述浪费同样需要通过精益管理加以改善。

（三）精益管理的目标

精益管理的目标可以概括为社会组织在为服务对象提供满意的产品与服务的同时，把浪费降到最低程度。精益管理在理念和实际操作中都致力于减少服务对象的浪费，在管理过程中以人为本和不断进步是减少资源浪费的两大基石。

对公立医院而言，由于医疗卫生服务是一套完整的操作体系，有服务对象能够看到的前台服务，也有其无法看到的后台服务。前台通常由医疗服务人员和服务设施组成，因此要合理利用卫生资源，实现提质增效的目标，就需要每一名参与者的重视和行为自觉，才能保证管理的持续改进。因此公立医院精益管理应该目标明确、流程清新、易于理解，通过提高团队整体参与度和协调性到达目标。为患者提供高效优质的医疗服务，促进高质量发展。

三、精益财经的目标

（一）经济与财务管理

经济学内容广泛，其核心是资源的有效配置，既包括微观经济学的基本问题——资源的最优配置，也包含宏观经济学的基本问题——资源的充分利用。经济学就是研究资源配置的全过程及决定和影响资源配置的全部因素的科学。管理经济学从微观经济理论中吸取概念和方法，能使决策者高效率地配置组织资源，能对策略问题做出有效的反应。一般认为，管理经济学可以视为微观经济学某些部分的应用。这些部分包括：风险、需求、生产、成本、定价和市场结构等。

财务管理是社会组织为实现预期经济效益，根据国家财经法规和制度，组织财务活动，处理财务关系过程中科学计划和决策，实施预算管理、成本控制、财务核算、经营分析和业绩考核等一系列经济活动管理工作的总称。研究对象主要为单体组织内部资产配置或者投资、资本融通、经营中现金流和利润分配等内容。

财务管理运用经济学的理论和方法，同时也会使用运筹学、数理统计等方法进行研究和总结，更侧重于纯粹的管理技术，因此往往被认为属于经济管理专业的范畴。

（二）精益财经理念

将精益管理理念融入公立医院财经管理，对于打造现代医院管理能力具有重要的意义。精益理念一是强调提升服务对象的获得感。二是强调最大限度地减少各种形式的浪费，合理利用资源。三是强调服务过程中的相互协作，通过营造更和谐、更紧密的联动关系，使每个环节都减少浪费，提高服务效率，提高整体效益。

公立医院精益财经是以全面预算管理和业务流程管理为核心，以全成本管理和绩效管理为工具，依托现代化信息技术，对医院内部运营各环节的设计、计划、组织、实施、控制和评价等管理活动的总称，是对医院人、财、物、技术等核心资源进行科学配置、精细管理和有效使用的一系列管理手段和方法。公立医院要持续、稳定、高质量发展，就需要符合经济规律，满足医疗卫生服务简单再生产和扩大再生产的需要，因此对公立医院而言，财经管理与医疗卫生服务管理同样重要。

（三）精益财经目标

精益财经的目标要求公立医院充分利用医疗卫生资源，优化服务流程，以最小的资源投入为服务对象提供尽可能多的价值。其主要内涵表现为财经管理应适应现代医院管理要求，提供精细化、高质量和有价值的服务。

有序推进精益财经管理首先应树立精益意识，借助现代信息技术将服务活动与资源消耗有效衔接，将遏制浪费融入日常管理。其次，要加强对精益思维的学习和研究。精益思维是精益管理的核心，公立医院需要将精益思维与财经管理有机融合，结合实际情况进行流程与行为改进和提升，换言之医院应有适合自己情况的"精益财经管理模式"。最后，要循序渐进推行精益财经管理模式。精益财经不是医院管理活动的全部，它应与医院的其他管理活动相协调。精益财经不仅要关注消除浪费，同时还以创造价值为目标为医院高质量发展筑牢基础。

第二节　精益财经之"精细化"

一、精细化管理理念

（一）精细化管理起源

精细化管理起源于发达国家企业管理，是社会分工的精细化以及服务质量的精细化对现代管理的必然要求，是将常规管理引向深入的基本思想和管理模式，是一种以最大限度地减少管理所占用的资源和降低管理成本为主要目标的管理方式。现代管理学认为，科学化管理有三个层次：第一个层次是规范化，第二个层次是精细化，第三个层次是个性化。中国加入世界贸易组织以后，国际化进程的脚步也在随之加快。企业管理粗放化显露弊端，现代企业制度和精细化管理应运而生。企业内部凡有分工协作和前后工序关系的部门与环节其配合与协作需要精密。精细化管理是管理者用来调整产品、服务和运营过程的技术方法。它以专业化为前提、技术化为保证、数据化为标准、信息化为手段，把服务者的焦点聚集到满足被服务者的需求上，以获得更高效率、更高效益和更强竞争力。

随着公立医院综合改革深化和社会基本医疗保险支付方式的调整，公立医院依靠规模扩张或单纯追求医疗收入增长的模式是注重经济总量扩张的高速增长模式，无法满足高质量发展对生产要素投入低、资源配置效率高、经济社会效益好的综合性要求。在社会主义经济发展的新时代，公立医院需要通过管理变革、质量变革、效率变革提升服务能力，用合理的资源组合为患者提供最适宜的医疗卫生服务，保持公益特性和可持续发展能力。

（二）精细化管理理念

精细化管理是一种理念、一种文化。其意义在于它将战略或目标进行分解、细化并加以落实。精细化管理强调落实责任，通过将管理责任具体化、明确化，进而要求每一个管理者都要到位、尽职，及时发现问题并予以纠正，最终让组织的战略规划有效贯彻到每个环节，提升整体执行能力，实现预期目标。

精细化管理应以目标为导向，结合组织实际情况，找准关键问题和薄弱环节，将管理的规范性与创新性有机融合，分阶段进行。通过 PDCA 持续改进弥补短板，达到与目标相一致的功能、效果和作用。

二、精细化管理特点

（一）精细化管理本质

精细化管理是通过规则的系统化和细化，运用程序化、标准化、数据化和信息化的手段，组织管理各单元精确、高效、协同和持续运行。"精"就是切中要点，抓住运营管理中的关键环节；"细"就是管理标准的具体量化、考核、督促和执行。精细化管理的核心在于实行刚性的制度，规范人的行为，强化责任的落实，以形成优良的执行文化。

精细化的管理要求同样适用于公立医院，主要包括以下几方面：

首先，精细化是对医院战略和目标分解细化和落实的过程，让医院的战略规划能有效贯彻到每个环节并发挥作用的过程，同时也是提升医院整体执行能力的一个重要途径。

其次，公立医院的公益性要求经济效益与社会效益相辅相成，精细化管理是实现两个效益的主要手段。

最后，公立医院要全面、协调和可持续发展，需要有强大的执行能力和运作水平，这些都依赖于精细化管理的强大支撑。

（二）精细与精益的关系

虽然从字面上精细化管理与精益化管理仅仅是一字之差，但是其意义却有着很大的不同。精细化管理将具体、明确的量化标准渗透到生产管理的各个环节之中。精细化管理最基本的特征就是重过程、重细节。精益化管理中的"精"体现在质量上，追求

"尽善尽美""精益求精";"益"体现在成本控制和最终产出的关系上，希望以精准的投入和减少不可再生资源的耗费形成更多的效益，以实现又好又快的发展。精益化管理核心就是要以最小的投入，取得最大的产出，以明显的竞争优势，全面、灵活、优质、高效为用户提供满意的服务，把最终成果落实到效益上。这里的效益既包括经济效益，也包括社会效益；不仅是眼前利益，也包括长远利益。

精益化管理是在精细化管理基础之上，更深层次地追求规范化、程序化和数据化管理，落实效益中心的一种管理新境界。实施精益化管理，需要因地制宜，形成一套系统与组织发展相适应的管理模式。

三、精细化财经管理

（一）精细化财经管理特点

精细化是精益财经管理的表现形式。医院财经管理同样需要以专业化为前提、技术化为保证、数据化为标准、信息化为手段，注重将医疗卫生服务流程和财经管理流程相结合，把握关键细节，形成以"精细化"为核心的财经服务管理系统。精细化财经管理一方面要求以现代信息技术作为支撑。在医疗服务流程和财经管理流程交融过程中精细化需要对各系统进行客观、理性的分析，有针对性地找准问题，为持续改善提供基础。因此构建设计清晰、数据贯通、信息贡献、安全稳定的信息系统，是推进精细化财经管理的基础。另一方面要求规范和协同。医院财经管理贯穿医疗服务全过程，涉及人员、资金、物资等各类资源的统筹协调，为合理配置卫生资源，需要通过规则设置流程，有效组织，高效协同各相关运行环节，将管理标准具象化，以便落实、考核和督促。

（二）精细化财经管理内涵

精细化财经管理主要内涵包括如下几点：

一是精细化的规划：精细化的预算编制是落实医院战略的重要保障，更是推动医院健康稳健发展的关键点。

二是精细化的操作：是指财经管理活动中的每一个行为都有一定的规范和要求。工作人员都应遵守这种规范，从而实现财经管理流程的规范化和标准化。

三是精细化的核算：财务核算是管理者了解运营情况的必要条件。这就要求医院财务核算应遵循国家制度，客观、准确、及时完成核算业务，通过核算发现医院运营管理中的缺陷和偏差，及时纠正并改进。

四是精细化的分析：财经分析是进行精细化规划的依据和前提。精细化分析主要是通过现代化的手段监测、评价医院运营中的实际效果与目标的差异，研究提高医疗服务效率和效益的路径。

五是精细化的控制：控制是精细化管理的一个重要方面。它要求财经管理要有计划、审核、执行和回顾的过程。控制好这个过程，就可以减少管理中的失误，避免管理不善造成的浪费。

第三节　精益财经之"高质量"

一、高质量发展内涵

（一）高质量发展重要意义

高质量发展是 2017 年中国共产党第十九次全国代表大会首次提出的新表述，表明中国经济由高速增长阶段转向高质量发展阶段。党的十八大以来，习近平总书记做出我国经济发展进入新常态的重大判断，提出创新、协调、绿色、开放、共享的新发展理念。党的十九大明确我国经济发展已由高速增长阶段转向高质量发展阶段。习近平总书记指出："高质量发展，就是能够很好满足人民日益增长的美好生活需要的发展，是体现新发展理念的发展，是创新成为第一动力、协调成为内生特点、绿色成为普遍形态、开放成为必由之路、共享成为根本目的的发展""新时代新阶段的发展必须贯彻新发展理念，必须是高质量发展"。[①] 因此，高质量发展是适应经济发展新常态的主动选择，是贯彻新发展理念的根本体现，是适应我国社会主要矛盾变化的必然要求，是建设现代化经济体系的必由之路。

（二）公立医院高质量发展要求

2021 年国务院办公厅发布《关于推动公立医院高质量发展的意见》，文件指出公立医院是我国医疗服务体系的主体，为更好满足人民日益增长的医疗卫生服务需求，以建立健全现代医院管理制度为目标，强化体系创新、技术创新、模式创新、管理创新，加快优质医疗资源扩容和区域均衡布局，力争通过 5 年努力，公立医院发展方式从规模扩张转向提质增效，运行模式从粗放管理转向精细化管理，资源配置从注重物质要素转向更加注重人才技术要素，为更好提供优质高效医疗卫生服务、防范化解重大疫情和突发公共卫生风险、建设健康中国提供有力支撑。

二、高质量发展提升价值

（一）高质量发展目标

高质量发展是经济发展质量的高级状态和最佳状态，是满足新发展理念的发展，贯

[①]　人民日报《以推动高质量发展为主题》。

彻"创新、协调、绿色、开放、共享"理念的发展，是更有效率、更加公平、更可持续的发展。

高质量发展需要先进的管理理念与方法、一流的竞争能力、持续创新的动力、强大的品牌影响力等。需要大幅度提升劳动生产率，以效率和质量为导向，力求经济发展的稳中求进、健康持续。要有效推进高质量发展，不仅需要端正思想认识，用先进的理论作为行动指导，也需要一系列先进的质量管理方法，例如"卓越绩效"和"六西格玛质量管理"等技术手段和现代质量管理理念及方法，形成与高质量发展相适应的组织内部管理体系，以激发活力提升价值。

（二）精益六西格玛质量管理

精益六西格玛是一种质量管理实践，它注重质量的经济性，管理的核心是最大限度地降低成本，节约资源，减少经营风险，提高服务对象满意度，给股东创造利益，实现顾客与组织的双赢，给社会创造价值。

六西格玛管理（Six Sigma Management）是20世纪80年代末首先在美国摩托罗拉公司发展起来的一种新型管理方式。六西格玛是一种改善质量流程管理的技术，也是一种统计评估法，通过设计和监控过程，将可能的失误减少到最低限度，以"零缺陷"的完美商业追求，带动质量大幅提高、成本大幅度降低，提高生产效率和市场占有率，提高顾客满意度和忠诚度，进而提升竞争力。

将六西格玛管理方法运用于公立医院，可以在使医院提升管理质量和效率，降低成本的同时，给患者提供最适宜的治疗，提升患者满意度和员工满意度，实现社会效益与经济效益的统一。

三、公立医院高质量财经理念

高质量是精益财经管理的关键内涵。公立医院改革是深化医改的中心任务，其实质是经济关系的调整。新一轮医改以来，国家相继出台取消药品与耗材加成、医疗服务价格改革、医疗联合体建设、现代医院管理制度建设、药品流通改革、社会基本医疗保险支付方式改革、改善医疗服务行动等政策举措，特别是党的十八大以来，公立医院改革与发展速度明显加快。各项医改政策的出台也对公立医院财经管理提出更高要求。医院要实现高质量财经管理，可以借鉴六西格玛管理等质量管理方法的经验，在财经管理中嵌入高质量理念和方法。公立医院高质量财经管理的理念包括：

一是对服务对象的高度关注。高质量服务代表了对患者诉求的有效响应、高水平诊疗服务以及适宜的医疗技术，它把患者的期望作为目标，并且不断超越这种期望。

二是信息共享和高水平应用。高质量的财经数据是实施高质量财经管理的重要基础。由于财务信息具有高综合性的特点，医院管理者可以从财务数据入手，通过信息共享和数据追踪发现管理瓶颈或流程短板，实施流程再造和改善，再进一步监测改善效果形成螺旋式提升。

三是重视改善业务流程。高质量财经管理强调业财融合，认为质量提升需要依靠医疗卫生服务流程的优化，而不是通过对最终财经数据的核查来实现。高质量财经管理有一整套严谨的工具和方法来帮助公立医院推广实施流程优化工作，识别并排除那些不能给患者带来价值的成本浪费，消除无附加值活动，提升患者满意度。

四是积极开展主动改进型管理。掌握了高质量财经管理方法，就好像找到了一个重新观察医院的"放大镜"。我们会惊讶地发现，问题犹如灰尘，存在于医院的各个角落。要想变被动为主动，就必须发挥管理者乃至每位职工的主观能动性，这样医院就始终处于一种不断改进的过程中。

五是倡导无界限合作。高质量财经管理既着眼于服务质量，又关注过程的改进。当我们确实认识到业务流程改进对于提高服务质量的重要性时，就会意识到在业务流程中各个部门、各个环节的相互依赖性，从而加强部门之间、上下环节之间的合作和配合。由于高质量财经管理所追求的质量改进是一个永无休止的过程，而这种持续的改进必须以员工素质的不断提高为条件，有助于形成学习型医院的氛围。

第四节 精益财经之"有价值"

一、价值管理的概念

（一）价值的定义

马克思的劳动价值理论是在古典政治经济学论证的基础上通过批判而发展起来的。马克思指出抽象劳动是形成价值的实体，是商品经济中社会劳动的存在形式。它反映着商品生产所特有的社会生产关系。价值是通过物与物的形式表现出来的人与人的关系。商品价值是由社会必要劳动时间决定的。劳动产品转化为商品，人类劳动才表现为价值。市场价值理论是马克思在劳动价值理论基础上建立的，他认为市场价值是由生产商品的社会必要劳动时间决定，供求关系对市场价值决定有影响，但不能决定市场价值。一般情况下，市场价值是由在中等生产条件下的个别价值调节的，因而在较好条件下的生产者就可以获得超额利润。根据马克思的劳动价值论和市场价值论，商品的生产和交换应以价值量为基础，需要遵循价值规律的客观要求，充分发挥市场机制的作用。以生产商品的平均劳动耗费——价值作为商品交换的依据，可以起到优胜劣汰的作用，从而促进资源的最优配置。

（二）价值管理的本质

要提升资源配置效果，就需要合理利用各种生产要素，提高生产效率。微观经济学认为生产要素市场上，生产要素都是有价格的。最优的生产要素组合是实现既定成本条件下的最大产量，或者是既定产量条件下的最小成本。而进行价值管理就是达到上述目标的重要途径。

价值管理（Value Management）又称基于价值的管理（Value Based Management, VBM），是以价值评估为基础，以价值增长为目的的一种综合管理模式（汤姆·科普兰等，2003）。它源于追逐价值最大化的内生要求，以规划价值目标和管理决策为手段，整合各种价值驱动因素和管理技术，梳理管理和业务过程的新型管理框架（汤谷良，2003）。价值管理本质是一种管理模式、一整套指导原则，是一种以促进组织形成注重内外部业绩和价值创造激励的战略性业绩计量行动（Mark，2002）。社会组织通过价值管理可以提高人员的平均熟练程度、科技发展水平及其工艺应用的程度，形成资源配置的资料的规模效应，进而获得预期或超额的价值，使企业价值最大化。

二、价值管理的目标

价值管理是将公司的全局目标、财务分析技术和管理程序整合在一起，推动社会组织将管理决策集中在价值驱动因素方面，最大限度地实现其价值创造的经营目标。

价值管理的目标是创造价值。它要求社会组织在经营管理和财务管理中，遵循价值规律，探索价值创造的运行模式和管理技术，建立与战略目标一致的要素和流程决策和控制体系，实现社会组织高质量和可持续发展。在实现价值管理的过程中，通常会运用经济增加值（EVA）、市场增加值（MVA）、折现现金流量（DCF）、价值派（piemodel）模型等一系列价值评估和价值管理的技术和方法，以帮助其实现组织价值最大化。

党的二十大指出深化以公益性为导向的公立医院改革，这就要求公立医院应以人民健康为中心，将社会效益放在首位，但这并不是说医院可以忽视经济效益。相反，公立医院应更加高效利用国家和政府配置的各类资源，服务于群众需要，服务于国家政策。因此价值管理的组织形式、技术方法和路径也可以为公立医院实现高质量发展提供借鉴。

三、财经管理价值提升

有价值是精益财经管理的服务目标。价值管理的目标是价值最大化。它贯穿于价值管理的整个过程，这也是价值管理的驱动力和导向性。随着现代信息技术的快速发展，以及数字化转型等新经济业态对传统经济产生的巨大冲击，企业的竞争和发展逐步从讲究规模转向追求效率，企业管理的重心转向适应性和灵活性，这使价值管理的重要性更为突出。

公立医院具有双重属性，它既是政府卫生政策的实施主体，又是一个经营主体。医院履行责任和义务为社会提供高效的医疗服务，既需要医疗服务价格、财政、社会基本医疗保障支付、税收以及社会捐赠等政府经济政策的引导和治理，又需要财经管理与医疗技术和医疗服务协同推进，共同提升。因此，在我国新时代中国特色社会主义发展阶段，公立医院应以价值驱动为基础，以高质量战略为方向，以业财融合为路径，以信息化集成为手段提升财经管理能力，通过价值管理提质增效。在为群众提供适宜医疗服务的过程中，合法、合规、合理地取得经济补偿，形成良性循环，在保证公立医院社会效益的基础上，形成稳定的经济效益，实现价值医疗和可持续发展。

参考文献

［1］王依依，宁艳阳．引导公立医院跨入运营管理精细化之门［J］．中国卫生杂志，2022（07）：14－18．

［2］国务院办公厅．关于推动公立医院高质量发展的意见［J］．中华人民共和国国务院公报，2021（17）：174－178．

［3］国家卫生健康委员会　国家中医药管理局关于加强公立医院运营管理的指导意见［J］．中华人民共和国国家卫生健康委员会公报，2020（12）：193－196．

［4］公立医院提质增效：从粗放式走向精细化［J］．医管之道，2022．

［5］人民日报：以推动高质量发展为主题［N］．人民日报，2020．

［6］从三个层面理解高质量发展的内涵［J］．南阳市人民政府公报，2019（09）：25－27．

［7］高鸿业主编．西方经济学（上册　微观部分）［M］．北京：中国经济出版社，1996．

［8］梁万年主编．卫生事业管理学［M］．北京：人民卫生出版社，2003．

［9］李宝山主编．管理经济学［M］．北京：中国人民大学出版社，2002．

［10］王文娟．新发展理念与高质量发展［M］．北京：经济科学出版社，2021．

［11］Adegboyega K L，Thomas Rotter，Leigh Kinsma，et al. Lean management in health care：definition，concepts，methodology and effects reported（systematic review protocol）［J］．Systematic Reviews. 2014，3：103．

［12］Lean：A Comprehensive Approach To The Transformation Our Health Care System Needs，Patricia Gabow and Patrick H. Conway，August 13，2015．

第二章　公益性对资源配置与产出的理论基础

公立医院是政府举办的公益性事业单位，应以公共利益为导向，将社会效益置于首位，因此公益性一直以来都是我国医疗卫生发展道路的本质所在。在数字化转型的时代背景下，公立医院要立足于高质量发展的阶段性特点，坚持公益性的根本取向，着眼于医院治理体系现代化和医院管理能力现代化，不断提升服务质量、控制成本、提高效率、优化公立医院资源配置，实现公共服务效益最大化。本章主要介绍公益性对资源配置与产出的理论基础。首先，从公益性的概念出发，系统地对公立医院公益性进行概述。其次，阐述资源配置理论的基本内容，并分别基于人力、资本、技术与数据讨论如何应用该理论。最后，介绍了公立医院资源配置的基本原则和主要内容，以及精益财经助力医院资源均衡布局的重要意义。

第一节　公益性与资源配置

一、公益性概述

（一）公益性内涵

公益性是指社会公众受益性质。社会组织的公益性，就是社会组织通过有目的的活动，以非营利方式向社会提供某种满足社会和公众基本需要的产品或服务的行为属性。《中华人民共和国基本医疗卫生与健康促进法》要求医疗卫生与健康事业应当坚持以人民为中心，为人民健康服务。医疗卫生事业应当坚持公益性原则。同时也指出政府举办的医疗卫生机构应当坚持公益性质，所有收支均纳入预算管理，按照医疗卫生服务体系规划合理设置并控制规模。

公立医院是政府举办的非营利性医疗卫生机构，其行为和目标应体现政府要求，在基本医疗卫生事业中发挥主导作用，保障基本医疗卫生服务的公平性和可及性。公立医院的公益性应表现为不以营利为目标，谋求社会效益，增进社会福利。在社会主义市场经济条件下，通过合理配置医疗资源，提供适宜的医疗服务，满足社会公众需求，提高医疗卫生服务的针对性和供给效率。

（二）与公益性相关的理论基础

1. 公共产品理论。公共产品理论是新政治经济学的一项基本理论，也是正确处理政府与市场关系、政府职能转变、构建公共财政收支、公共服务市场化的基础理论。萨缪尔森在《公共支出的纯理论》中对公共产品进行了定义，即每个人在消费这种物品或劳务时不会导致别人消费该种产品或劳务的减少，这种产品就是公共产品。公共产品区别于私有产品或劳务的三个显著特征是效用的不可分割性、消费的非竞争性以及受益的非排他性。相反，凡是可以由个别消费者所占有和享用，具有敌对性、排他性和可分性特点的产品就是私人产品，介于二者之间的产品称为准公共产品。

2. 新公共管理理论。新公共管理理论最早由胡德（Hood，1991）提出。该理论倡导的观点是，那些私营部门所成功应用的管理工具及方法，如绩效管理、目标管理、组织管理、人力资源开发等绝非为其所独有，它们完全可以而且十分有必要被应用到公共部门的经营管理中。关于新公共管理理论的内涵，国内外学者们从不同的角度进行了多样式的界定（陈振明，2000；娄成武和董鹏，2016），但是不论从何种角度对新公共管理理论的内涵进行界定，其核心观点是统一的，即新公共管理理论核心思想是市场观，强调使用私人部门管理的理论、原则、经验和方法来改善公共部门的服务质量，提高管理水平。随着新公共管理运动的兴起与全球范围内卫生服务的市场化改革，人们的目光再次聚集到供给的效率上来。因此，公立医院在坚持公益性的基础上均衡效率，才能更好地适应不断变化的市场发展需要。

3. 公共利益规制理论。公共利益规制理论是以市场失灵理论和福利公共利益规制理论经济学为基础，将"市场失灵"作为政府规制行为的动因，把政府看作公共利益的代表，即规制的目的是弥补市场缺陷带来的效率损失和增进公众福利。市场在资源配置中发挥决定性作用，各个市场主体根据市场信号，调整资源的投入与退出，平衡供需关系，推动社会进步，"看不见的手"是资源配置的有效方式。但是市场机制不是万能的，存在市场失灵的风险，通常市场失灵的领域更需要维护公共利益。政府作为公众的代言人，需要介入市场失灵领域，对市场中的微观经济主体进行规制以保障公共利益。

二、公益性对资源配置的指导作用

早在《中共中央 国务院关于深化医药卫生体制改革的意见》和《医药卫生体制改革近期重点实施方案（2009—2011年）》中，政府就把公立医院改革作为新医改的一个重要组成部分，并突出强调了"坚持公共医疗卫生的公益性质"，确立"从改革方案设计、卫生制度建立到服务体系建设都要遵循公益性的原则"。2019年，第十三届全国人民代表大会常务委员会第十五次会议通过的《中华人民共和国基本医疗卫生与健康促进法》，在总则中便明确了医疗卫生事业是社会公益事业，发展医疗卫生事业要以人民为中心。此外，为贯彻落实国务院办公厅《关于推动公立医院高质量发展的意见》（国办发〔2021〕18 号），国家卫生健康委和国家中医药管理局联合印发《公立医院高质量发展促进行动（2021—2025 年)》，提出了"十四五"时期公立医院高质量发展的 8 项具体行动，其中包括进一步强化公立医院公益性。

资源的优化配置是使某种资源利用的最佳形式以及所达到的最佳配置效率，尽可能地满足人们生产、生活所需，即物尽其用、财尽其力、人尽其能。然而市场经济只有在具备竞争性和排他性的私有交易中才能真正体现效率，起到作用。在不具备上述特点的公共产品以及外部性、垄断和信息不对称等方面会产生市场失灵，市场机制分配给公共物品生产的资源通常不足，需要通过政府干预来避免市场失灵。医疗服务正是具有公共产品或准公共产品特点，提供医疗服务的公立医院同样需要政府干预来弥补市场缺陷。政府可以在制度、规划、筹资、服务、监管等方面行使职责，引导公立医院实现特定的社会责任，维护公共医疗卫生的公益性，促进公平公正，同时发挥市场机制作用，动员社会力量参与，促进有序竞争机制的形成，提高运行效率、服务水平和质量，满足人民群众多层次、多样化的医疗卫生需求。

第二节　资源配置理论及其应用

一、资源配置理论概述

（一）资源和资源配置

资源（Resources）是指一国或一定地区内拥有的物力、财力、人力等各种物质要素的总称，是社会经济发展的基本物质条件。一般来讲，资源可以分为自然资源和社会资源两大类。自然资源主要包括土地、森林、河流、矿藏等。在《资本论》中，马克思把自然资源分为两大类，第一类是"生活资料的自然资源，比如土壤的肥力、渔产丰富的水等等"。第二类是"劳动资料的自然资源，比如奔腾的瀑布、可以航行的河流、森林、金属、煤炭等等"。马克思认为，在社会发展初期，第一类自然资源具有决定性意义，而在较高的发展阶段，第二类自然资源具有决定性意义。社会资源主要是指劳动力、资本、已经生产出的劳动产品、技术等。

在社会经济发展的一定阶段上，相对于人们的需求而言，资源往往存在着稀缺性。从古至今，人类社会始终存在着需求无限和资源稀缺的矛盾，这就要求人们对有限的、相对稀缺的资源进行合理配置，以便用最少的资源耗费生产出最适用的商品和劳务，获取最佳的效益。因此，资源配置的问题就是有限的资源的分配问题。如何合理地分配资源是经济学研究的关键问题之一。

资源配置（Resource Allocation）是指所有资源在整个社会各个行业内和行业间的分配和转移。资源配置的方式会受到社会生产方式、生产关系以及社会制度等因素的影响，同时又会对社会生产力的发展起到决定性作用（张鹭鹭，2014）。

（二）卫生资源和卫生资源配置

卫生资源（Health Resource）是人类开展医疗卫生保健活动所使用的社会资源，是社会在提供医疗卫生服务过程中占用或消耗的各种生产要素的总称。卫生资源作为卫生事业发展的必要因素，具有有限性、选择性以及多样性等特点，其定义也存在广义和狭义之分（韩莉，2011）。广义的卫生资源是指人类在一切卫生保健活动中所使用的社会资源。狭义的卫生资源是指在一定社会经济条件下，社会投入卫生服务中的各类资源的总称，包括卫生人力资源、物力资源、财力资源、技术和信息资源等（Davey，2002；程晓明，2013）。不同形式的卫生资源，在提供卫生服务的过程中扮演着不同的角色。

卫生资源配置（Health Resource Allocation）是指一个国家或区域将筹集到的卫生资源在不同卫生行业（或部门）内的分配和转移。卫生资源配置主要有卫生资源的初配置（即卫生资源的分配）以及卫生资源的再配置（即卫生资源的转移）（程晓明，2013）。卫生资源的合理配置是指构成卫生资源的各要素在某一区域内适应居民对不同层次卫生服务的需要和需求所达到的某种组合形式，使卫生资源既能充分有效地利用，又可使该地区的居民得到应得的卫生服务，包括卫生服务的数量、种类和质量（卞鹰等，1996）。

（三）资源配置理论

资源配置理论是经济学中为解决资源稀缺问题，针对其所拥有的人力、财力、物力等各种要素进行分配，致力于提供各种可供选择的方式以优化现有资源利用，尽可能满足人类需要的理论。威廉·配第在1662年提出"劳动是财富之父，土地是财富之母"，标志着资源配置理论萌芽的产生。作为经济学的基础理论，资源配置问题古老而又充满创新，虽然已被讨论了百余年，人们仍然一直寻求和探索资源配置中公平与效率之间的平衡点。随着社会经济的不断发展，资源配置理论已然成为一个典型的跨学科理论，涉及管理学、运筹学、信息学等多个领域。

1. 资源配置理论的不同观点。较为系统全面的资源配置思想源于亚当·斯密（1776）的观点，他把市场价格机制的调节作用比喻为一只"看不见的手"，市场通过这只手来调节社会的资源配置。

除亚当·斯密之外，其他代表性的资源配置理论观点来自 Marx（1865）和 Samuelson（1948）。Marx（1865）基于稀有性与交换价值的关系，认为资源配置是一种基于资源稀缺性的调节手段。而 Samuelson（1948）基于 Keynes（1937）的国家干预理论和 Marshall（1890）的自由市场机制，形成了一种中和国家干预和市场调节的资源配置二元论，主要包括：①强调市场作为资源配置工具的主要力量；②市场经济和"看不见的手"有一定的适用范围和局限性；③针对资源配置的市场失灵，提出了政府的经济职能和作用范围；④指出存在政府失灵及其表现形式。

由于研究领域和视角不同，学者们对于资源配置理论的阐述也存在差异。虽然学术界对资源配置的定义不完全一致，且对资源配置特征的界定也不尽相同，但需要强调的是，资源配置的实质是使稀缺性资源保持最佳的比例关系和价值取向，提高资源的利用效率，满足人们不断增长的物质文化需要。

2. 资源配置方式与机制。我们往往可以通过一定的方式和机制，将有限的资源合理分配于各地区、单位、部门，生产出更多社会需要的产品和劳务，取得最大的社会经济效益。不同社会性质或同一社会不同经济体制，存在着不同的资源配置方式和机制。

在社会化大生产条件下，资源配置的方式主要包含计划调节和市场调节两种。其中，计划调节反映了管理者对社会生产、企业运转按计划比例的运用和预测，是主观调节的过程，被称为"看得见的手"；而市场调节，其实质是在价值规律的作用下，商品的价值量取决于社会必要劳动时间，商品按照价值相等的原则相互交换，价格围绕价值上下波动，被称为"看不见的手"。学者们认为将两种配置方式结合起来，通过协调配合，才有可能实现资源配置综合效益最大化。在国家层面，合理运用资源配置机制是区域可持续发展的重要途径和手段，对区域经济、社会、生态环境起着至关重要甚至是决定性的作用。在组织层面，资源配置可以降低交易成本、提高资本利用效率，有助于组织成长、形成独特的竞争能力、取得良好的绩效。

而资源配置机制是通过一种或几种经济机制的相互作用，将资源在各种不同使用方向之间有效配置。在资源配置的理论研究中，研究者们提出了很多资源配置的机制，大致可以分为瓦尔拉斯均衡、林达尔均衡、纳什均衡、公平配置、经济核配置、帕累托最优六种。

二、资源配置理论应用

中共中央、国务院《关于加快建设全国统一大市场的意见》要求打造统一的要素和资源市场，主要包括土地和劳动力、资本、技术和数据、能源、生态环境市场。作为社会主义市场经济重要组成部分的医疗卫生资源同样需要上述要素和资源以保证医疗卫生事业的发展和医院的平稳运行。由于本书重点关注与医院精益财经相关的理论和实务，因此本节重点概述和该话题相关的资源配置应用，具体包括人力资源配置、资本资源配置以及技术与数据资源配置。

（一）人力资源配置

人力资源是社会资源中最具主观能动性，也是最活跃的资源，是发展其他社会资源的前提。同样，人力资源的合理配置也是公众获得基本医疗卫生服务的必要前提和保障（毛瑛等，2015）。世界卫生组织将卫生人力资源定义为能维持和促进健康的所有人，包括医师、护士、助产士、口腔医师等。卫生人力资源是组成卫生资源的最基本要素，是卫生系统维持和强化自身功能的关键。国务院在推动公立医院高质量发展的意见中强调资源配置从注重物质要素转向更加注重人才技术要素。因此对公立医院而言，建立恰当的人力资源配置和有效的人力成本管理模式，是完成医疗、科研、教学、预防等各项职能的前提，也是调动医务人员积极性、提供优质高效医疗服务、防范化解突发公共卫生风险的必要支撑。

（二）资本配置

资本配置是指将组织资本在不同来源之间进行组合，在不同用途之间进行分配，资本配置会涉及组织财务活动的全过程。同样地，资本的稀缺性客观上要求人们对资本进行合理的配置，即组织在遇到资本稀缺性制约情况下，合理安排资本来源结构，将有限的资本用到最需要的地方。资本配置理论可以追溯到 20 世纪 20 年代，当时通用汽车公司提出了成本会计和资本金配置的方法，从此，资本配置成为大型组织管理中的一项重要内容。资本的优化配置能够优化融资结构、投资结构，提高资本的产出率。

公立医院同样可以通过资本配置实施战略规划，推进发展方式从规模扩张向提质增效转变。医院可以发挥其优质医疗资源的牵头作用，与其他医院、基层医疗卫生机构、公共卫生机构形成紧密型医疗集团，为网络体系内的居民提供预防、治疗、康复、健康促进等一体化、连续性医疗服务。医院也可以通过实施全面预算管理将战略规划细化为年度计划，强化预算约束，促进资源有效分配和使用。

（三）技术与数据资源配置

技术资源广义上也属于社会人文资源，在经济发展中起着举足轻重的作用。对于一个组织来说，技术包括两个方面，一是与解决实际问题有关的软件方面的知识；二是为解决这些实际问题而使用的设备、工具等硬件方面的知识。两者的总和就构成了技术这种特殊的资源。而医疗技术就是医疗机构在为患者提供服务过程中的应用。

数据资源属于大数据战略重点实验室全国科学技术名词审定委员会研究基地收集审定的第一批 108 条大数据新词之一。数据资源主要指对一个组织而言所有可能产生价值的数据，包括自动化数据和非自动化数据。

数字化时代发展到今天，信息技术和数据资源都发生了质的飞跃，尤其是网络被深度和普遍应用。大数据和人工智能为医院获取和分析数据提供了更为丰富的工具和手段。公立医院需要将技术和数据资源有效配置在医疗环境中，强化信息化支撑作用。医院需要推动云计算、大数据、物联网、区块链、第五代移动通信（5G）等新一代信息技术与医疗服务深度融合，强化医院信息系统标准化和规范化建设，完善医疗服务管理与医疗服务收费、全面预算管理、财务核算、资产采购与管理系统、成本管理系统、绩效考核、内部风险控制等功能。同时，强化医院网络和信息安全建设，才能将数据变为有价值的信息资源。

第三节　公立医院资源配置与均衡布局

一、公立医院资源配置

（一）公立医院资源配置基本原则

1. 需要与需求原则。公立医院资源配置的基本出发点是满足广大人民群众对医疗卫生服务的需要和需求。医疗服务需要是指从健康状况出发，在不考虑实际支付能力的情况下，由个体或医学专业人员分析判断是否应该获得医疗服务以及获得医疗服务的数量，体现了医院资源的社会效益。而医疗服务需求是指在不同的医疗服务价格下，个体愿意且有能力购买的医疗服务消费量，体现了医院资源的经济效益。

2. 公平原则。公立医院的公益属性要求医疗卫生服务的公平和可及，因此公平性是资源配置需要考虑的重要原则之一。公立医院卫生资源公平配置即人人都能享受到医疗卫生服务，主要体现为医护人员、医用物资、医疗基础设施建设等在不同地域和不同社会群体之间的均等化分配。作为维护健康的重要途径，公立医院需要在资源有限的条件下，确保人民群众健康权利的平等性以及接受医疗服务的平等性。

3. 效率与效益原则。在需求和公平的前提下，重视和提高卫生服务利用效率和效益同样是医疗卫生资源优化配置的目标之一。配置效率性主要关注医疗卫生资源的投入和分布。而配置效益则是价值的体现，可以充分发挥医疗卫生资源的功能和作用。在公益性导向下，公立医院的效益不只是经济效益，更重要的是社会效益，最终提高资源利用的综合效益。效率与效益原则是公立医院资源配置结构的主要依据，也是考核医疗服务供给合理性的重要指标。

（二）公立医院资源配置主要内容

根据卫生经济学专家对医疗卫生资源的分类（张鹭鹭和任真年，2001），医院资源配置可以进一步分为外生性资源配置和内生性资源配置。

外生性医疗卫生资源配置，主要包括机构设施、床位、人力、专业设备和经费等要素资源的配置。上述资源属于有形资源，如引进的先进医疗设施、设备、人才资源等。此类资源一定程度上会被局限在医院内部，很难实现在整个医疗行业内部的共享，具有不可分性，其投入产出呈规模报酬递减规律。

内生性医疗卫生资源配置，主要包括医学技术、临床学科、高级人力和综合竞争力等。与外生性资源相反，内生性资源一般属于无形资源，如技术创新、研发能力、医疗质量提升。这类资源具有可分性、共享性、可扩散性和重复使用性，因此内生性资源配置的范围可以拓展到医疗服务的全过程，实现资源共享。由于内生性资源的投入产出呈现规模报酬递增规律，优化该类资源配置是公立医院持续稳定发展的不竭动力。

上述两类医疗卫生资源并非独立存在，而是相辅相成，紧密相连的。外生性资源的进步可以促使内生性资源向有助于形成优质临床学科群和提升综合竞争力方向配置，进而提高医院医疗卫生资源配置的系统效率，实现医院的可持续发展。

二、精益财经助力医院资源均衡布局

医疗卫生资源配置是一个需要不断调整的动态变化过程，如何有组织、有计划、有步骤、分阶段地将有限资源进行合理分配是公立医院财经管理的重点，也是运营管理的难点。公立医院唯有建立健全现代医院管理制度，处理好外生性资源和内生性资源的关系，根据高质量发展要求，平衡其总量和规模，通过动态平衡，积极应对医疗资源配置规模和结构的变化，才能在维护公益性特征的前提下，使有限的资源发挥最大效益。

（一）医疗卫生资源的统筹配置

公立医院要实现向社会提供医疗服务的目标，就需要考虑医疗卫生资源的协同性，即医疗服务需要各种资源相互结合、彼此依赖，而不是通过某种资源独立发生作用。这种协同性要求医院进行资源组织与分配时充分认识资源的稀缺性，结合中、长期战略规划以及年度工作计划，整合业务、资金、信息、人才等各种资源，遵循医疗服务的内在规律以及要素配置逻辑，实现资源约束条件下各种投入要素的"物尽其用，人尽其才"，进而形成医疗服务业务活动的合理安排、动态调整和有效整合。

（二）医疗卫生资源的合理使用

由于资源配置的实质是使稀缺性资源保持最佳的比例关系和价值取向，提高资源的利用效率，因此公立医院需要通过精细化和专业化的管理模式，主动顺应医药卫生体制改革的要求，积极利用现代管理会计理论与方法，正确理解财经管理中不同视角下成本概念，针对不同管理目标实施差异化成本要素管理，使之成为优化医院资源配置的有效工具。医院通过精益财经理念与实践创新，科学衡量各类医疗服务质量、效率与所需资源消耗的关系，将资源向医改政策有引导需求、医疗服务效果突出、学科影响力显著、成本效益适宜的方向倾斜，同时减少不必要的资源消耗，使医院充分发挥每种资源的价值，发挥成本管理对医疗卫生资源配置的指导作用，实现社会效益和经济效益最大化。

（三）医疗卫生资源的信息共享

医疗服务信息化与数字化转型是国际发展趋势。随着现代信息技术的快速发展，信息技术作为重要资源日益成为拓展医院服务范围，提升医院核心竞争力的重要途径。信息共享系统的搭建使公立医院整合内外部资源的能力增强，远程医疗和互联网医院使优质医疗技术延展到更多受众，服务更多患者，同时也促进医院间的协作。公立医院要发挥信息在资源配置中的创新引领，实现现代医院管理对资源的均衡布局，就要破除信息壁垒，释放数据价值，促进信息互联，数据互认，实现信息共享。同时打破信息孤岛，推进业财融合，形成信息闭环，为及时识别闲置资源、减少浪费，快速调整不同资源的分布和有效配比，最大限度发挥各项资源的综合效能，提供重要的基础性支撑。

参考文献

［1］卞鹰，刘兴柱，雷海潮，等．对卫生资源合理配置相关问题的思考［J］．中国卫生经济，1996（10）：52－53.

［2］陈振明．走向一种"新公共管理"的实践模式——当代西方政府改革趋势透视［J］．厦门大学学报（哲学社会科学版），2000（2）：76－84.

［3］程晓明．卫生经济学（第三版）［M］．北京：人民卫生出版社，2013.

［4］韩莉．我国医疗卫生资源配置研究［M］．北京：中国社会科学出版社，2011.

［5］娄成武，董鹏．多维视角下的新公共管理［J］．中国行政管理，2016（7）.

［6］雷海潮．公立医院公益性的概念与加强策略研究［J］．中国卫生经济，2012，31（01）：10－12.

［7］毛瑛，朱斌，刘锦林，等．我国西部地区卫生人力资源配置公平性分析：基于资源同质性假设［J］．中国卫生经济，2015，34（07）：31－34.

［8］马克思．资本论．第一卷［M］．北京：人民出版社，1975.

［9］张鹭鹭，任真年．内生性卫生资源的界定与依据［J］．中华医院管理杂志，2001（07）：12－13.

［10］张鹭鹭．卫生资源配置论［M］．北京：科学出版社，2014.

［11］Davey P. National guidance and allocation of resources. Economics has both strengths and weaknesses in health resource allocation［J］．BMJ（Clinical research ed.），2002，324（7334）：427－428.

［12］Hood C, A Public Management For All Seasons［J］．Public Administration，1991，69（1）.

［13］Keynes J M. The general theory of employment［J］．The quarterly journal of economics，1937，51（2）：209－223.

［14］Marshall A. Some aspects of competition［J］．Journal of the Royal Statistical Society，1890，53（4）：612－643.

［15］Marx K F H. Memoir of J F Blumenbach［J］．The Anthropological Treatises of Johann Friedrich Blumenbach，1865：3－45.

［16］Samuelson P A. Foundations of economic analysis［J］．Science and Society，1948，13（1）.

［17］Smith A. An inquiry into the nature and causes of the wealth of nations：Volume One［M］．London：printed for W. Strahan；and T. Cadell，1776.

第三章　现代医院管理理论与工具

2017 年国务院办公厅印发《关于建立现代医院管理制度的指导意见》，提出要努力实现社会效益与运行效率有效统一，实现医院治理体系和管理能力的现代化，为健康中国建设奠定基础。2016 年财政部在《管理会计基本指引》中也明确要求，各类经济组织要大力推进业务和财务深度融合，要加强管理会计工具的系统化和集成化应用。如何运用现代财经管理工具，推进现代医院管理制度建设进程是本章的介绍重点。本章围绕现代医院管理理论及相关工具，从医院管理相关概念出发，系统地对现代医院管理制度的内容和要求进行概述；之后阐述全面预算管理、成本管理体系、内部控制管理体系、绩效评价体系等工具在公立医院中的应用。

第一节　医院管理相关概念

一、医院管理的国际定义

广义的医院管理（Hospital Management）指公共卫生机构、医疗保健机构、单个医院或医院网络中发生的与领导、管理和行政相关的各种活动。它包括初级、二级和三级所有的医疗卫生机构。

医院管理的目的是确保医疗卫生机构产出具体的成果，确保医疗卫生机构内的部门顺利运行，确保合适的人担任合适的岗位，确保员工知道自己的工作目标，确保资源得到有效利用，确保所有部门都在为共同发展和成长而努力。

（一）医院管理专业人员和组织

医院管理人员（Hospital Administrators）是指在医院中充当控制中心的个人或群体。这些个人可能以前是临床医师，或者现在还是，也可能是具有其他医疗背景的个人。有两种类型的管理人员——通才型和专才型。通才型是负责管理或帮助管理整个医疗机构的个人。专才型是负责特定部门（如政策分析、财务、会计、预算、人力资源或市场营销）高效运转和有效运作的个人。在欧美发达国家，从事医院管理通常需要先在工商管理学院、公共管理学院或者公共卫生学院进行系统的学习。

有各种与医院管理有关的专业协会，可以细分为个人团体或机构团体。个人团体是由个人加入的，通常以个人技能和职业发展为重点。机构团体由组织加入，它们通常侧重于组织的效率和效果，也可能涉及数据共享或者医疗或管理相关的实践工具的分享。

（二）历史与未来

早期的医院管理者被称为病人主任（Patient Directors）或主管负责人（Superintendents）。当时多数都是护士承担了行政职责。1916 年，美国医院协会超过一半的成员是毕业的护士。其他负责人是医生、"门外汉"或神职人员。

医院管理被描述为一个"隐蔽"的卫生职业，因为与医师、护士、药师、技师等临床职业相比，医院管理人员在卫生系统中扮演的角色相对低调。然而，医院管理专业的可见性近年来一直在上升，主要是由于发达国家在平衡医院卫生系统的质量、成本和可及（access）三方面普遍存在的问题和挑战。

二、现代医院管理的中国实践

（一）现代医院管理的内涵

现代医院是指与科学技术发展和社会进步相同步，以当代前沿科学技术为平台，以"以病人为中心"为核心理念，向人民群众提供现代化医疗技术与医疗服务的医疗机构。现代医院的内涵至少应该包括医疗技术的精细化、医院设备的现代化、医院管理的科学化、医疗服务的人性化、信息技术的智能化等方面。

现代管理是在科学管理不断发展的基础上，应用运筹学、系统理论、统计学等原理和方法，结合行为科学的应用，把组织看成是由人和物组成的完整系统而进行的综合性管理。现代医院管理是将现代管理理念融入医院管理中，包括管理理念、管理模式和管理手段现代化。其中，管理理念现代化是其核心。只有确立正确的管理理念，才有可能实现医院管理现代化。一是要强调"人性化"管理理念与"以病人为中心、以质量为核心"的管理思想，明确现代化医院救死扶伤的社会责任与公益性的社会定位；二是要全面实施标准化管理、目标管理与全面质量管理；三是要建立现代化医院管理信息网络系统。在科学管理的基础上突出运营决策的重要性以及将现代信息化技术等工具广泛应用于医院管理。数字化建设水平是衡量医院现代化水平和综合实力的重要标准之一，也是实现医院科学化管理的必备条件。

（二）现代医院管理制度

我国医疗卫生支出超过 50% 产生于医院，半数以上的患者首诊在医院，医院特别是公立医院是我国医疗卫生服务体系的核心。根据世行组织、世卫组织、中国财政部、国家卫健委、人社部的联合研究结论，我国公立医院在效率成本、质量安全以及患者服务方面仍存在一些问题。因此，公立医院改革成为 2009 年以来医改的一个重要内容，而形成维护公益性、调动积极性、保障可持续的公立医院运行机制和决策、执行、监督相互协调、相互制衡、相互促进的治理机制，建立权责清晰、管理科学、治理完善、运行高效、监督有力的现代医院管理制度也成为医改的一个主要目标。

继 2016 年"十三五"规划纲要和《"健康中国 2030"规划纲要》等多次强调建立现代医院管理制度之后，2017 年 7 月国务院办公厅颁布了《关于建立现代医院管理制度的指导意见》（以下简称《指导意见》），进一步明确了建立现代医院管理制度的指导思想、基本原则、主要目标，同时重点阐述了完善医院管理制度、建立健全医院治理体系、加强医院党的建设三个方面。这是迄今为止，我国政府对于现代医院管理制度最权威、最全面也是最具体的表述，是本书重点参考的政策文件。2017 年 10 月党的十九大分别将"坚持党对一切工作的领导"和"坚持以人民为中心"作为新时代坚持和发展中国特色社会主义基本方略的第一条和第二条，这也是建立中国特色现代医院管理制度的基本遵循。

（三）现代医院管理制度架构及基本原则

《指导意见》将现代医院管理制度的架构分解为三个部分（见图 3 - 1）：完善医院管理制度、建立健全医院治理体系、加强医院党的建设。具体内容本书不再赘述。

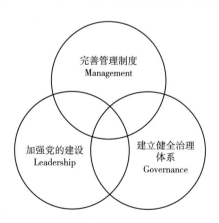

图 3 - 1　互有交叠的三个部分

这种架构虽然在形式上比较简单，适合用作政策表达，同时具有很好的弹性，可以最大限度融入相关内容，但是如果简单将"完善医院管理制度"和"建立健全医院治理体系"两部分的划分理解为医院内部管理和医院外部治理，则会恰好错过对现代医院管理中最核心问题的探讨。

从公立医院的决策机制来看，各个政府机构对医院的管理并非都是单纯的"院外事务"，比如人员编制、工资总额、医院领导班子任免；而在医院层面成立理事会也不是单纯的"院内事务"，理事会成员通常不会都是来自本医院。因此结合我国实际情况，可以换一种角度来理解，将与公立医院相关的所有决策活动划分为三个不同的层次，分别为"宏观层次的决策""中观层次的决策"和"微观层次的决策"。每个层次都有不同的决策重点和不同的决策主体（决策者）。三个决策层次之间彼此互动，共同为公立医院确定实际的治理架构。

国外医院院长常被称为"首席执行官"（Chief Executive Officer，CEO），但是院长的工作绝非只是被动执行，而是涉及大量的决策。这种字面上的"执行（Executive）"是相对于上级理事会的"督导（Supervisory）"而言，院长们通常都承担着医院日常运营的最终责任。上述分析框架的最大优势是将院长这一微观层次的决策者长期以来掺杂不清的三类决策活动真正分解开来，因为有了中观的视角，我们不再"天然地"认为：诸如"制定章程、成立理事会"仅仅是医院内部的管理问题。进一步来说，建立健全现代医院管理制度的主角不仅是医院，而是与外部政府主管部门共建共促的过程。

《指导意见》虽然没有对现代医院管理制度给出一般定义，也不可能罗列出所有的具体做法，但提出了若干关键性的原则。这些基本原则多数集中在前述的中观层面，实质上构成了现代医院管理制度的精髓所在。这些基本原则包括：坚持以人民健康为中心和公立医院的公益性；坚持政事分开和管办分开。这些基本原则既是国内外理论研究的重点，又是贯彻实施《指导意见》的关键。

第二节　医院财经管理的重要性和目标

一、医院财经管理的重要性

医疗卫生服务的无形性是它与产品的最主要区别。此外医疗卫生服务还具有不可存储性、差异性、服务与消费同时性、专业性和技术性、垄断性、高质量性和无误差性、供给者的主导性等多重特性。这些特性使公立医院结构日趋复杂，除了医学专业内涵的复杂性外，医院的医疗设施配置、组织内互动和人类行为同样具有复杂性。财经管理要适应上述复杂性，其外延也需要不断扩大。医院财经管理已经不再是财务部门的权限，临床科室主任可能负责其部门的资源配置、药房主任可能需要与临床配合开展合理用药、手术室护士长需要优化手术室安排以保持高效的利用率。为了取得价值医疗的服务效果，医院行政管理人员应对国家财经政策有扎实的理解，只有这样才能用好政策并服务临床。可见，尽管不是每个人都将成为总会计师，但医院各服务流程及其环节，在向社会提供服务的同时都参与了资源的组织和消耗，每个人都为医院财经的稳健高效做着贡献。

二、医院财经管理的目标

简单地说，财经管理的目标是帮助实现财富的最大化。这是事实，但正如医院管理人员所知，公立医院还有许多其他目标，例如，改善社区的健康和福祉，提供最高质量的卫生保健服务，以及将发病率和死亡率降到最低。所以对公立医院而言，为确保自身健康可持续发展，盈余是必要的，但盈余最大化并不是唯一目标。

从财经管理的角度来看，组织主要有两个目标（见图 3-2）：经济发展能力（Profitability）和生存能力（Viability）。每个组织都想要具备经济发展能力，也想要继续经营下去。

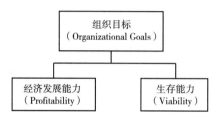

图 3-2　组织目标

（一）经济发展能力

公立医院要坚持以人民健康为中心，坚持公益性，应把社会效益放在首位，因此盈余最大化并非公立医院的核心目标。但医院需要盈余用于更换老旧的建筑和设备，获得新技术来提高医疗质量等，这些必要的投资将扩大服务，以便提升医疗服务的可及性等社会目标。公立医院需要必要的经济发展能力，以便能够实现提供高质量医疗服务的基础，这正是加强医院财经管理的目标之一。

公立医院获得医疗盈余既要权衡风险又要考虑回报（见图 3-3），通常情况下，承担的风险越大，要求的预期回报越高。医疗盈余只是医院达到目标的手段，而不是目标本身。如果两个项目产生相同的社会效益，盈余更高或风险更低的项目通常是更好的选择。如果社会效益不均衡，那么管理者需要在决策过程中考虑到为满足社会需要而承担的责任。

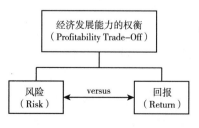

图 3-3　经济发展能力

坚持公立医院的公益性同样是财经管理的根本遵循，对于国家政策和社会需要的医疗卫生服务，如果某一时期内无法满足社会效益和经济效益的双重体现，则必须要服从国家发展大局，同时运用现代管理工具和手段，加强卫生资源管理，为服务对象提供最适宜的医疗服务，从而创造管理价值，保持经济的可持续发展。

（二）生存能力

公立医院财经管理的另一个关键目标是确保财务生存能力，这一目标通常以流动性（Liquidity）和清偿能力（Solvency）来衡量（见图3-4）。

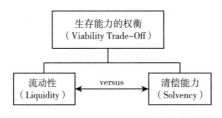

图 3-4 生存能力

流动性是衡量医院拥有的现金或可在短期内转换为现金的资源数量，以满足该组织即将到期的债务。一般来说，短期意味着一年或更短的时间。如果一个组织有足够的短期资源来履行其即将到期的短期债务，那么它就是流动的。从长期的角度来看，一个健康的组织需要提前计划合理的清偿能力，以应对可能导致组织倒闭的流动性危机。

公立医院要想高质量、可持续发展，就需要权衡生存能力和经济发展能力，权衡医疗卫生服务提供能力和生存能力。根据微观经济学关于消费者行为的效用论和生产论，无论服务对象是否有支付能力，我们都无法提供他们想要的所有医疗服务。如果医院不考虑财务承受能力而提供无限的慈善照顾，可能会威胁到它自己的生存。因此公立医院要建立健全现代医院管理制度，努力实现社会效益与运行效率的有机统一。

第三节 医院全面预算管理

一、概念

预算是一种系统的方法，用来分配医院的财务、实物及人力等资源，以实现医院既定的战略目标。医院可以通过预算来监控战略目标的实施进度，有助于控制开支，并预测医院的现金流量与收支盈余。

全面预算管理是利用预算对医院内部各部门的财务和非财务资源进行分配、考核、控制，以便有效地组织和协调医院的运营活动，完成既定的目标。全面预算反映的是医院未来某一特定期间（一般不超过一年或一个经营周期）的全部经营活动的财务计划。

二、历史

全面预算管理作为对现代企业成熟与发展起过重大推动作用的管理系统，是企业内部管理控制的一种主要方法。这一方法自从 20 世纪 20 年代在美国的通用电气、杜邦、通用汽车公司产生之后，很快就成了大型工商企业的标准作业程序。从最初的计划、协调，发展到兼具控制、激励、评价等诸多功能的一种综合贯彻企业经营战略的管理工具，全面预算管理在企业内部控制中日益发挥核心作用。正如著名管理学家戴维·奥利所说的，全面预算管理是为数不多的几个能把企业的所有关键问题融合于一个体系之中的管理控制方法之一。

三、编制

单位编制的经营预算和财务预算是指导未来经营活动和财务工作的大纲。为了使预算内容更精确、更符合实际情况，应遵循以下原则进行：（1）充分做好预测，广泛占有资料。（2）健全组织机构，完善各项规章制度。（3）预算指标既要有先进性，又要留有余地。

全面预算的内容极为复杂，为了保证自编预算的统一性，医院的预算管理委员会应制定一些基本目标、要求和原则，作为各部门、各单位自编预算的基础。具体有以下几点：（1）预算期的目标盈余。（2）预算期的收入总额。（3）工资标准、主要原材料的单价和消耗定额。（4）物资的储备水平和控制。

四、执行控制

全面预算的有效实施，必须充分调动各级责任人的积极性与创造性，强化其责任意识，形成预算执行与控制的责任体系，保证预算执行的进度和效果。全面预算执行与控制的具体内容包括全面预算的分解、执行和调整等。

（一）分解

1. 分解的步骤。

（1）预算一经批复下达，预算执行单位应当将预算作为预算期内组织协调各项经营活动的基本依据，将年度预算细分为月度和季度预算，以分期预算控制确保年度财务预算目标的实现；

（2）将全面预算分解为部门预算，明确各预算执行单位的工作目标；

（3）各预算执行单位将预算指标层层分解，从横向和纵向落实到内部各部门、各单位、各环节和各岗位，形成全方位的预算执行责任体系，保证预算目标的实现。

2. 分解的原则。

（1）以收支结余的形式，按价值量分解，保证指标的可衡量性；

（2）应分尽分，不留死角，保证指标分解的彻底性；

（3）谁可控谁承担，责任到人，保证做到责权利的有效统一；

（4）指标分解与保证措施相结合，保证预算指标的落实。

（二）执行

1. 内部结算价格与结算方式；

2. 预算信息报告制度；

3. 预算仲裁制度；

4. 预算的考核反馈。

（三）调整

单位正式下达执行的预算，一般不予以调整。但预算执行单位在执行中由于市场环境、经营条件、政策法规等发生重大变化，致使预算的编制基础不成立，或者将导致预算执行结果产生重大偏差的，可以调整预算。对于预算执行单位提出的预算调整事项进行决策时，一般应遵循以下要求：预算调整事项不能偏离单位发展战略和年度预算目标；预算调整方案应当在经济上能够实现最优化；预算调整重点应当放在预算执行中出现的重要的、非正常的、不符合常规的关键性差异方面。

五、意义

预算管理是信息社会对财务管理的客观要求。全面预算管理对现代医院的意义可以概括为如下几点。

（一）提升战略管理能力

战略目标通过全面预算加以固化与量化，预算的执行与医院战略目标的实现成为同一过程；对预算的有效监控，将确保最大程度地实现医院战略目标。

通过预算监控可以发现未能预知的机遇和挑战，这些信息通过预算汇报体系反映到决策机构，可以帮助医院动态地调整战略规划，提升医院战略管理的应变能力。

（二）有效的监控与考核

预算的编制过程向医院和主管部门双方提供了设定合理绩效指标的全面信息，同时预算执行结果是绩效考核的重要依据。

将预算与执行情况进行对比和分析，为经营者提供了有效的监控手段。

（三）高效使用医院资源

预算计划过程和预算指标数据直接体现了医院各部门使用资源的效率以及对各种资源的需求，因此是调度与分配医院资源的起点。

通过全面预算的编制和平衡，医院可以对有限的资源进行最佳的安排使用，避免资源浪费和低效使用。

（四）有效管理经营风险

全面预算可以初步揭示医院下一年度的经营情况，使可能的问题提前暴露。

参照预算结果，医院管理层可以发现潜在的风险所在，并预先采取相应的防范措施，从而达到规避与化解风险的目的。

（五）收入提升及成本节约

全面预算管理和考核、奖惩制度共同作用，可以激励并约束相关主体追求尽量高的收入增长和尽量低的成本费用。

编制全面预算过程中相关人员要对医院环境变化做出理性分析，从而保证医院的可持续发展和成本节约计划切实可行。

预算执行的监控过程关注收入和成本这两个关键指标的实现和变化趋势，这迫使预算执行主体对市场变化和成本节约造成的影响作出迅速有效的反应，提升医院的应变能力。

第四节　成本管理体系

成本管理是指医院生产经营过程中各项成本核算、成本分析、成本决策和成本控制等一系列科学管理行为的总称。成本管理由成本规划、成本计算、成本控制和绩效评价四项内容组成。

成本规划是根据医院的竞争战略和所处的经济环境制定的，也是对成本管理做出的规划，为具体的成本管理提供思路和总体要求。成本计算是成本管理系统的信息基础。成本控制是利用成本计算提供的信息，采取经济、技术和组织等手段实现降低成本或成本改善目的的一系列活动。绩效评价是对成本控制效果的评估，目的在于改进原有的成本控制活动和激励约束员工和团体的成本行为。

一、概念

成本管理充分动员和组织医院全体人员，在保证医疗质量的前提下，对医疗服务过程的各个环节进行科学合理的管理，力求以最少生产耗费取得最大的生产成果。成本管理是医院管理的一个重要组成部分，它要求系统而全面、科学和合理，它对于促进增产节支、加强经济核算、改进服务流程、提高医院整体管理水平具有重大意义。

二、过程

要搞好成本管理和提高成本管理水平，首先要认真开展成本预测工作，规划一定时期的成本水平和成本目标，对比分析实现成本目标的各项方案，进行最有效的成本决策。然后应根据成本决策的具体内容，编制成本计划，并以此作为成本控制的依据，加强日常的成本审核监督，随时发现并克服生产过程中的损失浪费情况，在平时要认真组织成本核算工作，建立健全成本核算制度和各项基本工作，严格执行成本开支范围，采用适当的成本核算方法，正确计算产品成本。同时安排好成本的考核和分析工作，正确评价各部门的成本管理业绩，促进医院不断改善成本管理措施，提高医院的成本管理水平。要定期积极地开展成本分析，找出成本升降变动的原因，挖掘降低生产耗费和节约成本开支的潜力。进行成本管理应该实行指标分解，将各项成本指标层层落实，分口分段地进行管理和考核，使成本降低的任务能从组织上得以保证，并与医院和部门的经济责任制结合起来。

成本是体现医院管理水平高低的一个综合指标。因此，成本管理应扩展到医院的各个领域。参与成本管理的人员也不能仅仅是专职成本管理人员，应包括各部门的管理人员，并要发动广大职工群众，调整全体员工的积极性，实行全面成本管理，只有这样才能最大限度地挖掘医院降低成本的潜力，提高医院整体成本管理水平。

三、成本管理收益

构建全面的医院成本管理思维，寻求改善医院成本的有效方法；跳出传统的成本控制框架，从医院整体经营的视角，更宏观地分析并控制成本；掌握成本核算的主要方法及各自的优缺点，根据情况的变化改良现有的核算体系；掌握成本分析的主要方法，为决策者提供关键有效的成本数字支持。

第五节　内部控制体系

一、概念

1972 年美国审计准则委员会（ASB）所做的《审计准则公告》，循着《证券交易法》的路线进行研究和讨论，对内部控制提出了如下定义："内部控制是在一定的环境下，单位为了提高经营效率、充分有效地获得和使用各种资源，达到既定管理目标，而在单位内部实施的各种制约和调节的组织、计划、程序和方法。"

所谓内部控制，是指一个单位为了实现其经营目标，保护资产的安全完整，保证会计信息资料的正确可靠，确保经营方针的贯彻执行，保证经营活动的经济性、效率性和效果性而在单位内部采取的自我调整、约束、规划、评价和控制的一系列方法、手段与措施的总称。

二、重要性

现实中，医院的业务部门和内控部门的业绩有所区别。业务部门，是要带领医院优质高效地达成医院的经营目标，将其价值最大化。这个目标是医院的自主性目标，是自己给自己的压力。它所实现的措施都是积极性的措施，是为了实现要带领医院有效率地达成医院的价值最大化。而内控，更多的是外部强加的，它要求医院里的每个人应该使用正确的方法，做该做的事情，而不是不择手段地用"你的智慧和能力"去实现医院价值的最大化。从这个意义上说，内控的目标是强制性的，它的措施是防御性的。所以COSO（美国反舞弊性财务报告委员会发起组织）的报告里写道："再好的内部控制体系，它不能够把一个劣迹斑斑的或没有经营智商的管理层变成一个非常有经验、头脑和能力的管理层。"所以它的作用不在于智慧和能力，它的作用是在医院实现主要目标的前提下去完成外界强制要完成的事情，它是一种防御性措施，它所强调的是一种必须做的义务和责任，而不是智慧和能力。

三、要素

医院建立与实施有效的内部控制，应当包括下列要素：

（一）内部环境

内部环境是医院实施内部控制的基础，一般包括治理结构、机构设置及权责分配、人力资源政策、医院文化等。

（二）风险评估

风险评估是医院及时识别、系统分析经营活动中与实现内部控制目标相关的风险，合理确定风险应对策略。

（三）控制活动

控制活动是医院根据风险评估结果，采用相应的控制措施，将风险控制在可承受度之内。

（四）信息与沟通

信息与沟通是医院及时、准确地收集、传递与内部控制相关的信息，确保信息在医院内部、医院与外部之间进行有效沟通。

（五）内部监督

内部监督是医院对内部控制建立与实施情况进行监督检查，评价内部控制的有效性，发现内部控制缺陷，应当及时加以改进。

四、原则

1. 合法性原则，就是指医院必须以国家的法律法规为准绳，在国家的规章制度范围内，制定本医院切实可行的财务内控制度。

2. 整体性原则，就是指医院的财务内控制度必须充分涉及医院财务会计工作的各个方面的控制，它既要符合医院的长期规划，又要注重医院的短期目标，还要与医院的其他内控制度相互协调。

3. 针对性原则，是指内控制度的建立要根据医院的实际情况，针对医院财务会计工作中的薄弱环节制定医院切实有效的内控制度，将各个环节和细节加以有效控制，以提高医院的财务会计水平。

4. 一贯性原则，就是指医院的财务内控制度必须具有连续性和一致性。

5. 适应性原则，指医院财务内控制度应根据医院变化了的情况及医院会计专业的发展及社会发展状况及时补充医院的财务内控制度。

6. 经济性原则，就是指医院的财务内控制度的建立要考虑成本效益原则，也就是说，医院财务内控制度的操作性要强，要切实可行。

7. 发展性原则，制定医院财务内控制度要充分考虑宏观政策和医院的发展，密切洞察竞争者的动向，制定出具有发展性或未来着眼点的规章制度。

第六节　绩效评价体系

一、概念

绩效管理又称以结果为导向的管理。强调系统管理理念、绩效合作伙伴理念、关键绩效指标理念、持续沟通不断改进的理念等，是建立在目标基础上的以业绩为导向的评价和奖惩，绩效管理的目标不仅仅是工作的结果，还应包括组织和个人的发展。

绩效评价是绩效管理的重要工具。公立医院绩效评价指医院运用系统的工具方法，对一定时期内医院运行的效率和效果进行综合评判的管理活动。具体来说，绩效评价是指评价主体运用数量统计和运筹等方法，采用特定的指标体系，对照设定的评价标准，按照一定的程序，通过定量定性对比分析，对评价客体在一定期间内的绩效作出客观、公正和准确的综合评判。

公立医院绩效评价的基本原则是坚持公益性导向，提高医疗服务效率。

二、指标体系

（一）医疗质量

提供高质量的医疗服务是公立医院的核心任务。通过医疗质量控制、合理用药、检查检验同质化等指标，考核医院医疗质量和医疗安全。通过代表性的单病种质量控制指标，考核医院重点病种、关键技术的医疗质量和医疗安全情况。通过预约诊疗、门急诊服务、患者等待时间等指标，考核医院改善医疗服务效果。

（二）运营效率

运营效率体现医院的精细化管理水平，是实现医院科学管理的关键。通过人力资源配比和人员负荷指标考核医疗资源利用效率。通过经济管理指标考核医院经济运行管理情况。通过考核收支结构指标间接反映政府落实办医责任情况和医院医疗收入结构合理性，推动实现收支平衡、略有结余，有效体现医务人员技术劳务价值的目标。通过考核门诊和住院患者次均费用变化，衡量医院主动控制费用不合理增长情况。

（三）持续发展

人才队伍建设与教学科研能力体现医院的持续发展能力，是反映公立医院创新发展和持续健康运行的重要指标。主要通过人才结构指标考核医务人员稳定性，通过科研成果临床转化指标考核医院创新支撑能力，通过技术应用指标考核医院引领发展和持续运行情况，通过公共信用综合评价等级指标考核医院信用建设。

（四）满意度评价

医院满意度由患者满意度和医务人员满意度两部分组成。患者满意度是三级公立医院社会效益的重要体现，提高医务人员满意度是医院提供高质量医疗服务的重要保障。通过门诊患者、住院患者和医务人员满意度评价，衡量患者获得感及医务人员积极性。

参考文献

［1］https：//en. wikipedia. org/wiki/Health_administration，2022 - 12 - 21.

［2］https：//en. wikipedia. org/wiki/Health_administration，2022 - 12 - 21.

［3］Steven A. Finkler, David M. Ward. Accounting fundamentals for health care management ［M］. Boston：Jones and Bartlett Publisher. 2006.

［4］https：//baike. baidu. com/item/全面预算管理/5904394，2022 - 12 - 21.

［5］https：//baike. baidu. com/item/成本管理/2073516？fromModule = lemma - qiyi_sense - lemma，2022 - 12 - 21.

［6］https：//baike. baidu. com/item/内部控制/3556？fromModule = lemma_search - box，2022 - 12 - 21.

第四章　信息技术与数字化理论

2009 年中共中央、国务院《关于深化医药卫生体制改革的意见》中指出建立实用共享的医药卫生信息系统。以推进公共卫生、医疗、医保、药品、财务监管信息化建设为着力点，整合资源，加强信息标准化和公共服务信息平台建设，逐步实现统一高效、互联互通。国务院《关于建立现代医院管理制度的指导意见》以及《关于推动公立医院高质量发展的意见》再次强调健全信息管理制度，强化信息化支撑作用。当前"云大物移智区加"等现代信息技术迅猛发展，为推进数字化转型时期公立医院精益财经管理提供了必要的基础。本章将重点介绍相关技术的发展状况、技术关键点以及不同领域的典型场景，说明上述技术对医院精益财经产生的影响及应用价值。

第一节　互联网技术：链接人与事

互联网（Internet）起源于美国国防部的阿帕网（ARPANET），其发展演变快速而复杂，学者从不同的研究视角提出了多种划分发展阶段的方法。参考维基百科的互联网历史年表，大致分为早期研究和发展（1965—1981 年），创建互联网（1981—1994 年）以及现代互联网（1995 年至今）这三个阶段。其中，在现代互联网的 Web 1.0 时代，用户是内容的消费者；Web 2.0 时代，用户广泛参与到网络互动中；已有 Web 3.0 的提法，以用户为中心，强调用户拥有自主权。

以互联网为发展基础设施和创新要素，将其创新成果与经济社会各领域深度融合，形成更广泛的经济社会发展新形态，就是"互联网＋"，其影响是覆盖全领域的。移动互联网是移动智能终端与互联网紧密结合的产物，优势体现为泛在、连接、智能和普惠。2019 年 6 月，工信部正式向中国电信、中国移动、中国联通、中国广电发放 5G 商用牌照。5G 网络建设，将有力支撑应用场景由移动互联网向移动物联网拓展，并加速更多行业的数字化转型。

一、关键技术要点

1. 基础性技术与网站设计技术。TCP/IP 协议、路由器设备及承载 IP 的局域网/广域网是互联网网络技术的基础。其中，TCP/IP 协议是 Internet 最基本的协议，由网络层的 IP 协议和传输层的 TCP 协议组成。HTML、JavaScript 和 CSS 是用于设计网站的三种前端语言，在具体应用中，HTML 用于创建网页的文档结构；CSS 通过添加格式和样式来美化网页；而 JavaScript 更为复杂，可用于使网站更具交互性。

2. 系统开发与网站开发技术。早期计算机系统多为单机系统，多个用户通过联网终端进行访问。C/S（Client/Server）架构主要应用于局域网内，包括两层 C/S 和三层 C/S 架构。随着 Internet 和 WWW 的流行，B/S（Browser/Server）架构应运而生，它是对 C/S 架构的改进，主要用于外网。B/S 架构是一种对软件的组成成分进行整理、分布的构造技术，浏览器安装在客户机上，数据库则安装于服务器，无须再安装客户端。

3. 移动应用技术。伴随 4G 网络兴起，移动互联技术逐步发展，其载体多为智能手机、平板电脑和智能穿戴设备，技术应用包括 APP、轻应用、小程序、H5 等。比较而言，APP 能够承载更多产品功能，缺点是用户必须下载和安装；轻应用是无须下载、即搜即用的 APP；小程序也可视为一种轻应用，其运行产品的核心功能，无须下载，只能通过平台账户登录；H5 的特点是打开就能运行，其目的是让移动 Web APP 的开发与应用实现跨平台，但需要在网页关闭后重新加载，用户体验受制于手机性能。

4. 移动端重点能力与扩展技术。伴随移动智能终端的广泛普及，未来以手机为主设备，将持续增强与办公终端、智家终端、XR（Extended Reality，扩展现实）设备、车机等协同交互与共享的能力。得益于 5G 高速度、低时延、高可靠等特点，5G 系统架构能兼容多种定位方案，未来有望实现新一代定位技术的变革，催生更多类型的智能化新兴产业。

二、典型应用与技术价值

1. B/S 架构下典型应用场景与技术价值。B/S 结构是包括数据层、业务逻辑层和表示层在内的三层模型，用户通过登录浏览器实现对平台系统数据信息的访问。在系统设计上采用可复用的中间层代码，功能设计上则按照医院业务需求进行开发，通过中间层实现对数据库的访问，节省了系统资源。B/S 架构的主要优点是分布性强、维护成本低、共享性强；不足之处在于个性化程度较低，无法满足快速操作及特殊功能等需求。

目前已有很多信息系统在架构设计上采用 B/S 结构。医院信息化实践中较为常见的包括医院信息系统、质量管理系统、感染信息监测系统、档案管理系统、患者预后随访系统、志愿者管理系统、门急诊管理系统、人力资源管理信息系统、财务管理系统等。如某医院基于 B/S 的财务管理系统，通过费用支出管理、收入及绩效管理两个子系统的多个功能模块，助力医院降本增效。

2. 移动应用的典型应用场景与技术价值。基于位置的服务（Location – based Service，LBS）是基于地理位置数据的增值服务，作为移动应用的典型应用场景之一，LBS 将移动通信技术和定位技术相结合，目前被广泛应用于兴趣点推荐、交通出行、位置共享、紧急救援、广告促销等多类应用场景。

移动应用因其不受时空条件制约的便利性，在医疗行业已有不少成功案例，如基于移动医疗模式下的精准管理可以有效改善老年血液透析患者的营养水平，提高干体重和液体管理效率；在呼吸道传染病管理中应用移动查房系统的效果良好，能够提高护理质量及护理文书书写质量，降低临床不良事件发生率。

三、在医院精益财经的应用前沿与展望

1. 基于互联网平台的 HRP 和财经 SaaS 应用。《关于在全国范围内持续开展"公立医疗机构经济管理年"活动的通知》（国卫财务函〔2022〕72 号）明确，2022—2023 年经济管理年活动要着力推动"以业财融合为重点的运营管理建设，助力提高医疗服务质量、提升资源配置效率效益"。

医院资源规划（HRP）系统引入企业 ERP 的管理思想和理念，具有较强的综合性，通常涵盖预算系统、核算系统、物流系统，所构建的管理模式有利于促进医院实现业财融合。在本地服务的基础上通过结合 SaaS 服务，将网上报销系统与 HRP 系统、发票管理系统以及银行系统实现对接，内置必要的风险控制措施，可实现更为便捷高效的网上报销，促进费用闭环管理控制。基于互联网平台的 HRP 和财经 SaaS 应用，在提升财务管理规范化水平的同时，有力支撑了医院业财融合的落地。

2. 精益财经的移动应用与能力拓展。近年来，移动应用软件和移动智能终端的推广应用，在实现院内导航、预约挂号、检查结果查询、在线支付、健康监测等服务领域取得了显著成效。精益财经领域，较为突出的应用场景体现为移动支付、移动审批等。

医院通过收费管理系统中的移动支付模块，集成信息管理发布和移动终端的微信公众号、支付宝等功能，满足移动支付的同时与院内 HIS 进行数据交换，改善收费体验、优化业务流程。现在越来越多的财经应用在设计或升级时都考虑了 PC 端和移动端的全覆盖，如医院网络报销系统在提供报销自助平台的同时，通过微信客户端或小程序填报报销单，也可以通过钉钉办公系统等进行集成，各级领导于移动端完成审批，再辅以便捷的票据识别、验真和查重功能，一站式智能报销得以实现。

第二节 物联网技术：链接物与事

物联网（Internet of Things，IoT）即"万物相连的互联网"，是在互联网技术基础上的延伸和扩展。物联网通过智能感知、智能识别与信息通信，广泛应用于网络的融合中，在交通、环保、政府工作、安全、智能家居、消防、环境监测、照明控制等领域都有应用。智能物联网（AIoT）是指人工智能与物联网的融合，致力于形成一个智能化的生态体系。

一、关键技术要点

1. RFID（Radio Frequency Identification）技术。是融合了无线射频技术和嵌入式技术的综合技术，天线、芯片和读写器是射频识别系统的主要组成部分。RFID 标签相较于传统的条形码及磁卡，具有扫描速度快、安全性高、方便阅读、重复性强及数据存储量大等优点；RFID 的无线识别性能适用于科研领域内的跟踪类实验研究。RFID 的典型应用主要包括物流、身份识别、供应链管理、自动生产、图书管理，也应用于防伪和安全控制、生物传感、医疗、温度传感器、交通、军事等领域。

2. 传感网。无线传感器网络（Wireless Sensor Networks，WSN）是一种分布式传感网络，它的末梢是可以感知和检查外部世界的传感器，传感器与无线传感技术是其核心。传感网技术通过对物联网技术中的多种信息进行有效过滤，基于此完成对自己所需有价值信息的整理和转化，实现信息的有效传输。传感网在城市公共安全、公共卫生、安全生产、智能交通、智能家居、环境监控等领域均有较好的应用。

3. M2M 系统。M2M（Machine to Machine）应用系统构成有智能化机器、M2M 硬件、通信网络、中间件，其关键技术主要有大规模随机接入、海量边缘计算、端到端网络虚拟化以及低功耗技术。M2M 技术提供数据的采集、传输、分析及业务管理为一体的综合解决方案，其应用领域涵盖了家庭应用（如自动抄表）、工业应用（如远程测量、远程设备管理）、零售和支付（如电子支付）、物流运输（如订单查询与管理）以及医疗行业（如远程监护、远程诊断）等。

二、典型应用与技术价值

1. 智能交通。在智慧交通系统中，物联网技术通过车车、车路、车辆与行人的通信把信息传送给其他的车辆、路侧设施和行人，提高车辆的行驶效率，减少交通隐患的产生，促进城市交通的智能发展。车辆辅助控制系统、智能交通监控系统、运营车辆管理系统等都是物联网在智能交通领域的典型应用。

2. 智能家居。智能家居是通过物联网技术连接家居住宅中的各类设备，提供相应的智能化服务，常见的功能拓展包括远程控制、照明、安全防护、自动报警等。智能家居发展的早期，各种传感器与控制器之间通过有线通信方式进行信息的交互；现在无线局域网通信方式已成为智能家居发展的趋势。

3. 医疗物联网。医疗物联网是指通过射频识别、红外感应器、全球定位系统、激光扫描器、气体感应器等信息传感设备，按约定的协议，把医疗业务相关的人员、资产、物品与互联网连接起来，进行信息交换和通讯，以实现医疗机构智能化识别、定位、跟踪、监控和管理的一种网络。

智能远程医疗平台利用发达的物联网网络通信系统，全面、实时、动态地对医疗卫生资源对象进行识别、定位、追踪与监控，以满足医疗机构、家庭/个人、政府组织、非营利组织、医药企业、医疗器械组织、商业保险公司等用户的功能需求。智能远程医疗平台依托物联网技术将整个医疗卫生领域的"物"联接在一起，所有对象全部实现数字化，以"感、联、知、行"为核心特征，使相关主体从中受益。

三、在医院精益财经中的应用前沿与展望

1. 资产管理、设备管理。基于物联网模式的医疗设备管理系统以具备射频识别感应功能的电子标签作为医疗设备的身份标识，借助定位技术，通过关键点（出入口）和区域覆盖（大范围）实现物联网设备部署，可实现医疗设备资产信息化追踪与监控；再结合报表统计功能，完成设备数据流管理，存储医疗设备的相关数据信息，为设备实时监测和数据分析提供了资源。

2. 设备巡检与溯源管理。结合基站、信标、标签、采集器等硬件设备，可进一步实现对设备状态、位置、轨迹的监控，这就是基于物联网的配网设备巡检方法，便于进行设备的盘点、清查等；溯源管理系统主要是对医学装备从入院到临床治疗使用的全过程进行管理，这样就可以从医学装备的供应商和制造商，追溯到实际治疗过程中具体适用于哪一患者，助力提升设备的购置、使用、维修、调配以及回收等的工作效率。

3. 与 BIM 技术的结合应用。随着高层建筑的不断增多，BIM（Building Information Modeling，建筑信息模型）技术的优势日益凸显。有医院基于物联网＋BIM 技术构建了医院门诊大楼通风系统智慧管理平台，利用摄像头设备采集人流量数据，利用传感器设备采集空气质量参数，利用 BIM 搭建医院的建筑模型以及传感器设备的数字化模型，末端使用通风系统进行环境调控，可以实现通风系统的智慧运营。

第三节　云计算技术：汇聚算力

云计算（Cloud Computing）的概念于 2006 年由 Google 首次提出，自分布式计算（Distributed Computing）、并行处理（Parallel Computing）、网格计算（Grid Computing）发展而来，是一种新兴的商业计算模型。

云计算平台的基本技术框架通常包括基础软硬件设施、虚拟化技术和云计算平台的网络服务这三层，在实际应用中各个公司或者组织的侧重点有所不同。云服务消费者（用户）只需从云服务提供商或者云服务代理商那里租赁云服务产品即可使用相应的云服务。参考中国信息通信研究院《云计算白皮书》（2021 年 7 月），随着我国各行业上云进程不断加快，用户对云网融合的需求日益增强，云计算成为数字化转型的充要条件；改造或升级安全架构以提升云计算安全能力备受关注。

一、关键技术要点

1. 云计算服务模式。基础设施即服务（IaaS）、平台即服务（PaaS）和软件即服务

（SaaS）是云服务提供商出租计算资源的三种模式。其中，IaaS 是由云服务提供商负责管理机房基础设施、计算机网络、磁盘柜、服务器和虚拟机，租户安装和管理操作系统、数据库、中间件、应用软件和数据信息；PaaS 即把 IT 系统的平台软件层作为服务出租，由 PaaS 云服务提供商安装各种开发调试工具，便于消费者直接在云端开发调试程序；SaaS 即云服务提供商把 IT 系统的应用软件层作为服务出租，消费者可以使用任何云终端设备接入计算机网络，通过网页浏览器或者编程接口使用云端的软件。无服务器计算依托容器技术，采取了更经济的按调用次数或时间计费的服务运营模式，是引起广泛关注的新型云服务模式。

2. 云计算部署模型。公有云、私有云、混合云是部署云计算资源的三种方法。其中，公有云部署通常用于提供基于 Web 的电子邮件、网上办公应用、存储以及测试和开发环境，如深圳超算中心、亚马逊 AWS、微软 Azure、阿里云等；私有云由专供一个企业或组织使用的云计算资源构成，其服务和基础结构始终在私有网络上进行维护，使用对象通常为政府、金融机构以及其他具备业务关键性运营且希望对环境拥有更大控制权的大中型组织；混合云可以让机构的重要信息保存在私有云内部，不重要的信息则传输到公有云，允许公有资源在需要时处理任务，从而节省成本，目前绝大多数混合云由企事业单位主导。

3. 云计算架构参考模型。美国国家标准与技术研究所（NIST）对云计算架构参考模型进行了定义，设置了云服务消费者、云服务提供商、云服务代理商、云计算审计员和云服务承运商 5 种角色。通用的云计算体系架构以服务为核心，由资源层、平台层、应用层、用户访问层和管理层组成。其中，资源层指基础架构层面的云计算服务；平台层为用户提供对资源层服务的封装；应用层面向用户提供软件服务；用户访问层提供访问接口；管理层则实现对所有层次云计算服务的管理。

资源监控、部署管理和安全管理等都是管理层的重要功能。以云监控系统为例，它通过全面的监控服务，帮助用户和管理员快速识别资源使用异常状况，发现系统故障、定位并诊断故障原因。伴随云计算的发展和推进，云计算厂商和安全厂商不约而同地推出了大量云安全产品。

二、典型应用场景与技术价值

1. 行业通用场景。云计算技术已被广泛应用于各行各业，其中，政务云和金融云是两大主要的行业云；制造、医疗卫生、交通等领域的行业云也在加速建设和持续变革。以政务云为例，全国已有 31 个省市搭建了省级政务云平台，各部门政务信息系统共用基础架构，实现系统层面的软硬件共享，为政府部门实现业务协同打下了基础。"十四五"期间，国家电子政务网络建设、集约建设政务云平台和数据中心体系，推进政务信息系统云迁移成为核心任务。

2. 医院云服务方式的选择与应用。参考行业具体实践，私有云和混合云的建设模式是大部分医院的共同选择。系统建设方面，在医院混合云上搭建智能随访系统，通过患者移动设备实现数据驱动的个性化随访管理，有效提高了患者随访服务的连续性；采用混合云、异构信息系统集成等技术，建设大型医院多院区一体化云平台体系，增强了优质医疗资源的可及性。技术路径选择方面，有的通过对基于 Docker 技术的 PaaS 架构进行优化设计，提高医院硬件资源利用率。

三、在医院精益财经中的应用前沿与展望

1. 私有云部署。如前所述，私有云是为用户单独使用而构建的，可提供对数据、安全性和服务质量的最有效控制。有医院在实施过程中发现，以公有云的方式部署电子胶片存在安全风险；通过对原 PACS 系统升级，在私有云上部署电子胶片远程诊断、多学科影像集中展示等功能，既保证了图像传输和检索的速度，也利于及时排查问题原因和风险控制；通过基于智慧医疗模式下的"私有云平台"建设工程，对数据进行智能管理、流通和共享，具有便于扩展、高性能、运维便捷和安全可靠的特点。

2. 部分云化部署。对部分业务采取云化部署的方案（SaaS 模式），使用厂商提供的云服务器，可以节省部署成本。如某医院以区块链技术为核心的医院运营风险监控 SaaS 平台，以开放自定义化智能合约的途径实现了运营风险监控知识和规则的共享与扩展需求（温俊等，2019）。基于二级及以下公立医院、县域医共体的实际业务特征和管理需求，建议采取建设医共体综合运营管理云平台的方式，提供涵盖医共体端应用、医院端应用和基层医疗机构端应用的 SaaS 服务，既支持区域协同医院医疗运营资源打通和运营管理核心职能落地，又可以降低运营管理系统的技术应用门槛。

3. 云应用组件。这一模式通过设置组件类型、框架、运行时及组件来源，先创建静态组件，再进行部署，应用场景如 OCR（Optical Character Recognition，光学字符识别）、票据验真等。

在报账环节引入 OCR 技术，通过手机拍照识别，自动录入发票和合同信息，可降低手工录入信息的错误风险；在会计复核环节，通过 OCR 自动识别 ERP 上载的文本信息，如 PDF 版电子发票、合同文本等，自动获取并复核关键信息，可以帮助会计人员做好风险防控。发票验真服务通过发票验真私有云平台上后台接口的集成和自动调用，减少了相关人员报销时登录国税网站手工输入四要素验真的过程，对接国税总局电子底账进行发票查验，可降低发票税务风险。

第四节　大数据技术：链接价值

IDC（International Data Corporation，国际数据公司）从 4 个特征定义大数据（Big Data），即海量的数据规模（Volume）、快速的数据流转和动态的数据体系（Velocity）、

多样的数据类型（Variety）、巨大的数据价值（Value）。参考中国信息通信研究院《2020年大数据白皮书》，大数据技术起源于2000年前后互联网的高速发展，并逐步延展为围绕数据存储、处理计算的基础技术，是同配套的数据治理、数据分析应用、数据安全流通等助力数据价值释放的周边技术组合起来形成的整套技术生态。

一、关键技术要点

1. 大数据整体技术架构。大数据的核心技术架构通常包括数据采集层、数据存储与分析层、数据共享层以及数据应用层；分类时也常把数据存储与分析层一分为二。

具体来看，数据采集层的任务，是把数据从各种数据源中采集并存储至数据存储层，数据源的种类包括网站日志、业务数据库、来自Ftp/Http的数据源等；在数据存储和分析层中，常用的数据存储解决方案包括HDFS、Hive、Map Reduce和Spark等，数据存储技术的变革多体现在存储器件、存储架构和存储管理上，大容量、高可靠、快存取将是重要发展方向。大数据分析处理方面的发展突破将更多体现为新的模型架构、分析模式、计算范式和安全可信体系；大数据共享层是存放数据分析与计算后结果的地方，即关系型数据库和NOSQL数据库，一些实时计算的结果数据可能由实时计算模块直接写入数据共享；大数据应用层通常包括业务产品（如CRM、ERP等）、报表、即席查询以及其他数据接口等。

2. 大数据技术栈。常用大数据处理工具可以细分为平台类、数据库、数据仓库、数据收集、数据清洗、数据处理、查询语言、统计与机器学习、数据分析及可视化分析等多个类别（方巍等，2014）。其中，平台类工具包括Hadoop、Map Reduce、Cloudera、Hortonworks、Big Insights、HPCC等；数据仓库工具包括Hive、Hadoop DB、Hadapt等；数据清洗工具包括Data Wrangler、Google Refine、Open Refine等；数据分析工具包括Jaspersoft、Pentaho、Splunk、Loggly、Talend等。

其中，Map Reduce技术是Google于2004年提出的，作为一种典型的数据批处理技术被广泛应用于数据挖掘、数据分析、机器学习等领域。Map Reduce的核心思想在于"分而治之"，一个Map Reduce作业通常会把输入的数据集切分为若干独立的数据块，由Map任务以完全并行的方式进行处理；框架会对Map的输出先进行排序，然后把结果输入给Reduce任务。

二、典型应用场景与技术价值

大数据的关键用例已广泛分布于医疗、零售、制造、银行与金融、运输与物流、体育营销和游戏、教育、社交媒体、信息技术等各行各业。

1. 互联网大数据分析。互联网大数据分析通过强大灵活的自定义设置以及对行为、客户、交易、营销转化、效果评估等多维度的数据分析体系，满足了企业日常运营和精准营销的需求。

较为成熟的分析场景包括客户画像、行为分析；客户群在不同时间上的数据行为特征分析；客户交易行为（订单/复购/退单）分析；客户转化及流失分析；消费行为路径及转化间隔分析等。基于对传统个性化推荐算法的优化，将用户与商品所在的情境背景进行数据融合，对情境因素进行识别分类、权重排序，根据商品属性进行用户相似度计算等，可以实现更具想象力的分析应用。

2. 大数据分析平台。医院大数据分析平台已经应用到临床、科研、运营管理等多类场景，充分体现出大数据技术在数据展现、建模、质控、获取、计算等方面的支撑能力与计算价值。

在精准医疗领域，大数据技术通过多源数据采集、临床专病数据标注、多源异构数据融合、组学数据存储与处理、多维度健康医疗数据并行分析、数据可视化等实现了更为深入和全面的分析价值呈现；在医疗科研领域，利用科研大数据平台高效的数据采集与清洗、数据治理与标准化、后结构化处理、大数据搜索能力、科研统计分析能力等手段，提高了科研的工作效率与分析能力；在运营管理领域，医院从院领导和科主任两类不同视角出发搭建数据中心，有效融合医院财务数据与业务数据，为医院决策者提供了有力支持。

三、在医院精益财经中的应用前沿与展望

1. 运营数据中心（ODR）。《公立医院运营管理信息化功能指引》（国卫财务函〔2022〕126号）强调按照系统互联、数据共享、业务协同原则，公立医院运营管理信息化要在继承、融合和创新基础上做好工作。医院运营数据中心（Operational Data Repository）是做好运营管理信息化工作的重要基础，正是大数据技术的价值体现。ODR通过汇聚医疗机构在开展医疗服务及经济运行、运营管理的过程中所沉淀的各类人、财、物及运营活动的各类数据，构建了支持各类运营管理数据交换及分析应用需求的集中化数据库。

2. 财务运营大数据分析应用。医院基于数据中心的建设，围绕多个主题进行分析和管理决策平台的搭建。财务运营大数据分析应用要与业务、资源的分析相结合，实践中通常包括资源与流程监控分析、财务运营专项分析及综合运营分析应用等方面。在大数据分析平台中形成的数据表格和报告可以清晰地体现出医院及各部门的近期运营情况，便于对医院财务管理、发展现状、未来规划和内部控制等进行监测和优化。通过对资源配置、费用控制、收治病种、医疗服务和经济效益等的有机组合，可在卫生经济逻辑的基础上，贯彻国家深化医改的政策要求，进行多维度的监测、分析和预测，探索实现对相同资源投放下的医疗效率与经济效益的综合效能分析，支撑形成科学化的资源配置与优化体系。

第五节　人工智能技术：孪生万物

人工智能（Artificial Intelligence，AI）是研究、开发用于模拟、延伸和扩展人的智能的理论、方法、技术及应用系统的一门技术科学。迄今为止，AI 已经历了三次浪潮。第一次浪潮（1956—1976 年）的核心是逻辑主义，出现了基于知识的方法，人机交互开始成为可能；第二次浪潮（1976—2006 年）连接主义盛行，深度学习尚未突破；科技巨头的加入和智能产品的推出，持续推高第三次浪潮（2006 年至今），深度学习成为第三次浪潮的引擎。

弱人工智能是 AI 的初级阶段，实现的是人类智力的简单交互与智力替代；强人工智能时代是真正实现人类智力创新的时代；而超人工智能意味着人脑工程、类脑工程、脑机交互、类人工程等应用前景。AI 已经有大量的现实应用，最为常见的包括语音识别、客户服务、计算机视觉、推荐引擎、自动股票交易等。

一、关键技术要点

1. 推理与表达。人工智能的基本趋势是从感知到认知的逐步发展，未来将实现具有推理、可解释性、认知的人工智能，其核心是知识图谱、认知推理和逻辑表达。知识图谱以符号形式结构化地描述了物理世界中的概念及其相互关系；而认知推理和逻辑表达则意味着算法和认知的结合。

2. 专家系统。专家系统是一种在特定领域内具有专家水平解决问题能力的程序系统，通常由人机交互界面、知识库、推理机、解释器、综合数据库、知识获取 6 个部分构成，是人工智能最活跃和最广泛的领域之一。基于规则的专家系统可以提高入侵检测数据的可靠性，还可以有效维护计算机的正常运行环境。

3. 机器学习、深度学习与神经网络。机器学习和深度学习都是人工智能的子领域，深度学习其实是机器学习的子领域。两者的不同之处在于每个算法如何学习，深度学习可视为"可扩展的机器学习"。

深度学习早在 1986 年就被 Dechter 引入机器学习领域，2000 年 Aizenberg 等又在机器学习领域引入了神经网络（也称人工神经网络，Artificial Neural Network，ANN）。ANN 是深度学习算法的核心，它由节点层组成，包含一个输入层、一个或多个隐藏层和一个输出层。计算机视觉任务众多，深度学习最开始在图像分类实现突破，当前深度学习几乎深入计算机视觉的各个领域。

二、典型应用场景与技术价值

1. 语音识别、智能问答。语音识别的本质是一种基于语音特征参数的模式识别。

智能语音对话系统（Spoken Dialog System）主要分为开放域对话系统和任务导向对话系统两类，包含语音识别（Automatic Speech Recognition，ASR）、自然语言理解（Natural Language Understanding，NLU）、对话管理（Dialog Management，DM）、自然语言生成（Natural Language Generation，NLG）和语音合成（Text to Speech，TTS）5个技术模块。

实际工作中，基于智能语音识别技术的医技报告交互系统语音识别率可达到95.72%，满足临床使用要求。端到端架构通过一体化的神经网络模型实现多环节语音处理的归一化，为智能语音技术的下一步发展提供了新的思路，但该模型还存在模型复杂、纠偏困难以及可解释性差等问题。

2. 文本挖掘/分类。文本挖掘/分类技术可用于理解、组织和分类结构化或非结构化文本文档，所涵盖的主要任务有句法分析、情绪分析和垃圾信息检测等。近年来自动文摘的研究重点逐渐从传统算法转向了深度学习，进入一个高速发展期。在病历文本相关诊断中，利用AI对复杂的病历数据进行降噪、提取与综合，有助于辅助疾病诊断、定位和对疾病性质等的初步判定。

3. 计算机视觉（影像辅助诊断）。利用深度学习，基于内容的图像检索系统通过底层识别图像边缘，多层网络识别特定形状，得到层次化的特征表示，显著提升了图像分类、识别和检索的性能。统计发现，近年来医学影像计算（Medical Image Computing，MIC）领域的论文较多，研究影像模态也逐步从单一模态扩展到多模态融合，包括与自然语言（例如诊断报告）的融合。

计算机视觉领域，具体应用场景包括实现诸如病灶检测、目标脏器分割、风险程度评估、病灶类型分类、器官、组织标记定位与分割等功能技术，以满足病灶识别与标记、疾病类型分类、影像三维重建乃至放疗靶区自动勾画等临床辅助需求，为医师阅片提供参考。凭借算法和算力优势，AI还可以促进设计及制造新药物、预测药物脱靶效应及毒性等的研究。

三、在医院精益财经中的应用前沿与展望

麦肯锡全球研究院（McKinsey Global Institute）发现，42%的财务活动通过采用成熟的技术可实现全自动化，而技术只有嵌入业务流程之中，基于其数据化和标签化，才能更好地发挥作用。

1. ODR智能测算。深度学习在医疗领域的应用是一个交叉课题，除了技术上的探索与进步，医疗机构自身的数据应用基础也有待夯实。一是由于隐私、监管合规等因素，数据壁垒仍是目前发展的重要阻碍；二是各医疗机构数据治理水平仍然参差不齐，数据孤岛依然大量存在，还有待真正打通。

基于医院多系统数据的打通，ODR智能测算依赖于可靠的数据分摊与聚合，通过将卫生经济逻辑的理解写入人工智能算法并内置于测算产品，在数据分析过程中，可根据需要设置门诊、住院工作量等目标值，在如人员、床位等资源条件的限制范围内，通

过对病种结构的调整等，实现多个模拟方案的定制、对比与发布，支撑管理决策。

2. 专病智能控费调控。近年来，我国持续推进医保支付方式改革，推行以按病种付费为主的多元复合式医保支付方式，促使医疗机构控制成本、规范诊疗。在这样的目标下，专病智能控费应用场景通过对病种运营现状、临床行为数据、经济学效益评价方法等综合数据的标化与测算，将病种资源消耗测算模型内置到系统的功能模块中，参考医院历史资源消耗情况，采用费用盈亏评价等算法，能够更为客观地评价医院的资源消耗水平，结合临床场景提供可能的控费方案组合。

第六节　区块链技术：可信机制

区块链（Blockchain）是由网络中所有参与者共享的，经过加密签名，不可撤销的交易记录的扩展列表，其本质上是一种数据库。区块链 1.0 阶段（2009—2013 年）即可编程货币阶段，是加密货币的时代；区块链 2.0 阶段（2014—2018 年）也被称为可编程金融阶段，替代加密货币的多个开放源代码平台出现；区块链 3.0 阶段（2019 年至今）被称为可编程社会阶段，价值从加密货币向区块链业务应用程序转移，体现为利用区块链溯源特点的供应链、物流等领域，以及物联网、智慧医疗、智慧城市、5G、AI 等领域的应用。

一、关键技术要点

1. 分布式账本。分布式账本是一种在网络成员之间共享、复制和同步的数据库，该技术可有效改善当前基础设施中出现的效率低、成本高的问题。采用区块链的分布式账本、数据防篡改和信息可追溯技术，在医疗生产流通环节，可为医疗器械和药品等行业上下游企业提供从源头到消费的"端到端""可视化"供应链信息服务，为医疗器械和药品溯源提供技术支持。

2. 非对称加密。在区块链系统内，所有权验证机制的基础是非对称加密算法。区块链网络中，收款地址相当于公钥，输入密码签名的过程相当于私钥。公钥作为公开地址，与私钥一一对应使用，加密和解密使用的不是相同的密钥：只有同一个公钥—私钥对才能正常解密。主要应用场景包括信息加密、数字签名和登录认证等。

3. 共识机制。区块链本质是去中心化，去中心化的核心是共识机制。通过共识机制，主要解决由谁来构造区块，以及如何维护区块链统一的问题。一个完整的跨链交易可以拆分为若干个子交易，不同区块链的共识机制大都不同，常见的共识算法包括 PoW 共识、PoS 共识、DBFT 共识和 XBFT 共识等。为保持交易的最终一致性，不同区块链需要在共识机制上达成互信。

4. 智能合约。智能合约允许在没有第三方的情况下进行可信交易，这些交易可追踪且不可逆转。智能合约的本质是运行在区块链上的代码序列，通过智能合约的账户保存了合约当前的运行状态，例如账户当前的余额、交易次数、合约代码等。

二、典型应用场景与技术价值

1. 比特币。比特币是区块链的一种加密货币应用。比特币于 2009 年进入市场；2010 年首次用于商业交易；2014 年起比特币的用户基础、品牌知名度和交易量都急剧增长，但价值非常不稳定。在企业领域，现在只有约 3000 家公司接受比特币交易。

2. 金融支付。付款和结算是区块链最大的两个应用领域。区块链在金融领域的主要尝试包括：在供应链金融领域用于解决中小企业信用机制问题；在贸易金融/征信领域用于促进信用评估信息的全面共享同步；在交易清算领域用于降低对账耗时和成本等。

作为解决可扩展性问题的主流方案之一，支付通道网络（Payment Channel Networks，PCNs）已经应用在基于比特币主网的闪电网络中，用以为小额交易提供及时、手续费低廉的链下支付通道。数字版权 NFT（Non-fungible Token，非同质化代币）因其能够保证数字作品复制件"非同质化"，成为数字艺术品领域的新贵。

3. 区块链在医疗行业的应用。区块链在医疗健康领域的产业应用主要包括医疗器械溯源、药品溯源、电子处方、电子病历、医院电子票据等。医疗供应链领域的应用场景多为医疗器械、药品以及疫苗等的防伪溯源，以实现全供应链监管；面向健康医疗大数据安全保护的医疗区块链模型通过非对称加密技术保证个人医疗信息的安全性；互联网云药房联盟区块链平台系统采用实用拜占庭容错算法（Practical Byzantine Fault Tolerance，PBFT）作为多节点共识机制，实现多主体分布式记账，完成了从互联网电子处方开具到处方流转、药品配送等全流程、多节点、多主体的共享、共建和共管；还有基于区块链技术的医联体系统架构，由卫生健康委为审计节点，负责监督和审查，三级医院为验证节点，二级医院或其他医疗机构等为非验证节点，形成紧密且安全的业务网络。

三、在医院精益财经中的应用前沿与展望

1. 区块链与预付款结算。基于区块链技术的票据电子化管理可以解决票据流转的安全性、唯一性、可追溯性，为线上全流程结算带来便捷：住院缴费后，预交金电子票据作为链上资产引入；通过票据资产转移，收据作为持有者（钱包）的资产；当持有者发起票据转移后，资产就归属下一持有者；在线上办理出院结算过程中，发起人通过票据资产的转移，必须收集所有电子预交金的链上资产。

2. 多方对账场景。基于区块链的对账系统由主链及私链构成。主链区块只储存对账各参与方、对账状态及对账私链的创世区块哈希值；对账的私密数据仅存放在私链上。每次对账产生一个私链，私链的数据仅限对账参与方访问，保证了数据隐私；对账

结果通过区块链存储，结果可追溯、可验真。

3. 敏感数据验证与智能合约发布。基于区块链公开透明、可追溯的特点，通过医院电子票据实现对相关信息的锁定，可有效促进电子票据的可信、可验证、可追溯、可监管与便捷使用；亦可延伸至医疗保险领域的应用。面向区块链电子病历的基于密钥聚合的密文检索方案基于云服务器和联盟链进行构建，利用联盟链的智能合约技术实现数据验证，可以防止对医疗云服务器的恶意攻击行为。

参考文献

［1］温俊，邓波，彭丽，等．基于区块链和智能合约的医院运营风险监控 SaaS 平台建设［J］．医学信息学杂志，2019，40（07）：18 - 22.

［2］方巍，郑玉，徐江．大数据：概念、技术及应用研究综述［J］．南京信息工程大学学报（自然科学版），2014，6（05）：405 - 419.

［3］中国医院协会．2014—2020 年中国医院信息化发展研究报告．［M］．北京：中国协和医科大学出版社，2021，38 - 39.

第五章 高质量发展对财经管理的要求

2016年习近平总书记在全国卫生与健康大会上的讲话指出，要抓好建立现代医院管理制度建设，推动医院管理模式和运行方式转变；要显著提高医院管理的科学化、精细化、信息化水平，规范医疗行为，不断提高服务能力和运行效率。2017年国务院办公厅发布《关于建立现代医院管理制度的指导意见》，要求推动各级各类医院管理规范化、精细化、科学化，基本建立权责清晰、管理科学、治理完善、运行高效、监督有力的现代医院管理制度；2021年发布《关于推动公立医院高质量发展的意见》（以下简称《意见》），进一步要求健全运营管理体系、加强全面预算管理，完善内部控制制度、健全绩效评价机制，提升公立医院高质量发展新效能。本章围绕提升公立医院高质量发展新效能，着重介绍运营管理、全面预算管理、风险防控和绩效考核评价等管理要求，以实现对人、财、物、技术等核心资源进行合理配置、精细管理和有效利用，提升医疗、教学、科研等核心业务的供给质量和效率，实现社会效益与经济效益的有机统一。

第一节 高效的运营管理

随着公立医院收支规模逐渐扩大，医教研防等业务活动、资金资产管理和成本控制等经济活动、人财物技术等资源配置活动等愈加复杂，医院如今面临医疗资源供给不足、医疗资源结构失衡、医疗保险政策制约等系统性风险，也面临着经济状况连续下滑、收不抵支、依赖事业基金弥补亏损等运营风险。公立医院亟待坚持公益性方向，加快补齐内部运营管理短板。

《中华人民共和国基本医疗卫生与健康促进法》第四十五条明确提出：国家建立权责清晰、管理科学、治理完善、运行高效、监督有力的现代医院管理制度。医院应当制定章程，建立和完善法人治理结构，提高医疗卫生服务能力和运行效率。

2021年，国务院办公厅《意见》指出要健全运营管理体系。健全运营管理体系，就要全面落实基本医疗卫生与健康促进法等法律法规，为提升医院治理能力和水平提供法治保障。整合医疗、教学、科研等业务系统和人、财、物等资源系统，建立医院运营管理决策支持系统，推动医院运营管理的科学化、规范化、精细化。以大数据方法建立病种组合标准体系，形成疾病严重程度与资源消耗在每一个病组的量化治疗标准、药品标准和耗材标准等，对医院病例组合指数（CMI）、成本产出、医生绩效等进行监测评价，引导医院回归功能定位，提高效率、节约费用，减轻患者就医负担。高效的运营管理，要有明确的运营目标、合理的资源配置、优化的管理流程、科学的系统工具。

一、明确的运营目标

加强公立医院运营管理，以新发展理念引领医院高质量发展，落实现代医院管理制度。公立医院秉承公益性，承担政府提供公共医疗卫生服务的延伸职能；同时兼顾生产性和经营性，收支平衡，健康、永续发展，转变原有的外延式、粗放型发展模式，提升医疗质量，提高运行效率，探索持续发展，关注患者满意度评价。

（一）公立医院要实现可持续、健康的运营，应该秉承公益性、整体性、融合性、成本效率、适应性原则

1. 公益性原则。以公益性为前提，以满足人民群众健康需求为出发点和落脚点，实现社会效益和服务效能最大化。

2. 整体性原则。立足全局制订年度运营管理计划，动员全员参与运营活动各环节，统筹全部需求，有效配置各类资源。

3. 融合性原则。将运营管理与医疗、教学、科研、预防等核心业务活动充分融合，促进业务活动衍生价值创造。

4. 成本效率原则。权衡运营成本与运营效率，争取以合理的成本费用获取适宜的运营效率。

5. 适应性原则。立足客观实际，构建适应公立医院自身发展特点的运营管理模式、架构和机制。

（二）高效的运营管理，离不开专业的部门组织和优秀的人才团队

医院应当成立运营管理委员会，明确负责运营管理的部门开展相关工作，充实运营管理部门人员力量，配备具有财务、审计、人事、医疗、护理、物价、医保、信息化、工程技术等知识背景的人员担任运营管理员，切实承担好运营管理的具体工作。

（三）医院内部应当建立科学决策、分工负责、协同落实、分析评价、沟通反馈的运营管理高效机制

1. 强化决策机制。凡运营管理工作中涉及"三重一大"事项的，须经医院党委会研究讨论同意。需要进行合法性审核的事项，应当出具合法性审核意见。

2. 健全分工机制。明确运营管理委员会、运营管理牵头部门、业务部门和行政后勤管理部门等在运营管理方面的工作职责和具体分工。

3. 细化落实机制。逐级分解细化运营管理目标和任务，层层落实主体责任，确保各项任务有效落实。

4. 实化评价机制。定期开展运营监控、执行检查和分析评价，动态掌握和评价运营管理工作进展及实施效果。

5. 构建反馈机制。将运营效果和评价结果及时在医院内部各个层面进行沟通反馈，实现横纵双向协作，院科两级协同发展。

二、合理的资源配置

面对当下普遍存在的卫生资源不足、配置不均衡的情况，应加强各级医院的资源整合与协作、打造高效的医疗服务体系、加大基层医疗单位的投入。

一要建设高水平公立医院医联体，加快优质医疗资源扩容和区域均衡布局，发挥公立医院在医疗联合体中的牵头引领作用。逐步打造国家级医学中心和国家级、省级区域医疗中心为骨干，高水平市级和县级医院为支点，紧密型城市医疗集团和县域医共体为载体的高水平公立医院网络，实现医联体内部各个医院和机构发挥特色、专业互补、错位发展、有序竞争的全新格局，在疑难疾病、重大疾病、重大疫情的医疗救治、多中心研究、大数据集成、科研成果转化等方面发挥协同作用，带动基层医疗卫生机构提升服务能力。

二要结合实际打造优势专业专科，重点发展重症、肿瘤、心脑血管、呼吸、消化、感染、儿科、麻醉、影像、病理、检验等临床专科，探索多学科交叉融合，以专科发展带动诊疗能力和水平提升。从发扬医院文化、引入国际标准、培养人才队伍、优化专科结构、重视教学科研、健全考核机制等方面，持续提升医院管理能力和专科建设水平，改进医疗质量、提高服务水平、确保医疗安全，建设新时代医疗服务的新体系。

三要充分发挥基层医疗卫生机构和家庭医生团队的作用，满足新形势下基层医疗卫生工作的要求。通过创新人才引进与培养机制、加快医疗机构上下一体化联动发展、制定科学合理的区域卫生资源配置标准等手段，因地制宜，提高运行效率及服务能力，有效解决基层医疗卫生人力资源短缺、服务质量亟须提高、机构存量资源利用不充分与增量资源不足等问题。

医院内部要依据自身建设规划和中长期事业发展规划，立足客观实际优化资源配置，合理建立人、财、物、技术、空间、设施等资源分类配置标准；加强资源调配，促进各类资源动态匹配，提高内部资源配置对医、教、研、防等业务工作的协同服务能力；从注重物质要素转向更加注重人才、技术要素，为更好提供优质高效医疗卫生服务提供强有力支撑。

三、优化的管理流程

公立医院运营管理是以全面预算管理和业务流程管理为核心，以全成本管理和绩效管理为工具，对医院内部运营各环节的设计、计划、组织、实施、控制和评价等管理活动的总称，是对医院人、财、物、技术等核心资源进行科学配置、精细管理和有效使用的一系列管理手段和方法。

医院应当将运营活动各环节的人、财、物、技术通过流程管理有机结合，形成统一的管理体系。要以患者和临床为中心，以公益性和事业发展战略为导向，以精细化和提质增效为目标，综合运用系统思维统筹优化管理流程，实现流程管理系统化、科学化、规范化和智能化。

一要梳理运营流程。按照业务活动规范和内在要求顺序，逐项绘制医院运营活动流程图；依据各项运营活动的制度依据、管理原则、质量要求、岗位职责、业务内容以及人、财、物、技术等资源配置进行流程描述。同时，还要将内部控制要求嵌入到运营流程的各个环节，做到环环相扣、相互制约、防范风险。

二要评价运营流程。从质量、风险、时间、成本等维度，定期检查评价各运营流程的科学性、规范性和适应性，找出问题，分析原因，提出建议。

三要优化运营流程。坚持问题导向和目标导向，注重系统性、协同性和高效性，持续优化运营流程设计，确保运营流程能够及时适应医院内外部环境和条件的不断变化。

四要推进流程管理标准化和信息化。经过实践检验并且切实可行的运营流程，要及时固化到规章制度和信息系统中，努力做到有章可循、规范运行、高质高效。

强化预算、成本、绩效、内控管理意识，将经济管理各项要求融入医院核心业务流程和质量控制各环节，促进业务与资源管理深度融合；探索完善临床路径标准化，规范临床术语，促进医疗服务活动规范化管理；强化医疗服务行为转化为经济行为的流程管控和内部监管。

四、科学的系统工具

重视并加强数字化、信息化对医院运营管理工作的支撑作用，推进医院或医联体内部运营管理平台及系统的建设。医院运营管理信息化（HRP）的核心是医院人、财、物资源的管理，在当前新的政策及技术环境下，要求医院运营管理信息系统从"一体化、流程化、规范化"向着"移动化、精准化、智能化"的方向进步，促进实物流、资金流、业务流、信息流四流合一；建设数据中心，加强各个信息系统的有效对接，确保各类数据信息的规范性、完整性和有效性，支撑运营数据的统计、分析、评价、监控等利用；强化运营管理信息安全，完善信息保护技术措施和制度。

一要促进系统间数据的互联互通，实现业务系统与运营系统融合。医院应当依托信息平台，强化数据的协同共享，实现临床与管理系统间的互联互通，实现资源全流程管理。主要围绕人、财、物、基础运行、综合决策5大领域，医疗、医保、药品、教学、科研、预防6大事项，充分利用现代化信息技术与医疗服务深度融合。

二要利用大数据计算及自动流程机器人（RPA）等自动化分析技术，搭建运营数据中心。与医、教、研、防各业务信息系统实现数据对接，通过对运营数据的标准化、集成化、自动化处理，确保各类数据信息的规范性、完整性和有效性。从而实现医疗数据开放融合、共建共享，为医院运营管理持续改进提供全面、准确、及时的数据支撑，营造促进医疗大数据规范有序、开放共享的发展环境。

三要保障信息安全，在个人信息保护标准基础上，围绕医疗行业特点有针对性地制定数据安全标准。健康医疗数据安全事关患者生命安全、个人信息安全、社会公共利益和国家安全，需要通过建立完善的信息安全防护制度、利用大数据环境下软硬件结合的信息安全防护技术、建设具备业务和专业技术素养的人才队伍等手段，为信息安全提供强有力的全面保障。

《公立医院高质量发展促进行动（2021—2025 年）》中指出，实施医院管理提升行动。提升医院内部管理规范化水平，健全现代医院管理制度。提升医院运营管理水平，建立健全全面预算管理、成本管理、预算绩效管理、内部审计机制，规范开展风险评估和内部控制评价。

第二节　全面预算管理

一、全面预算管理的必要性

随着社会不断进步、经济高速发展、国家医疗卫生体制改革进程不断深化，公立医院处于特殊的历史时期。公立医院体制机制的变革、患者的高质量就医需求和卫生服务模式的转变等新形势对公立医院提出了更高的要求，挑战与机遇并存。面对新的形势，如何主动作为、迎接挑战、抓住机遇，实现公立医院可持续、健康发展是医院必须思考的首要问题。

"十三五"期间实施的医药分开综合改革、药品集采、医耗联动综合改革，2021 年全国推开的医保 DRG 支付方式改革共同推进了公立医院补偿机制变革，变革使公立医院必须经历严峻的经营模式和发展模式的转变，医院发展规划应立足现实，着眼长远，前瞻性、战略性、科学性地编制医院预算，准确把握新时期医院战略定位，坚持目标和问题导向，优化提升公立医院医疗资源布局，高起点、高标准、高质量推进规划编制工作，以高水平规划体系引领公立医院高质量发展，不断提升公立医院整体发展水平和医疗服务水平，全面预算管理的实施是建立现代管理医院，实现医院高质量发展的必然要求。

二、"四全两强化"推动下的全面预算管理

国务院办公厅《意见》中提到，全面预算管理以公立医院战略发展规划和年度计

划目标为依据，实行全口径、全过程、全员性、全方位预算管理，贯穿预算编制、审批、执行、监控、调整、决算、分析、考核等各环节，从数量、质量、实效、成本、效益等方面实施预算绩效管理，强化预算约束，促进资源有效分配和使用。定期公开公立医院相关财务信息，主动接受社会监督。

（一）全面预算管理的"四全"从四个维度体现，即全口径、全过程、全员性和全方位

1. 第一维度：全口径，即管理范围，覆盖公立医院人、财、物全部资源。在关注绩效成本管控同时，还要在医疗服务、科教发展、人才梯队培养上投入精力，旨在为实现公立医院战略性目标提供有力保障。

2. 第二维度：全过程，即实施环节，贯穿公立医院预算编制、审批、执行、监控、调整、决算、分析和考核等各个环节，实现全面预算的全过程闭环管理。

3. 第三维度：全员性，即责任主体，全面预算全员性强调从公立医院主要负责人到临床业务科室，每个人均要参与其中。将预算目标逐级分解，责任落实到人，提高绩效成本管理意识，项目充分论证，合理将人力资源有效利用。

4. 第四维度：全方位，即内容构架，全面预算要将收支全部纳入公立医院预算管理。根据政府会计制度要求要覆盖预算与财务两部分，通过收支预算、筹投资预算等全方位分析。

（二）全面预算管理的"两强化"从两方面进行强化管理，即强化预算硬约束、强化全面预算绩效管理

第一方面：强化预算硬约束

全面预算管理要求依据预算审批制度和审批流程，严格执行预算批复内容。年度预算一经批复不得随意调整。充分以预算作为执行标准进行约束规范支出行为，有据可依。

第二方面：强化全面预算绩效管理

以事前绩效评估为指引，以成本绩效分析为基石，明确了全成本预算绩效管理的方法和路径，为了加强财政资源统筹，寻找提升财政资金使用效益的路径和方法，为政策调整和管理改进提供新思路，让政策支持更加张弛有度，财政资金使用更加有效。

三、全面预算管理与绩效管理一体化

绩效管理是指各级管理者和职工为了达到组织目标，共同参与的绩效计划制定、绩效辅导沟通、绩效考核评价、绩效结果应用、绩效目标提升的持续循环过程，绩效管理的目的是持续提升个人、部门和组织的绩效。

2018 年 9 月，中共中央、国务院印发的《关于全面实施预算绩效管理的意见》中提到，要加快建立现代财政制度，建立全面、规范、透明、标准科学、约束有力的预算制度，全面实施绩效管理。全面实施预算绩效管理围绕全面与绩效两个关键点。全面预算管理新模式要以结果为导向，强调成本效益、硬化责任约束，建立全方位、全过程、全覆盖的预算绩效管理体系，实现预算和绩效管理一体化，着力提高财政资源配置效率和使用效益，改变预算资金分配的固化格局，提高预算管理水平和政策实施效果，为经济社会发展提供有力保障。

（一）构建全方位预算绩效管理格局

全面实施预算收支管理，以公立医院绩效管理为导向，有效提高医疗质量和公共资源配置效率，统筹预算收支全管理，增强其预算统筹能力，推动提高公立医院整体绩效水平。实施全面预算绩效管理，实现全生命周期跟踪问效，建立动态评价调整机制，推动提高政策和项目实施效果。

（二）建立全过程预算绩效管理链条

将绩效管理理念和方法与预算编制、执行、调整、监督分析等全过程相融合，从事前、事中、事后绩效闭环管理，包括建立绩效评估机制、强化绩效目标管理、做好绩效运行监控、开展绩效评价和加强结果应用等内容。首先，全面预算管理要设立公立医院绩效管理目标，充分考虑公立医院发展战略，开展事前绩效评估和预算分析，对设备绩效等分类组织专家论证，通过成本核算确定预算资金投入，并将分析结果作为制定绩效考核目标的依据，以确定高质量、低成本的绩效目标，提升绩效考核的准确性。其次，在实现绩效目标的过程中，公立医院通过预算管理确定一定时期的资金配置情况及使用额度，合理规划项目实施进度，为事中绩效考核提供依据。最后，在事后绩效评价时，结合预算管理思想与公立医院总体战略，公立医院考核评价实际成本和结果，对照绩效目标开展问责。

（三）完善全覆盖预算绩效管理体系

将整体预算及项目预算全部纳入绩效管理，通过绩效考核指标对预算执行结果进行分析与考评，实现预算与绩效管理一体化，提高医疗服务水平和运行效率。公立医院建立信息公开、考核与奖惩挂钩等机制，实施过程监控，增进约束激励效果。绩效考核贯穿在实现目标的全过程中，将全面预算绩效管理融入其中，使绩效目标设立、绩效实时监控、绩效成果考核应用更加科学、高效、规范。

四、"预算管理一体化"融合的全面预算管理体系

预算管理一体化以统一预算管理规则为核心，将统一的管理规则嵌入信息系统，提高项目储备、预算编审、预算调整和调剂、资金支付、会计核算、决算和报告等工作的

标准化、自动化水平，实现对预算管理全流程的动态反映和有效控制，保证各级预算管理规范高效。它是统筹预算、运用信息化手段推进预算向管理现代化、数字化转型的重要举措，其作用整合了原有单个独立系统，打破信息孤岛，减轻预算部门多头报送、审核对比、重复录入的工作量，极大地提升了预算管理效率，实现了预算数据同源，资金自动追踪，为统筹财政资源配置、调整优化支出结构提供了有力抓手，形成有效融合的全面预算管理体系。预算一体化具有高效化、透明化、科学化、刚性化的效果。

（一）多系统融合、实现多措并举

预算管理一体化建设以建立完善标准科学、规范透明、约束有力的预算制度为目标，统筹预算制度改革和财政工作数字化转型，用信息化手段推进预算管理现代化，公立医院依托一体化系统，多措并举，积极探索将一体化建设与内部管理系统如人力资源系统、物资管理系统、采购管理系统等融为一体的方式，将若干信息孤岛有机整合，内嵌预算财务制度规定和内部控制要求，实现预算管理信息共建、共管、共享。在将提高预算编制质量、合理规划成本核算、促进资源节约循环利用、加强财务内控等要求落实到内部管理过程中，不断提高单位财务资产管理的科学化、标准化、规范化水平。

（二）预算一体化体系与内控管理相融合

内控管理是内部的组织机构对预算执行过程的跟踪反应、分析调整，包括特定部门人员的自我监督与分析，上级对下级的监督与分析。

预算一体化系统为部门和单位加强预算执行全过程监管提供内控管理有力支撑，内控管理能够为预算一体化提供良好的环境，为两者融合奠定了必要的基础。以往单位的预算管理侧重预算执行情况分析，现构建预算一体化体系，内控管理工作重心前移，对超预算、不符合采购流程等行为产生约束和指导。提高了风险防控力度，减少了资金挪用、浪费等不良行为的产生。如预算执行情况不好、预算管理未能达到预期效果，则暴露了内控管理存在的弊端，通过追溯内控管理中的不足，有效地针对问题加以改进和优化，可让公立医院的内控管理逐渐走向成熟，最终发挥出更大的作用。

预算一体化与内控管理融合模式下对管理要求更加严谨，首先，对预算管理人员的业务水平要求提高。除了业务量增加外，对于个人的复合能力提出了更高的要求。不但要适应新形势，还要树立预防为主的风险意识，掌握预算方案的编制方法，提高预算方案的可行性。其次，多部门业务高效衔接。有利于节约公立医院的公共资源，提高工作效率，明确工作融合后的部门责任分工，防止工作融合后出现职责交叉或推诿责任等问题，确保相关工作得到更高效率、更高质量的开展。

（三）项目全生命周期管理构建

构建项目全生命周期管理系统，要建立项目库。项目库管理是财政预算资金管理的基础，严格按照"先定项目再定预算"的原则，明确未纳入项目库的项目不得安排预算，推动部门和单位提前谋划项目，根据实际情况完善项目的建库工作，包括项目前期策划、项目储备、预算编制、项目实施、项目终止、项目清理等阶段。同时，加强入库项目的动态管理，根据实际情况决定项目的纳入或淘汰。

项目全生命周期管理要遵循三个原则，第一，项目预算编制具有规范性。各部门、单位按流程规范编制预算，按照战略规划及政策要求，优先保障基本支出和重点支出的原则，结合项目绩效目标和整体投入，按照成本效益原则，从储备项目库中挑选项目。第二，项目预算实施具有严谨性。项目预算一经批复，不得随意调整，根据政策或环境变化确需调整的，确需在单位现有预算内通过调整支出结构解决，要经过院党委会和院办公会调整预算流程，报主管部门审批同意后，逐级申报纳入项目库管理。第三，项目预算监督具有必要性。利用信息化对项目预算全流程进行监管，加强项目支出绩效管理与预算安排挂钩，对预算绩效未达标的部门，相应扣减次年预算资金额度，将预算绩效评价结果作为预算安排和优化支出结构的重要依据，同时是项目是否入选的重要依据，对低效、无效的项目进行淘汰，从源头加强预算监管，强化对财政资金使用的监督检查和跟踪问效。

第三节　风险防控要求

一、高质量发展对完善内部控制制度的要求

风险控制是指风险管理者采取各种措施和方法，消灭或减少风险事件发生的各种可能性，或者减少风险事件发生时造成的损失。随着我国医药卫生体制改革的逐步深化，公立医院作为医改的重心，面临的风险范围进一步扩大，除了诊疗、技术、财务等方面的风险外，服务风险、社会风险也更加凸显。因此，国务院办公厅《意见》强调，公立医院要完善内部控制制度，防范财务风险、业务风险、法律风险和廉政风险。医院应突出规范重点领域、重要事项、关键岗位的流程管控和制约机制，建立与政府治理体系和医院治理能力相适应的，权责一致、制衡有效、运行顺畅、执行有力的内部控制体系，规范内部权力运行，促进依法依规办事，提高资源配置和使用效益，推进廉政建设，为公立医院健康发展提供保障。

二、内部控制主要流程管理

医院内部控制要想发挥防范风险的作用，首先要做到快速识别风险点，分析风险的成因，并精确地评估风险的可能性和影响程度，然后根据风险的优先级顺序采取针对性的控制措施，从而将风险降低到可接受的水平。公立医院内部控制要坚持公益性原则，

建立一种相互制约、相互监督的业务组织形式和职责分工制度；是通过制定制度、实施措施和执行程序，对经济活动及相关业务活动的运营风险进行有效防范和管控的一系列方法和手段。医院应当以规范经济活动及相关业务活动有序开展为主线，以内部控制量化评价为导向，以信息化为支撑，通过风险评估和内部评价，及时发现薄弱环节和管理短板，防患于未然。

（一）业务管理层面的内部控制

公立医院内部控制是遵循政府部门管理要求，自我调整、约束、规划、评价和控制的体系建设。包括单位层面的风险防控和具体业务层面的风险防控，根据国家卫生健康委《公立医院内部控制管理办法》精神，业务层面的风险应当重点关注 12 个方面，既包括预算管理、收支管理、政府采购管理、资产管理、建设项目管理、合同管理等财经管理业务，也包括医疗业务管理、科研项目和临床试验项目管理、教学管理、互联网诊疗管理、医联体管理、信息系统管理等医疗卫生服务业务。公立医院已将业财融合的理念推广至风险评估和管理，这种自我约束和管理的防御性措施，强调的是全院系统发展以及为实现高质量发展之共同目标的义务和责任。

（二）财经管理层面的内部控制

在明确公立医院内部控制风险评估业务范围和重点关注内容的前提下，公立医院实施内部控制还应注意制度与流程的设计，才能将风险控制在可承受的范围内。在单位层面，医院党委要发挥在内部控制建设中的领导作用，医院领导班子应当重点关注内部控制组织建设、内部控制机制建设、内部控制制度建设、内部控制队伍建设以及内部控制流程建设。通过顶层设计的"五个机制"指导全院落实好业务层面的风险识别和管理。在业务层面可以通过全面预算管理、内部授权审批、合同合法性审核、不相容岗位制约、强化政府采购、完善资产监管以及进行信息公开等具体措施进行管控。形成领导有力、组织健全、防控有效的工作机制。

（三）廉政层面的内部控制

廉政风险防控则是指通过查找风险节点、监控风险状态、发现风险行为、处置风险事件的动态过程，是从根源上预防腐败的工作机制。建立健全科学有效的廉政风险防控机制本身也是公立医院强化内部控制的重要组成。强化廉政风险防控表现在以下几方面：一是体系层面，包括权力运行流程各环节是否存在权力自由裁量空间；对可能引发廉政风险的业务环节接触事项是否进行排查；对可能引发风险的接触事项监控机制是否完善。二是决策层面，包括与党纪政纪条规、反腐倡廉相关规定是否抵触；对决策层领导作风建设方面是否会产生不良的影响；对广大教职工权益是否有损害；对腐败行为发生概率是否会产生影响。三是执行层面，包括关键岗位的设置是否科学、合理；对岗位职责和岗位的权限是否进行细化；是否建立人、财、物等重点领域的关键岗位责任制和干部交流轮岗制度。四是监督层面，包括是否建立分析识别廉政风险预警信息机制；是否系统地收集有关关键环节及重点领域的廉政风险信息。

（四）法律层面的内部控制

法律风险防范是指通过公立医院内部控制流程发现并预防因不了解或违反法律规范而产生的不利结果。公立医院作为公益性社会组织应承担一定的社会责任，在法治中国建设中，必须依法依规开展医疗卫生服务，进行内部管理。医院所有活动应在法律授权范围内进行，权限以外的行为是无效的行为。医院主要关注以下几方面：一是不了解或者不重视法律而导致医疗卫生服务行为违法，形成违法服务；二是合同不符合现行法律规范造成法律责任或泄露涉密信息，造成法律损失；三是医院管理中因不熟悉相关法律法规条款，导致受到处罚。公立医院可以设置法律顾问或聘请第三方法律专业机构来有效防范与化解法律风险。

三、内部控制监督与评价

内部控制评价是指医院内部审计部门或确定的牵头部门对本单位内部控制建立和实施的有效性进行评价，出具评价报告的过程。医院内部控制评价分为内部控制设计有效性评价和内部控制运行有效性评价。

1. 医院主要负责人。医院主要负责人负责对单位内部控制的有效性进行评价并出具单位内部控制自我评价报告。

2. 内部审计部门。内部审计部门在本医院主要负责人的授权下承担单位内部控制自我评价的具体组织和实施。

3. 内部纪检监察部门。内部纪检监察部门负责单位党风廉政建设和行使行政监察权力，对单位中容易滋生的舞弊和腐败问题起到防范作用。

4. 各业务部门。各业务部门负责组织本部门的内部控制自查，对发现的设计和运行缺陷提出整改方案，积极整改。

第四节　绩效评价与考核

一、高质量发展对健全绩效评价机制的要求

公立医院是我国医疗服务体系的主体，是实现医疗服务高质量发展的主力军。为更好满足人民日益增长的医疗卫生服务需求，提高卫生健康供给质量和服务水平，必须把公立医院高质量发展放在更加突出的位置。2021 年，国务院办公厅《意见》正式印发，

明确了公立医院高质量发展的相关要求，提出建立公立医院高质量发展评价指标体系，并与公立医院绩效考核等有机结合。2021年国家卫生健康委和国家中医药管理局联合印发了《公立医院高质量发展促进行动（2021—2025年）》，提出进一步建立评估机制，研究形成公立医院高质量发展指数并进行年度评估。当前，公立医院到了从"量的积累"转向"质的提升"的关键期，要抓好促进公立医院高质量发展的政策落实。通过对公立医院高质量发展成效进行评价，有助于各医院充分认识和全面贯彻落实公立医院高质量发展的各项要求，为提供优质高效医疗卫生服务和建设健康中国提供有力支撑。

公立医院高质量发展绩效评价面临综合性、多维度、难度量等诸多挑战。沿用过去传统思维方式开展高质量发展绩效评价，很难精准抓住高质量发展遇到的主要矛盾，也难以科学总结高质量发展取得的重要成就，更谈不上从更高层次综合制订问题的解决方案。因此，推进高质量发展绩效评价需要进行顶层设计。

1. 建立评价标准体系。坚持和强化公益性导向，全面开展公立医院绩效考核，持续优化绩效考核指标体系，重点考核医疗质量、运营效率、持续发展、满意度评价等。改革公立医院内部绩效考核办法，以聘用合同为依据，以岗位职责完成情况为重点，将考核结果与薪酬分配挂钩。完善城市医疗集团和县域医共体绩效考核制度，促进资源下沉，提高基层服务能力和居民健康水平。

2. 科学制定评价技术方法。加强评价理论研究，公立医院高质量发展绩效评价方法要保持开放性，加强互动反馈，在实践中不断成熟完善，注重评价方法的适用性和易操作性，提高高质量发展绩效评价的效率。同时注重定量定性分析相结合、内部评价与外部评价相结合，创新利用多种评价方式，提高绩效评价的科学性、客观性和准确性。

3. 确保评价结果反馈见效。绩效评价必须有利于推进公立医院高质量发展。通过高质量发展绩效评价，提升医院的医疗质量、医疗服务、医学教育、临床科研、医院管理水平，落实新发展理念，改进公立医院管理和服务流程，促进评价的规范化和程序化，形成良性循环通道，推动我国公立医院医疗服务和管理能力再上新台阶。

一是创新评价利用方式。公立医院高质量发展绩效评价是一个问题诊断、绩效反馈和组织学习的过程。用前瞻性思维，把握重点，纵深切入，讲求绩效，形成公立医院高质量发展政策绩效评价结果反馈利用体系。此外，还要加大绩效评价结果运用力度，形成绩效信息收集、风险预警、问题诊断、成因研判、政策优化和绩效改进的良性循环。二是建立绩效问责制度。医院的高质量发展绩效评价旨在持续性改进绩效、提升医院管理质量、增强医院服务满意度。可探索建立公立医院高质量发展绩效评价结果问责制度、绩效奖惩制度等，对高质量发展绩效评价中发现的好经验和好做法，给予表扬，对高质量发展过程中发现的政策落实不到位、政策调整滞后等行为坚决给予绩效问责，从而为广大人民群众持续提供优质高效的医疗卫生服务，不断增强人民群众就医获得感、幸福感、安全感。

二、公立医院高质量发展评价体系

医改、支付方式改革、时代要求，均需要公立医院高质量发展评价指标来引领，通过围绕党建引领、能力提升、结构优化、创新增效、文化聚力五方面内容建立高质量发展指标体系。公立医院高质量发展评价体系加强了医院内涵建设和管理；检验了公立医院改革发展成效；同时也高位推动了公立医院政策落实。

公立医院高质量发展评价体系突出了公立医院的属性，贯彻了公益性，调动了职工的积极性，保障了发展的可持续性。加强了学科引领属性，增强了急危重症、疑难复杂疾病诊疗能力；提升了教学科研、技术创新、人才培养的能力。强调了医疗属性，提高医疗质量和效率，为人民群众提供安全、有效、便捷的医疗。

（一）医疗质量安全是公立医院高质量发展的前提条件

医疗质量安全是医院的"生命线"，提供安全的医疗服务是公立医院的核心任务。医疗质量指数围绕着择期手术并发症发生率、I类切口手术部位感染率、抗菌药物使用强度、低风险组死亡率、RW值与CMI值等关键指标，既着眼于手术技术规范，也着眼于日常诊疗管理；既强调基本医疗服务品质保障，也强调急危重症诊疗能力提升，充分体现了不同级别公立医院在医疗质量安全全过程监管中的共同遵循。

（二）医疗服务能力是公立医院高质量发展的核心竞争力

通过推进医学技术创新、推进医疗服务模式创新，加强DRG应对能力、深化病种绩效管理能力，务实推动电子病历评级、加速智慧医院建设的导向引领，逐步提高医疗服务效率，减少患者不必要的诊疗时间消耗与资源消耗，确保有限的医疗资源满足更多患者高水平诊疗需求，实现看病就医"又好又快"。

（三）人才培养是公立医院高质量发展的持续动力

公立医院通过加强医疗人才队伍建设，着力培养多层次科技创新人才，通过数量质量两手抓的导向作用，推动公立医院持续健康发展。人才队伍建设的"选、用、育、留"需要在科学的管理理念与制度下开展，健全人才培养评价制度，激活公立医院高质量发展新动力。

（四）提升运营效率是公立医院高质量发展的必要抓手

补偿机制改革和医保支付方式改革，节约费用成为医患双方的共同诉求。在《意见》关于"提升公立医院高质量发展新能效"的工作要求中，明确指出公立医院在高质量发展的过程中，要逐步建立病种组合的标准体系，形成基于病组的量化治疗标准、药品标准和耗材标准，通过运营管理标准建设，健全和完善运营管理体系，提升效率，节约费用，实现医院运行模式由粗放式管理向精细化管理的转变。指标体系引导医院在保持合理的疾病 DRGs/DIP 分组基础上，持续提升病案首页内涵质量，通过主动分析同组疾病费用结构，比较发现医院改进和控制费用结构的方向，降低不合理、不必要的费用，尤其侧重药品和耗材的费用降低，切实降低患者的疾病负担，改善患者的就医体验，提高诊疗效率，促进医院的高质量发展。激发运营管理新效能的举措，提高医院精细化运营管理能力，顺应医改大趋势。

三、公立医院内部绩效考核

国务院办公厅《关于建立现代医院管理制度的指导意见》（国办发〔2017〕67号）中明确要求，对不同岗位、不同职级医务人员实行分类考核，建立健全绩效考核指标体系，突出岗位职责履行、工作量、服务质量、行为规范、医疗质量安全、医疗费用控制、医德医风和患者满意度等指标。特别是习近平总书记在全国卫生与健康大会上提出，允许医疗卫生机构突破现行事业单位工资调控水平，允许医疗服务收入扣除成本并按规定提取各项基金后主要用于人员奖励，为公立医院绩效改革拓宽了思路和方向。随着深化医药卫生体制改革政策的不断出台，各地公立医院也纷纷开展了内部绩效管理与考核的实践，探索与医疗行业相适应的薪酬分配体系。

通过绩效考核，把人民要求、政府意志有效传递给公立医院，并通过公立医院内部绩效考核的方式再传递到科室、到个人，最终引导医院的行为。国务院办公厅《关于加强三级公立医院绩效考核工作的意见》表达了明确的引导方向，提出了简约、客观的操作原则，陈述了必要的支撑措施，强调了绩效考核结果的多方应用。

绩效考核结果只有被各方应用，成为奖励或惩罚手段，才能真正发挥绩效考核的引导作用。各方不用，绩效考核结果对公立医院形不成制约力，绩效考核也就失去了意义。《关于加强三级公立医院绩效考核工作的意见》提出了绩效考核结果的一系列应用场景，例如成为公立医院发展规划、重大项目立项、财政投入、经费核拨、绩效工资总量核定、医保政策调整的重要依据。再比如与医院评审评价、国家医学中心和区域医疗中心建设以及各项评优评先工作相关联。还可以成为选拔任用公立医院党组织书记、院长和领导班子成员的重要参考。

四、医疗集团和医共体绩效考核

2018年8月国家卫生健康委员会、国家中医药管理局发布《关于进一步做好分级诊疗制度建设有关重点工作的通知》（国卫医发〔2018〕28号）要求各级卫生健康行政部门要统筹区域内医疗资源，根据医疗服务需求科学规划、布局医联体。组建城市医疗集团和县域医共体以规划为主，主要发挥地市级医院和县医院的牵头作用。建立完善医联体绩效考核制度，有利于规范医联体建设与发展。要以推动分级诊疗制度建设和强基层为重点，建立城市医疗集团和县域医共体综合绩效考核制度和动态调整机制，充分发挥绩效考核的指挥棒作用，重点考核医疗资源下沉情况，要将三级医院医疗资源下沉、对基层医疗卫生机构帮扶以及基层诊疗量占比、双向转诊比例、居民健康改善等纳入考核指标，引导各级各类医疗机构落实功能定位。要将医联体年度绩效考核结果向行业内公布，促进城市医疗集团和县域医共体形成良性竞争。逐步将部分考核结果向居民公布，方便居民选择医联体和家庭医生签约团队。

2020年7月9日，国家卫生健康委与国家中医药管理局联合印发《医疗联合体管理办法（试行）》（以下简称《办法》），加快推进医联体建设，逐步实现医联体网格化布局管理。国家卫生健康委梳理了医联体建设试点工作，总结提炼各地典型经验，形成医联体管理规范性文件，对于推动医联体持续规范发展、构建分级诊疗制度具有重要意义。

《办法》第三十九条要求：各级卫生健康行政部门和中医药主管部门应当建立医联体综合绩效考核与动态调整机制，每年对本辖区医联体建设有关情况进行绩效考核，并以适当形式公布。考核结果作为医院评审评价、医学中心和区域医疗中心设置等的依据。第四十一条要求：各医联体应当制定综合绩效考核办法，由牵头单位定期组织对医联体综合绩效、各成员单位绩效进行自评估，评估结果作为工作持续改进的依据。

在此背景下，各地积极探索城市医疗集团和县域医共体绩效发展模式。深圳市罗湖区政府自2015年2月启动建立以区域医疗联合体为主的整合型医疗卫生服务体系，从"追求服务数量"转变为"追求服务质量"，从"以治病为中心"转变为"以健康为中心"，以价值为导向引导资源的合理配置和使用，提升医疗服务质量。建立罗湖区域医联体改革发展效果的评价指标体系。考核评价目的是引导区域医联体在改革运行新机制下具有内生动力，自主地向改革目标方向发展，自我提升区域医联体的医疗卫生服务能力，优化内部收入结构，改善居民健康，提升财政投入、医保基金和患者自费的性价比，减轻居民疾病经济负担。如何通过考核充分激发区域医联体自身的专业性和主动性是改革关键，因此政府对区域医联体改革效果的评价重点应放在医联体内部机构协同效率的提升，医疗服务能力的提升，人群健康结果的改善等方面。罗湖区政府对集团的考核共制定了三个维度16方面的指标体系，即健康绩效、运行绩效、管理绩效三个维度。考核结果与集团领导班子的薪酬和任命、政府对集团的财政补偿等挂钩。在这种制度安排下，医联体作为服务提供方的责任范围大大扩展，不仅更加强调治疗的质量和效果，而且将传统的"疾病治疗"转变为更加精细、覆盖全过程的"疾病管理"，进而向以预防保健为主的"健康管理"延伸，最终形成"纵向贯穿、横向覆盖"整合型医疗卫生服务体系。

第六章　精益财经组织管理与内控要求

组织管理是保证组织目标顺利实现的重要前提，精益财经工作中的一个重要内容就是选择适当的组织管理模式，包括精益财经下的机构设置、人员配置、职责权限、工作程序和目标任务。精益财经管理是一个动态发展过程，内部控制可以规范医院经济活动及相关业务活动，有效防范和预防内部运营风险，并通过有效性评价和持续监督来衡量精益财经管理效果，从而为医院实现精益财经目标提供合理保障。

本章通过对组织管理和内部控制的基本理论分析，主要阐述公立医院精益财经的组织构成、特点和管理目标任务，以及在此基础上精益财经内部控制的任务要求和具体实施。

第一节　精益财经组织管理模式

精益财经组织管理即医院在精益化财经管理条件下的财务管理模式，本节从现代组织管理理论出发，介绍和分析精益财经组织管理的构成、特点和任务目标，为实现公立医院精益财经管理目标提供组织保障。

一、组织管理的基本概念

现代学者认为，组织是由两个或两个以上的人为实现共同目标而协同行动的集合体。组织包括以下几个要素，即组织是由人组成的，组织拥有共同的目标或目的，组织通过不同结构或形式来保证人们分工和协作，组织为了实现目标设计一定的规则和程序，并以相应的管理手段保证组织有效运行。其中，组织结构对于组织的有效运行起到重要作用，管理者一般通过对组织结构的设计、建立和调整变更，确保组织目标的实现。

组织管理是指通过建立组织结构、设置职务或职位、确定责权关系等一系列管理活动，有效实现组织目标的过程，组织管理主要包括了组织设计、组织运作、组织变革三个方面。

（一）组织设计

组织设计涉及组织的管理部门设计和组织的管理层级设计两部分，管理者需要根据组织目标和组织活动的特点，确定组织内各部门、各岗位之间的职责和相互协作关系，合理设计组织的结构形式，保证组织活动的开展，最终实现组织目标。常见的组织结构形式有直线制、职能制、直线—职能制、事业部制、矩阵制、委员会制等（见表 6 – 1）。

表 6 – 1　　　　　　　　　　　常见的组织结构及特点

结构形式	特点
直线制	领导者直接指挥和管理全部管理工作，不设专门职能机构；上下级关系呈直线型，上级在管辖范围内具有直接指挥权和决策权，下级必须服从
职能制	又称 U 形组织，按职能实行专业化分工，设置相应的职能管理部门和管理职务
直线—职能制	以直线制为基础，在各级领导下设置相应的职能管理部门；下级既受上级管理，又受同级职能管理部门的业务指导和监督
事业部制	又称公司制结构，在最高领导层和职能管理部门的总体管理下，设置不同业务的事业部门，分别实行相互独立的领导和管理
矩阵制	是为完成某一临时任务，将按职能划分的部门和按产品划分的部门相结合组成一个矩阵；成员既受原部门的垂直领导，又在执行具体任务时接受任务负责人的领导
委员会制	由一定数目的委员组成，以集体名义行使职权，决策时采取多数通过

由于组织所面对的环境和内外部因素各不相同，因此不同的组织具有不同的组织结构形式，在进行组织设计时应当注意分析影响组织结构的因素，进行合理有效的组织结构设计。

（二）组织运作

组织运作是指组织结构动态化的过程，组织内的人员通过确定和调整自身的职责责任和所承担的工作任务，推动组织目标的实现。在实际中，组织通常需要建立正常有序的工作秩序，开展组织管理活动，协调组织内人与人、人与事的关系，以提高组织工作效率。由于影响组织运作效率的因素是多方面的，如目标设定、职位设计、工作内容、管理模式等，管理者通常会对组织运作的效益、效率和效果进行评价和监督，并根据结果调整或变革组织的结构形式。

（三）组织变革

组织变革是指组织根据内外环境变化，对组织中的要素进行调整、改进和革新的过程，以更好适应和满足组织未来的发展需要。组织变革的起因主要包括外部环境的变化和内部环境的变化，外部环境的变化往往是由于技术创新、宏观经济的变化等引起的组织变革；内部环境的变化主要是组织内要素无法适应组织发展和目标实现而导致的组织变革。典型的组织变革模式有激进式变革和渐进式变革，管理者需要结合组织内外部因素选择恰当的变革模式，使得组织适应内外部环境的要求，提高工作效率效能，促进组织目标的实现。

二、精益财经组织管理的架构和职责

（一）精益财经组织架构

2011年财政部、卫生部印发的《医院财务制度》要求，医院实行"统一领导、集中管理"的财务管理体制，在医院负责人及总会计师领导下，由医院财务部门集中管理。医院组织结构通常为直线—职能制的组织结构，即院长负责全面工作、总会计师或副院长分管财务管理工作，设置财务部门作为专门的财务职能管理机构，具体负责财务管理工作。该组织结构模式责任清晰，注重专业化管理，有助于提高财务管理工作的效率，但在横向联系上较为复杂，管理目标不统一容易产生矛盾。

在公立医院高质量发展和现代医院管理制度要求下，精益财经组织应以医院发展战略规划为指导，构建医院财经管理组织体系。一是明确医院负责人全面负责医院财务管理工作，总会计师协助做好具体工作，分管院领导对具体工作分工负责；二是设置财务部门作为财经组织管理的执行机构，负责医院日常经济与运营管理工作；三是通过建立财经管理专门委员会、助理员等专业机构，实现医院财务管理的协同运作（见图6-1）。

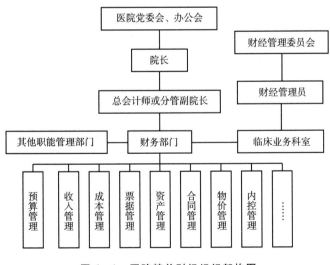

图6-1　医院精益财经组织架构图

（二）精益财经组织职责

1. 领导机构。根据《现代医院管理制度》要求，院长全面负责医疗、教学、科研、行政管理工作。三级公立医院应设置总会计师岗位，统筹管理医院经济工作，其他有条件的医院结合实际推进总会计师制度建设。院长在工作权限内履行领导和管理医院经济与运营工作的责任，由总会计师协助院长管理工作，院长和总会计师职责范围应当根据

《中华人民共和国会计法》《中华人民共和国总会计师条例》《医院财务制度》《公立医院领导人员管理暂行办法》等国家法律规章，并结合医院实际确定。同时，健全医院财经决策机制，落实党委领导下的院长负责制和公立医院总会计师制度，在议事规则、管理制度中明确医院经济和运营事项的决策规则和管理方式。

2. 执行机构。医院财务部门设置一般根据医院的等级、规模的不同而有所不同，一般情况下设置为独立的一级职能管理部门，主要职责包括：执行国家有关法律、法规和财务规章制度，制定医院各项财务规章制度，规范医院各类经济活动；加强财务管理，做好全面预算、成本核算、支出核算、基建财务、经济合同、价格、医保结算等工作；加强资产管理，合理配置和有效利用国有资产，做好医院各类资产的配置、使用、处置等各环节管理工作，强化资产使用效益的分析和追踪评价；强化运营管理，对医院经济运营效果进行绩效考评与分析评价，提高资源利用效益；加强医院经济活动的财务监督、检查。财务部门根据工作需要和内部控制要求，确定和配备相应财会人员。

3. 协调机构。为便于职能协调和工作沟通，医院可在办公会议或院长、总会计师领导下成立财务或运营管理委员会，作为顾问和助手。根据《关于加强公立医院运营管理的指导意见》要求，医院运营管理委员会工作包括：研究起草运营管理工作制度、计划、分析评价报告等；提出完善运营管理流程、优化资源配置、绩效考核指标等意见建议；组织推动各项运营管理措施任务有效落实；组织开展运营效果分析评价，撰写运营效果分析报告等。管理委员会可由财务、审计、人事、医疗、护理、物价、医保、信息化、工程技术等不同专业人员组成，同时可在临床业务科室配备运营管理员，共同协调医院、科室的经济运营工作。

三、精益财经组织管理的性质和特点

公立医院的基本属性决定了精益财经组织管理具有以下性质和特点。

（一）维护公益属性，合理配置公共资源

公立医院体现公益性是以满足人民群众健康需求为出发点和落脚点，把社会效益放在首位，实现社会效益与经济效益的有机统一。精益财经组织的设计和运行要有助于合理开展经济活动和资源配置活动，提高公共资源使用效益。

（二）强化精细管理，促进运营提质增效

实现公立医院高质量发展，财务管理精细化是重要手段。精益财经组织要建立与医院发展目标相适应的组织管理架构，推动医院的管理模式和运行方式从粗放式管理向精细化管理的转变，缓解医院经济运行压力，增强运营管理水平。

（三）运用现代技术，提升财务管理价值

现代信息技术与数字化技术为精益财经组织实施精细化管理提供了必要工具，公立

医院借助信息化手段可提高工作效率，实现互联互通、高效集成，促进业财充分融合，同时为医院经济管理的预测、决策、分析及监督提供依据，持续提升财务管理价值。

（四）加强风险管控，保障医院持续发展

精益财经组织管理应建立健全内部控制体系，以实现合法合规、风险可控、高质高效和可持续发展为目标，及时识别、分析、评价运行状况，有效防范医院经济活动及相关业务活动中的风险因素，保障医院可持续高质量发展。

四、精益财经组织管理的任务目标

（一）树立精益思想

精益财经与医院发展战略和管理目标密切相关，精益财经组织管理首先是在医院层面上树立"精益财经"的管理思想，使精益财经理念融入医院高质量发展建设体系，贯穿医院运行的各个层级、环节，推进财务管理模式更加科学化、规范化、精细化、信息化，促进医院发展方式和运行模式的转变。

（二）理顺管理机制

医院要在"统一领导、集中管理"的财务管理体制基础上，构建精益财经组织的协调运行管理机制。在决策机制上，对涉及重大经济和运营工作须经医院党委会和院长办公会研究讨论，明确主体责任和具体分工，确保各项任务目标有效落实。同时，加强临床业务科室、行政职能部门的沟通协调，使财务信息能够在院内各层级进行沟通反馈，实现院科两级协同发展。

（三）完善制度体系

健全的管理制度体系是精益财经组织运行的重要保障。医院要结合精益财经管理目标，建立健全院内各项制度规范，对精益财经的组织机构、职责权限、决策机制、业务流程、考核监督，以及医院的财务管理、资产管理、信息化管理、风险防控管理、内部控制管理等制度规范进行完善，保证精益财经组织管理的规范、高效运行。

（四）优化岗位设计

优化岗位设计是为了满足精益财经组织和员工的需要，通过对精益财经的工作内容、工作职责和工作关系的设计，能够激发调动员工的积极性，提高工作效率和竞争活力。在设计岗位职责时，需要根据精益财经管理目标加以确定，并按照"分事行权、分岗设权、分级授权"的原则，确保不相容岗位相互分离、相互制约、相互监督，规范权力运行，使精益财经工作合法合规。

（五）加强队伍建设

财经管理人员是推动精益财经管理目标实现的核心因素，医院要结合《卫生健康经济管理队伍建设方案》要求，抓好财经人员队伍建设。一方面，推动财经管理人员基础培训，实施基本能力提升计划，强化基本理论、基本知识、基本技能。另一方面，加强高层管理人员和骨干人才能力管理使用，培养储备总会计师等高端人才，建立形成财经管理人才梯队，为精益财经管理提供人才和智力支持。

（六）融合信息技术

精益财经组织要充分融合利用现代信息技术，加强信息化支撑作用，在精益财经组织的构建过程中，建设资金结算、会计核算、预算管理、全成本管理、资产管理、绩效考核、内部控制等财务系统和管理平台，并依托信息平台，强化财务信息和数据的互联互通、协同共享，提供医院在决策分析和运营管理方面的信息支持。

第二节　精益财经内部控制要求

内部控制是保障精益财经目标实现的重要手段，保证公立医院财经工作和管理的顺利实施。本节将结合公立医院内部控制有关规定，介绍精益财经内部控制的保障作用、实施过程等内容。

一、内部控制的基本概念

内部控制在国内外理论界有着不同解释，当前被广泛认可的内部控制定义是 COSO 委员会于 1992 年 9 月发布的《内部控制整合框架》（又称"COSO 报告"）中提出的"内部控制是一个由组织的董事会、管理层和其他人员实施的，旨在为实现运营、报告和合规性目标提供合理保证的过程"。2013 年 5 月，COSO 委员会修订发布了 2013 年版《内部控制整合框架》，成为内部控制操作层面的权威性指南（见图 6 - 2）。

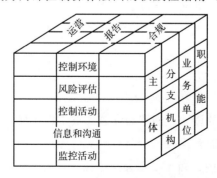

图 6 - 2　COSO 内部控制框架

在我国，2008 年财政部发布了《企业内部控制基本规范》，标志着中国内部控制体系初步建立，2020 年国家卫生健康委、国家中医药管理局发布的《公立医院内部控制管理办法》，对公立医院内部控制建设提出了标准和要求。

（一）控制目标

根据 COSO 委员会对内部控制的定义，内部控制的目标包括了运营目标、报告目标和合规目标，其中运营目标关注经营的效率和效果，报告目标是保证财务报告的真实性，合规目标要求符合法律法规和制度规范。

（二）控制要素

控制环境、风险评估、控制活动、信息与沟通、监督是内部控制的五项要素。控制环境是组织实施内部控制的基础，也是其他四项要素的基础，环境一般包括组织结构、职责权限、人员状况、组织文化等。风险评估旨在识别、分析相关风险，以确定风险应对策略。控制活动是组织根据风险评估结果，采用相应的控制措施，将风险控制在合理范围内。信息与沟通是将与内部控制相关的信息进行收集，并在组织内外部有效沟通传递。监督主要是评价内部控制有效性，发现控制缺陷并及时改进。

（三）控制措施

控制活动是内部控制工作的核心。从实施范围来看，可分为组织层面的控制和业务层面的控制。组织层面的控制主要是确保实现组织目标并减轻组织的风险，如组织制定的相关政策；业务层面的控制是在开展具体业务活动过程中实施的控制措施，如资金活动的控制。在具体控制措施上，通常包括职责分工控制、授权控制、审核批准控制、预算控制、财产保护控制、会计系统控制、内部报告控制、经济活动分析控制、绩效考评控制、信息技术控制等，组织应在风险评估基础上选取适当的控制措施，达到控制目标并保证组织目标的实现。

二、精益财经内部控制的保障作用

根据《公立医院内部控制管理办法》，医院内部控制的目标主要包括：保证医院经济活动合法合规、资产安全和使用有效、财务信息真实完整、有效防范舞弊和预防腐败、提高资源配置和使用效益。医院应当建立科学有效的内部控制机制，保障精益财经管理工作的实施开展，具体体现在以下三个方面。

（一）保证精益财经管理目标顺利实现

内部控制通过适当的控制活动保证精益财经管理目标的实现，主要体现在三个方面，一是保证医院财经管理及相关业务活动遵循国家法律和方针、政策，规范医院财务行为；二是保证医院高质高效配置和使用各类资产，提升内部资源配置效率和运营管理效益；三是保证财务信息能够全面、真实、准确反映医院运营状况，为医院决策分析和运营管理提供可靠保障。

（二）有效防范经营风险和管理缺陷

公立医院经济与运营工作过程中面临着不同类型的风险，内部控制要求医院定期对精益财经管理开展风险评估，以准确识别、分析精益财经管理在医院层面和业务层面存在的风险，并依据风险发生的可能性和影响效果，确定风险相应的应对策略。医院精益财经组织要建立对风险的预测、评价、决策、处置等机制，健全精益财经管理制度，及时改进管理缺陷，防范医院财经运行风险。

（三）促进财经运营效率和效果提升

内部控制建设有助于推进精益财经管理水平，促进医院财经运营效率和效果的提升。一方面，内部控制建立和维护医院在精益财经管理决策和执行的制衡机制，规范内部权力运行，发挥系统控制职能。另一方面，在预算、收支、采购、资产、基本建设、合同业务等精益财经的业务环节上发挥作用，内部控制能够明确精益财经组织的职责分工、业务流程、关键岗位管理等，提升医院经济与运营管理水平。

三、精益财经内部控制的实施过程

（一）风险评估

风险评估是识别、分析风险以及确定风险应对策略的过程，风险评估结果一般用风险事件发生可能性和产生结果表示，即风险的可能性和影响。

风险评估需要根据精益财经内部控制目标，合理选择风险评估对象。《公立医院内部控制管理办法》要求医院从单位和业务两个层面开展风险评估工作，其中，单位层面风险评估包括内部控制的组织建设、机制建设、制度建设、队伍建设、流程建设等；业务层面风险评估包括预算、收支、政府采购、资产、基本建设项目、合同、医疗业务、科研项目和临床试验项目、教学、互联网诊疗、医联体、信息系统 12 个具体内容。无论是单位层面或是业务层面的风险评估，应当结合精益财经管理目标有针对性地选取评估对象，如医院实施预算管理是否规范了医院经济运行、是否提高了资金使用和资金利用效率。

常见的风险评估工具有风险热度地图（Risk Heat Map），精益财经组织可以通过对风险的可能性和结果影响分别赋值，从而量化精益财经风险程度（见图 6 - 3）。

（二）内控建设

1. 单位层面内部控制。单位层面内部控制的建立由医院负责人负责，医院可设立

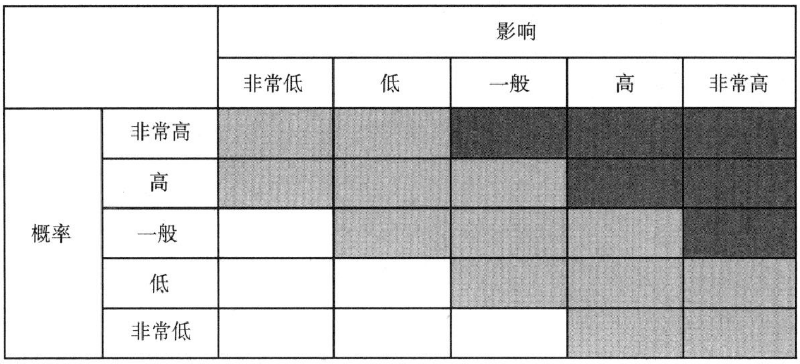

		影响				
		非常低	低	一般	高	非常高
概率	非常高					
	高					
	一般					
	低					
	非常低					

图 6 - 3　风险热度地图

内部控制领导小组或牵头职能部门，统筹推进单位内部控制建设工作。精益财经内部控制至少包括以下三点要求：一是明确医院财经工作决策机制，如在医院党委会、院长办公会议事规则中，明确涉及财经工作的重大事项讨论范围；二是对于医院财务等精益财经执行机构要按照"分事行权、分岗设权、分级授权"的原则，通过不相容职务相互分离、授权批准、定期轮岗等控制措施，规范精益财经运行；三是完善财务制度规范，依托制度规范和信息技术，将内部控制流程和关键点嵌入各个层级、方面、环节。

2. 业务层面内部控制。业务层面内部控制要结合精益财经业务活动的性质、类型，梳理经济和业务活动的流程和主要风险点，设计和实施有针对性的控制措施。以预算业务的精益财经内部控制为例，医院首先应制定预算编制、审批、执行、调整、决算、分析和考核等预算管理制度，建立和完善预算业务工作流程及业务规范，并在岗位设置上，对编制、审批、执行等关键岗位人员实施不相容岗位分离措施，同时加强不同部门、岗位之间沟通协调，定期分析预算管理工作情况，研究工作中存在的问题，提高预算编制的科学性和执行的有效性。其次要建立医院预算绩效管理机制，进一步提高资源配置效率和使用效益，提升医院财经管理的精细化水平。除此以外，精益财经借助现代信息技术与数字化技术，管理者可将内部控制措施与信息系统相融合，一方面推动财务信息互联互通、信息共享；另一方面通过信息技术实现经济和业务活动的规范化、信息化处理。

（三）信息报告

精益财经内部控制的信息报告要求医院能够有效地沟通内部控制建设与实施情况，管理者要全面、准确地收集与医院财经管理密切相关的各类信息，并以适当的方式在有关层级、范围内传递、沟通和使用。同时，医院应当编制年度内部控制工作报告，报送上级主管部门及同级财政部门，报告既要反映精益财经内部控制工作的实际情况及成效，也要对工作中存在的问题进行分析，持续提升精益财经内部控制措施的有效性。精益财经内部控制还应发挥信息技术在信息与沟通中的作用，利用信息技术实现信息快速、可靠、安全的传递，使管理者能够及时了解医院财经运行状况。

（四）评价与监督

精益财经内部控制的评价与监督包括两个层面，一是对内部控制设计和运行的有效性评价，二是由财政、审计、纪检监察等部门对内部控制工作的监督检查，两者共同促进精益财经内部控制的建设与实施，提高内部控制的整体有效性。内部控制评价可由医院自行组织，还可委托具备资质的第三方机构实施，评价后形成的报告需报送内部控制领导小组或牵头职能部门，对于发现的控制缺陷需组织整改，及时调整相应控制措施，确保精益财经内部控制有效实施。医院审计部门、纪检监察部门要落实精益财经内部控制监督责任，对内部控制运行及评价发现的风险或缺陷持续跟进，保证精益财经内部控制工作不断改进。

参考文献

［1］财政部，卫生部. 关于印发《医院财务制度》的通知［EB/OL］. ［2010－12－28］. http：//www. gov. cn/gongbao/content/2011/content_1852409. htm.

［2］国务院办公厅. 关于推动公立医院高质量发展的意见［EB/OL］. ［2021－06－04］. http：//www. gov. cn/zhengce/content/2021－06/04/content_5615473. htm.

［3］财政部，国家卫生计生委，国家中医药局. 关于加强公立医院财务和预算管理的指导意见［J］. 中华人民共和国财政部文告，2016（01）：20－24.

［4］国家卫生健康委，国家中医药管理局. 关于加强公立医院运营管理的指导意见［EB/OL］. ［2020－12－21］. http：//www. gov. cn/zhengce/zhengceku/2020－12/26/content_5573493. htm.

［5］国家卫生健康委办公厅. 关于印发卫生健康经济管理队伍建设方案（2021—2025年）的通知［EB/OL］. ［2020－10－12］. http：//www. nhc. gov. cn/caiwusi/s7785/202010/3bd71af8e6dd4881ac70139082584853. shtml.

［6］［美］罗伯特·穆勒. 新版COSO内部控制实施指南［M］. 秦荣生，张庆龙，韩菲，译. 北京：电子工业出版社，2019.6.

［7］国家卫生健康委，国家中医药管理局. 关于印发公立医院内部控制管理办法的通知［J］. 中华人民共和国国家卫生健康委员会公报，2020（12）：208－217.

［8］财政部. 关于全面推进行政事业单位内部控制建设的指导意见［J］. 中华人民共和国财政部文告，2016（02）：40－43.

第七章 精益财经业务功能概述

精益财经是现代医院管理制度的重要组成，公立医院需要围绕各类医疗业务活动的经济内涵，建立健全以全面预算为纽带、以财务核算为基础、以成本管控为抓手、以绩效管理为评价、以信息平台为依托、以部门管理为保证的顶层设计体系。在遵循国家财经法律法规的前提下，发挥财经管理的价值创造力。本章主要介绍全面预算管理、资金管理、合同管理、会计核算、成本核算、绩效管理、采购管理、医疗服务价格管理等主要业务的设计逻辑，各项业务应紧密衔接、相互配合、互联互通，以形成医院财经全过程管理、全领域覆盖的"业财融合、内部控制、数据共享、智能互联"的全新管理模式。

第一节 全面预算与财务核算一体化

全面预算管理是现代财务管理的重要内容。精益财经管理应该把医院的资源计划、资源消耗、资金收支以及考核评价作为一个闭环管理过程。在信息系统的支撑下，通过管理控制将系统内人、财、物等各项资源的计划、配置、消耗、评价等构成回路，形成以预算为起点又以预算为终点的闭环管理模式。

全面预算、收支、核算业务一体化协同源于临床医疗服务业务活动，因提供医疗服务而消耗人、财、物各种资源，同时产生医疗服务收入、药品收入和耗材收入，进而形成资源消耗与补偿的对应关系。在上述过程中通过 HIS 收费系统、物资管理系统、资产管理系统等各类信息平台与全面预算、财务、成本核算系统有效对接，自动形成预算硬约束，同时生成会计和成本记录，客观反映医疗服务业务的经济轨迹，为绩效评价提供支撑（见图 7-1）。

一、全面预算管理

医院预算是指医院按国家有关规定，根据事业发展计划和目标编制的年度财务收支计划。医院预算是对预算年度医院财务收支规模、结构和资金渠道所做的预计，是预算年度内医院各项事业计划和工作任务在财务收支上的具体反映，是医院财务活动的基本依据，是保证财务收支活动有计划、有步骤进行的基础和前提，是实现财务管理目标的

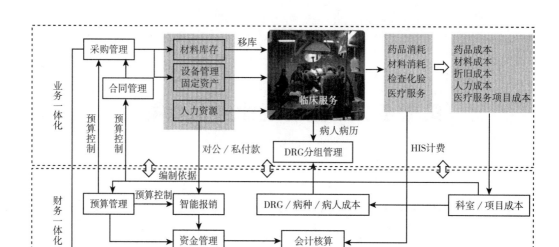

图7-1 预算、收支、核算一体化关系图

重要手段和依据。

医院预算由收入预算和支出预算组成。收入预算包括财政补助收入、医疗收入、科教项目收入和其他收入；支出预算包括财政支出、项目补助支出、医疗业务成本、管理费用、科教项目支出和其他支出。

全面预算管理作为公立医院精益财经管理的核心内涵之一，将医院的所有收支业务活动通过全面预算进行管理，让所有业务活动事项实现可量化、可衡量、可考评的预算闭环管理，逐步建成组织保障健全、运营职责明晰、资源配置科学、业务流程高效、数据集成整合、业财深度融合的公立医院运营管理体系，强化医、教、研、防核心业务的运营管理指导，有效防范和管控财经风险，提升医院各项业务的协同服务能力，助力公立医院高质量发展（见图7-2）。

预算与收支业务、核算的一体化管控，借助信息化手段，能够严格控制单据审批流程，审核过程中可以对照预算执行情况、资金结余情况等进行审核，严格把关，为"不超预算支出、无预算不支出"提供依据，促使财务工作领域从事后的静态核算向全过程、全方位动态控制转变。报账业务单据支付后由系统根据业务信息自动生成会计凭证，精确的会计核算信息在成本管理中将作为科室成本核算的分摊依据，在信息化系统中在开展业务活动的起点便以数据流的方式实现在预算管理、报账管理、会计核算、成本系统各系统中的逐次传递，实时反馈（见图7-3）。

二、财务核算

医院财务核算通过记录、核算、反映和监督医院经济活动，达到促进医院业务工作开展、控制医疗服务成本、合理分配医院财务成果的目的。医院会计的水平直接关系到医院的经济运行，并对医院业务工作产生至关重要的影响。医院会计五要素为资产、负

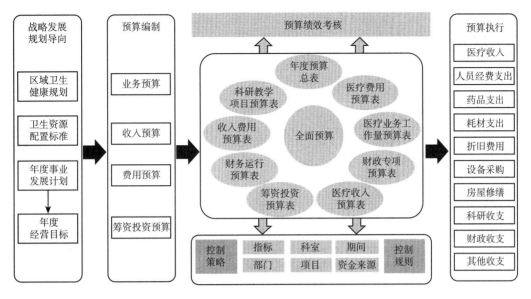

图 7 - 2　全面预算的闭环管理流程示意图

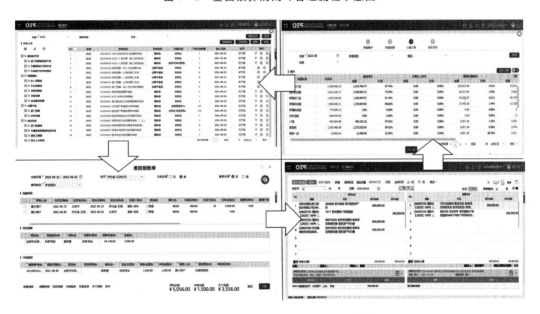

图 7 - 3　预算、报账、会计、成本功能示意图

债、净资产、收入和费用。

　　财务核算需对医院日常经济活动业务进行记录和核算，充分发挥和反映监督职能。在业务发生时，保证记账依据的原始数据真实、可靠，凭证信息如实反映医院的财务状况和经营成果，主要包括：医疗收入业务、科教项目收入业务、财政补助收入业务、其他收入业务、药品管理业务、物资耗材管理业务、设备或无形资产管理业务、合同管理业务、薪酬管理业务、日常报销业务等。综上所述，通过业务与财务的关系，借助信息化手段，会计系统通过与各个业务系统数据打通，实现收费数据、药品、资产、报销、

薪酬、物流等相关业务数据自动生成凭证，实现深度业财融合，通过数据共享整体提高会计制单工作效率、减少出错率。

三、成本核算

医院成本是医院在预防、医疗、康复等医务服务过程中所消耗的物质资料价值和必要劳动价值的货币表现。成本核算是指医院对其在预防、医疗、康复等医务服务过程中所消耗的物质资料价值和必要劳动价值的核算。成本核算包括科室成本核算、项目成本核算、病种成本核算、DRG/DIP 成本核算以及基于成本核算基础上的成本管理等方面（见图7-4）。

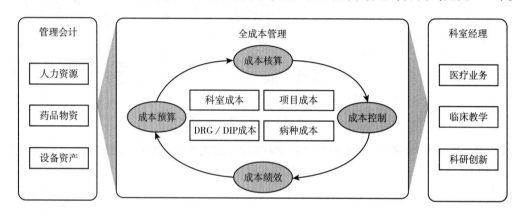

图 7-4　成本一体化示意图

根据《公立医院成本核算规范》要求，成本核算的取数数据源与会计核算一致，均从业务发生源头进行数据采集，包括收入数据、支出数据、内部服务数据、病种数据、病案质控数据等。

通过全成本管理，分析各医疗核算单元的成本盈利情况及其成本构成情况，帮助医疗科室更全面、细致地掌握实际运营问题，研究各类医疗服务项目的盈亏趋势，指导临床科室进行医、教、研、防业务服务的开展。通过直观的图表及数据，揭示成本发生和形成过程，对人、材、药等进行深度剖析，追踪溯源，探索成本控制的方式方法。

全面预算管理、财务核算、成本管理共存于医院的精益财经管理过程中，预算管理贯穿始终，通过协调各部门制定科学的成本目标和预算计划，从而使预算和成本形成一体进行分析，同时医院基于权责发生制，以财务会计数据为准进行成本核算，财务会计有关明细科目设置和辅助核算应当满足成本核算需要，成本又可为下一年预算编制提供测算依据，形成良性循环。

第二节　医院收入归集、对账一体化

目前医院结算支付方式主要有现金、银行卡、微信、支付宝、聚合支付、医保卡等，支付渠道有窗口、自助缴费机、诊间支付、床旁支付、微信公众号、支付宝生活号、互联网医院等。多样化的支付场景和支付方式极大改善了患者就医体验，同时减少了医院现金的使用量，降低了人工收费的错误率，也节约了医院窗口结算人工成本；但新的收款方式也给财务人员带来对账难题。

此外，医保支付方式的多元性、结算收款方式的多样性、异地医保和商保介入的政策复杂性，因结算渠道、参保人员类型、病种不同，支付范围、预付金政策、清算政策、信息传输要求、区域医保政策的不同，为医保结算对账工作带来障碍。

多种支付方式的并存，客观上对医院收入归集及对账管理带来严峻挑战。因此，有效的风险防范与应对措施不可或缺，精益化财经管理需要医院提供统一的收入归集对账平台，并与财务核算、医保结算、HIS 收费等信息管理系统相结合，共同完成多种支付方式下的收入与对账管理。

一、统一对账服务

传统的对账方式、数据管理由于耗时长、易出错、难统计、难跟踪等原因使得医院的财务人力成本和工作压力越来越大。异构网络环境下的多元支付模式，支付场景多、支付渠道多、支付方式多，给财务对账带来巨大难题。

借助信息化手段，建立医院统一对账服务平台，实现医院收费系统与付款渠道账单的自动归集，从服务患者角度看，可以有效缩短就诊过程中排队缴费、退费的时间，极大方便患者就医；从财务管理角度看，多场景支付模式由统一对账服务平台管控，可以有效做到对收入统计和财务分析进行全面监管，为医院的各种支付方式提供一体化的服务接口，解决各个系统间点对点信息互联带来的接口众多、数据标准不统一以及由此带来的财务对账等问题，改变以往财务人员要多头对账的工作模式，降低对账及差错账处理的工作量和难度，提高工作效率，更有效地管理各类资金及线上交易。

二、患者自费（自付）对账

医院对账包含医疗收款应收对账与实收对账，应收对账是指 HIS 收费结算明细账单与支付渠道账单之间的对账，实收对账是指支付渠道账单与银行回款单之间的对账。

医院收入的归集来源主要来自门诊和住院的医疗收费项目收入，患者在获得医疗服务的同时，通过不同的支付渠道和结算方式向医院支付医疗费用。

统一对账服务平台通过数据采集中心从 HIS 系统采集结算明细数据，再从第三方支付平台采集支付渠道明细数据，通过配置智能对账条件规则，可以在线完成应收医疗款对账（见图 7 - 5）。

同时，通过 HIS 系统与财务系统打通，定时将 HIS 传递的门诊收费结算表、门诊挂号结算表、住院预交金明细表、住院收费结算表的信息，自动汇总生成门诊收费日报和住院收费日报。通过定制自动凭证模板，可以按照支付方式、收费项目、收费类别等信

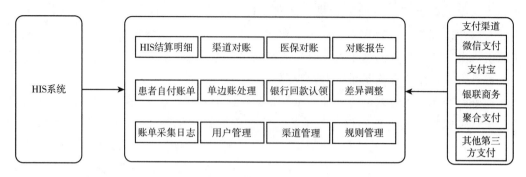

图 7 - 5　统一对账服务平台

息自动通过自动凭证模板匹配到会计明细科目或辅助核算项，生成会计凭证。

支付渠道资金到账，通过银医直联接口程序，将银行回单信息（资金到账流水）按照一定的分配规则传递至统一对账服务平台，并按照认领规则进行认领匹配，形成实收资金的对账（见图 7 - 6）。

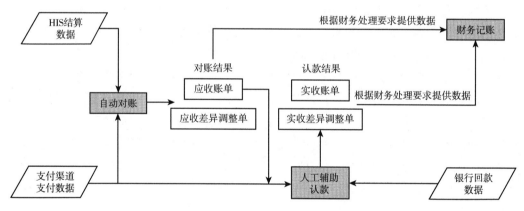

图 7 - 6　患者自费（自付）对账流程

统一对账服务平台一端连接医院 HIS 医疗收费系统，一端连接第三方支付渠道平台，实现医院收费系统与付款渠道账单自动归集，统一标准、统一接口、统一对账。

构建医院统一对账服务平台后，医院未来可以纳入更多支付渠道，患者就医更加便捷高效。新增的支付渠道只需对接统一对账平台，可以极大减少原有医院业务系统与各支付平台的紧耦合，对于保障系统的稳定性有很大的帮助。另外，通过统一对账服务平台，让医院的财务收入通过清晰的平台展现，实时高效处理各类账务信息。

三、医保结算对账

对于医院 HIS 系统收费业务医保款项的稽核，医院收费处每日在 HIS 系统结账时会及时核对医保申报数据，并在次月初对上月医保刷卡数据进行申报结算，目前上述情况大部分医院均由医保结算的经办人进行手工登记和核对。审核之后的医保申报基金有拒付、违规扣款及预留金的情况，且结算款项到账周期各异，HIS 系统记录的医保款项按病人维度，财务会计按日汇总生成记账凭证，记录的医保款项按科目维度，造成 HIS 系统医保款和财务会计记录的医保款的对账口径不一致，核对工作困难。

此外，医保结算周期各医保机构不相同、按险种汇总支付，造成回款类型与 HIS 系统、财务口径均不一致，导致医保到账资金核对与应收医保款核销工作困难重重，对统计查询医保资金整体的应收账款情况以及对未付款项、拒付、扣款等情况的监管造成严重障碍。

医保基金决算时间滞后和复杂的审核程序造成医院 HIS 账面发生数与医保中心确认的结算信息核对较为困难。因此，医院迫切需要建立一套更加制度化、规范化的对账管理平台，保证医院对医保债权的安全与完整性。

统一对账服务平台通过数据采集中心从 HIS 系统采集医保结算明细数据，再从医保系统采集医保结算明细，通过配置智能对账条件规则（包括按项目、DRG/DIP），实现在线完成应收医保款对账。

通过医保对账业务协同，可应对医院所有医保患者的费用发生、DRG/DIP 付费模式下医保申报和结算数据、医保支付等情况，方便了医保和财务人员的对账工作，为管理人员掌握医保统筹金的回款情况提供了便利。

第三节　基于全面预算的招采一体化管理

因公立医院采购政策性强且活动形式多样，需要医院在政策性、专业性、效率性、可行性等方面进行平衡，以实现有限资源的高效利用。采购具有业务环节多，参与部门多，内控要求多，涉及领域多，专业性强，风险性强等特点。医院采购管理通常存在采购政策运用、预算对采购的约束、采购流程设计、业务与管理部门配合等需要关注的问题，因此将采购业务与业务关联环节逐一打通，统筹设计，实现始于预算，精于采购，归于合同的一体化闭环管理，通过对累积业务数据的价值挖掘实现采购的持续改善，是医院高质量发展的重要基础（见图 7 - 7）。

一、招标、采购、合同一体化管理

随着医疗卫生改革的推进，公立医院原有的财务、业务相分离的管理模式已经不再适应当前环境下医院运营管理的需要。招标、采购、合同等环节所面临的问题已经严重制约医院发展，医院应当依托信息平台，加强信息系统标准化、规范化建设，强化数据的协同与共享，实现临床与运营、管理系统间的互联互通。通过信息系统的应用，完成原有工作流程的重新梳理及再造，让信息充分流转，实现业务管理与运营管理的高效融合。

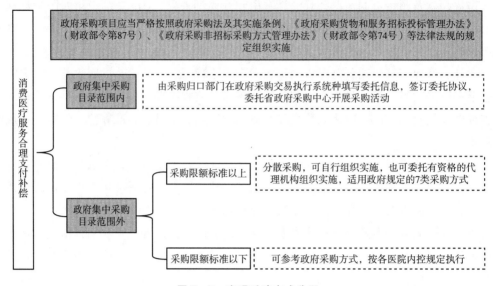

图 7 – 7　宏观采购方式分层

在此背景下，公立医院建设业财合一、内控体系化、决策数智化的业务管理体系，实现以预算贯穿的采购全流程的联通是构建现代化医疗供应链业务体系的重要过程，做到始于预算、精于采购，归于合同以实现供应链的管理集成，是实现医院高质量发展的有效手段。

如图 7 – 8 所示，一体化供应链业务包括对预算的控制、需求的管理，对特殊标的物按法规要求进行寻源和市场调研、采购的项目化管理、合同结算一体化管理、与供应商之间的业务协同等。从管理模式上实现管、采、用三权分置，分而不割，各自发挥优势。同时提升采购流程的内部风险控制。将预算思维、风险思维、内控思维，融入信息化建设中，通过业务的一体化与数智化联通，做到无预算不采购，超预算不采购，无合同/协议不采购，无发票不付款。其价值主要有以下方面：

（1）全部采购合同及采购协议以预算为基础，严格控制无预算的采购合同及采购协议的签订，从而实现预算的源头控制；

（2）采购全过程实现一体化业务流转，实现与需求部门、财务部门、医工部门的业务联动与数据联通；

（3）所有采购活动建立在与其对应的采购合同及采购协议之上，以此实现所有的采购都在对应的预算下进行，实现预算的全面控制；

（4）资产、耗材等入库则是以对应的合同或协议为基础，确保信息的延续性、完整性、准确性；

（5）发票登记须关联入库信息，保证发票信息的真实可靠；

（6）除特殊情况的付款之外，须做到见票付款，没有发票的付款须严格控制和审核。付款申请单应关联对应的发票，否则无法发起付款。

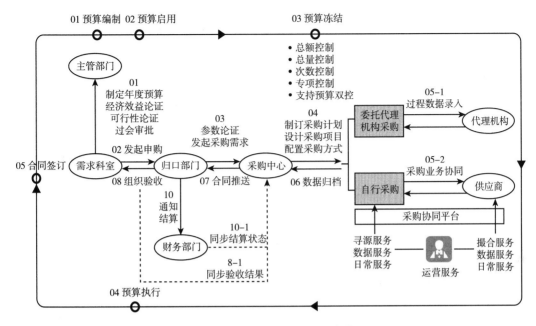

图 7 - 8　一体化供应链业务全景

通过信息化的方式实现上述业务流程的控制，切实做到业务层层递进，数据环环相扣，在提升业财融合度的同时，做到财务关联的精细化，内部控制的流程化。

通过数据分析与治理，使采购业务进入 PDCA 过程，实现业务的精益管理与持续改善，最终达到提质增效的运营目标。

二、招标与采购管理

医用物资采购是支撑医院发展、保障医院整体运营的重要环节。采购流程是否科学、采购成本是否合理、医疗设备与临床的匹配度如何等，都关乎医疗质量、患者满意度以及医院的整体发展。采购管理是确保医院运营可持续化的重要手段之一。一方面，它是整个供应链的起点，并且承担着其他供应链管理链路的基础作用，采购管理影响着总体供应链和医院活动的效率。实现采购环节的提质增效，是提升医疗供应链整体水平的重要基础，其决定了医院是否能够从源头开始对供应链进行有效的控制，以实现供应链的管理集成。另一方面，采购管理也可反映市场信息，而这些信息有助于医院采购和医院运营的发展。因此应将采购视为医院决策和战略发展的一部分。

公立医院采购按标的物类型维度可分为药品、医疗设备、医用耗材、试剂、科研物资、工程建设类、信息化类、总务类、服务类九种。按采购方式包括政府规定的如公开招标、邀标、竞争性磋商、单一来源等七种采购方式；在医院自行采购时采用的公开招标、询价、议价及其他类似政采的方式。以上各个类型或方法，最终在选择采购的具体执行主体时可分为自行采购与委托采购，因此在过程管理方式和流程上是一致的，在一体化业务范畴中包括对预算的控制、需求的管理，对特殊标的物按法规要求进行寻源和市场调研、采购的项目化管理、合同结算一体化管理、与供应商之间的业务协同。

从医院财经体系的角度，公立医院的事业单位与公益性质，决定了其资金或为财政资金，或为财政性资金。通过关联预算的招标与采购管理建设，可以帮助医院实现无预算不采购、超预算不采购。解决采购预算编制不科学、不全面、过于宽松，资金的使用效率不高；过于紧张，影响采购效果等问题。避免执行采购过程中，发生需求部门随意增减采购预算、改变采购需求等行为，从根源上规避给财务、采购等干系部门带来的负担和风险。

从医疗供应链业务体系建设的角度，结合政府采购全面预算管理的要求，采购在业务上需要与基于预算的科室需求衔接，并能够进行业务回溯与跟踪，建立采购服务反馈机制。采购将临床、医院运营、供应商三者相互衔接，是供应链管理集成的基础。

从采购的实际工作执行出发，采购归口部门需要结合院内使用情况、外部市场情况与自身的专业积累，灵活制定采购计划，对于各项需求进行合理化的分拆与合并，以项目方式进行有序管理，建立完善的供应商遴选、准入、评价体系，促进供应商的积极参与，保证执行的效率和效益，建立科学的采购决策过程。以上是建立供应链与配套的运营体系的基础，对于医院的高质量发展具有积极意义。

三、采购合同协同与管理

合同的签订标志着招标与采购工作的阶段性完成。在采购过程中，医院与供应商之间围绕采购标的物所开展的一切业务活动的成果，反复磋商的内容最终都会在合同主体和附件中得到体现。合同既作为供应商供货与财务结算的重要依据，预示着供应链供货阶段的开始，又作为供应链体系与财务体系的衔接点之一。

若医院对经济合同中所隐含的经济风险认识不充分，各采购需求部门未形成统一的采购合同，会增加审批风险和时间：如合同制定时，指标不一致，未明确双方权利、义务和违约责任；合同执行时，未按时按量履行合同规定；如设备安装、工程建设或后勤服务效果与招投标文件、合同约定不一致，导致医院利益受损，造成国有资产损失的风险。因此做好采购合同管理是十分必要的。

合同按要约期限的不同，可分为长期供货合同（按规定一般为 2 年以内有效）与一次性销售合同。按医院与供应商甲乙双方的内控规定，又可分为医院模板合同与自由文本合同。顾名思义，医院模板合同由医院提供合同主体模板，供应商填充关键要件，最终双方就内容达成一致，这种方式具备易管理，数据易提取，防供应商篡改等优点，是医院采购过程中最主要的形式；自由文本合同或无具体的模板，或采用供应商提供的合同模板，是模板合同的补充形式。

由于采购合同的签署是医院与供应商都要参与的重要工作之一，需要通过信息化的手段支撑双方的协同活动，确保双方就合同内容达成一致，并防止单方面更改。做好采购合同管理，一方面是医院采购审计的明确要求，另一方面对于保护供需双方的利益，确保医疗供应链的稳定性与执行效率，具有积极意义。

第四节　精益财经分析的智能化

近年来，贯彻"过紧日子"要求，国家层面围绕医院运营管理、内部控制、全面预算管理、成本核算管理、绩效管理等内容出台一系列制度文件，以新发展理念引领医院高质量发展，精益财经分析成为推进医院经济管理精细化、规范化的重要抓手。

随着信息技术的发展和大数据的广泛应用，未来医院精益财经的发展走向有三大趋势：精益财经与运营管理全面融合、精益财经对数据应用提出更高要求、精益财经大踏步走向智能化。

业务与财务数据的集成涉及医院数据分析、利用及整体机制的优化，其应用需要对数据分析模型进行构建，对医院、专科、专病运营进行追踪。基于对管理逻辑、经济逻辑、资源配置逻辑的拆解与重构，借助更为智能化的工具，更为广域的数据流、信息流，协同呈现分析体系背后的数据事实，可以协助医院管理者们拓展更多应用场景下的数据应用，提升管理效能。智能化工具的加持，促进了精益财经分析的模式创新和应用创新，如医院通过构建分类分层式分析体系及动态分析评价机制，运用诸如比率分析、趋势分析、结构分析等财务分析方法，结合波士顿矩阵、二八法则、PDCA 等管理工具，以多种可视化呈现方式支撑了管理决策。

精益财经分析是对各业务系统相关数据的采集、筛选分类和整合分析，其数据源于各业务系统。各业务系统为精益财经分析提供数据支撑，精益财经分析可以反向作用于各业务系统，为各业务系统提供科学决策支撑。因此，精益财经分析的内容要基于各业务内容，并与其相互作用、双向赋能，共同推动医院精益管理升级。

从精益财经分析面向的使用对象角度，可以将其分为决策管理层的监控分析、职能部门的执行分析、临床科室的运营分析，通过不同的角度将运营过程中涉及的人、财、物各领域原始数据，通过指标的方式进行抽象，最终以图形、图表的方式呈现，直观定位运营现状，分析历史数据，预测或识别运营过程中的潜在风险（见图 7 - 9）。

一、决策管理层监控分析

面向决策管理层，其核心受众应为院长、书记；总会计师或分管财务院领导；分管运营院领导等，旨在为院领导提供时效性强、准确度高的核心运营指标监控，通过占比、构成、对标等多种方式进行可视化呈现，院领导通过多维、立体的呈现在快速了解医院整体运营现状及重点科室运营情况的同时，重点关注经济效益、服务效率等领域的核心指标，为科学的决策提供可靠数据支撑。

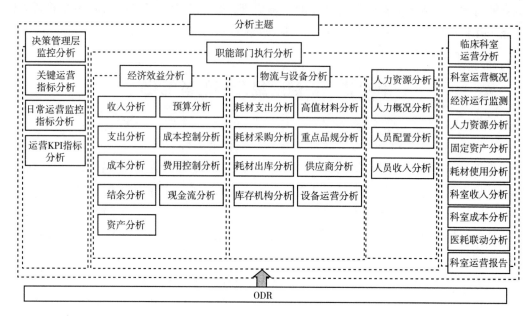

图 7 - 9　分析主题框架

（一）日常运营监控指标分析

医院日常运营监控指标是整体上、宏观上对医院收入情况、工作量等情况进行监控，如总体医疗收入、门诊收入、住院收入情况；成本及收益情况；门诊人次、出院人次、手术台次等工作量情况，基于指标含义进行多时间维度的呈现（如年度、月度、日度），同时可通过同比、环比、对标、科室排行等方式识别指标的异常变化。日常运营监控指标也可根据医院需求，结合不同医院管理侧重点，分而治之地调整相应日常运营监控指标。

（二）医院运营 KPI 指标分析

基于医院合规性需求，对于院科两级重点的 KPI 指标进行呈现与分析。可通过复合 KPI 标签、科室地图等方式呈现，并链接到以科室经济运行监测、人力资源、固定资产、耗材使用情况等内容为主的科室运营分析界面，在了解该科室运营基本信息的同时，准确、高效地识别科室潜在的经营风险。

二、职能部门执行分析

（一）经济效益分析

经济效益分析是对医院生产总值与生产支出之间比例关系进行监测、分析和评价。根据管理需要，对收入、支出、成本、结余等方面进行多维度的指标分析，辅助定位医院经济效益的关键点，及时改进，以促进医院经济效益的提升，增强医院的市场竞争力。

1. 收入分析。包括医院整体收入分析，通过组织维度（全院、院区、科室）和时间维度（月、季度、年）进行同比、环比、趋势、构成等分析，全面掌握医院各项收入构成情况，分析评估医院总收入、医疗收入、财政收入、科教收入等增长幅度是否在预期、合理范围内。通过分析门诊收入占比情况，来判断医疗门诊收入、住院收入二者发展是否协调，为医院运营管理提供科学依据，其中医疗收入增幅也是三级公立医院56 项绩效考核指标中重点关注的内容，收入分析主题将会重点分析。

具体收入分析包括总收入分析、门诊收入分析、住院收入分析、手术收入分析。

2. 成本分析。成本分析分析了医院的成本、收入和收益情况，使管理者全面了解医院的盈亏状态。通过汇总数据，直观查询医院医疗成本收益的总体情况，同时可以查询医院的总支出、总收入、各科室的收益数据排名情况。具体分为全院成本分析、临床科室成本分析和成本控制分析。

全院成本分析通过对人员支出占业务支出比、药品支出占业务费用比、卫生材料费用占业务费用比、管理费用率、单位成本、全院成本、全院成本构成、四大类科室成本构成、科室成本、全院成本构成详情表等指标进行分析，展示全院成本的整体情况。

临床科室成本分析可以统计、分析临床服务科室全成本、临床服务类科室医疗全成本构成、临床科室成本排行、临床服务类科室医疗全成本表、临床服务类科室医疗全成本科室详情表的指标，综合展示临床科室成本运行情况。

3. 结余分析。收支结余是三级公立医院绩效考核指标中关注的内容，结余分析主题将会围绕结余指标重点分析，重点关注对医院的结余金额、结余构成、结余率等进行分析，使管理者全面了解医院的盈亏状态，主要使用指标包括医疗结余、总结余趋势分析（按月）、医疗结余与医疗结余率趋势分析（按月）、总结余构成分析，同时还可分析医院的总支出、总收入情况以及趋势、医疗全成本、百万元收入能耗支出、成本控制率、成本收益率、管理费用率等。

4. 费用控制分析。费用控制分析主要依据三级公立医院绩效考核的要求，针对医院在费用控制方面的考核指标，进行展示分析。用户可根据不同时间区间（包括年度、月度、季度）、时间范围、科室级别进行数据查询。

5. 现金流量分析。现金流入项目包括：开展医疗服务活动收到的现金、财政基本支出补助收到的现金、财政非资本性项目补助收到的现金、从事科教项目活动收到的除财政补助以外的现金、收到的其他与业务活动有关的现金；现金流出项目包括：发生人员经费支付的现金、购买药品支付的现金、购买卫生材料支付的现金、使用财政非资本性项目补助支付的现金、使用科教项目收入支付的现金、使用科教项目收入支付的现金，对上述现金流入、流出指标进行分类汇总，并进行同比、环比、占比、排行分析，以便监控异常的流入、流出情况。

6. 预算分析。分析全院预算执行情况及科室预算执行情况，帮助用户及时发现预算执行进度异常的原因。针对预算收入执行情况、预算支出执行情况、财政项目预算执行情况进行分析

7. 资产配置分析。固定资产配置分析反映医院现有固定资产的原值、数量、折旧及折旧占总成本的比例，使医院管理者清楚了解医院的固定资产使用状态。科室通过资产数量、金额、成新率等指标了解自身资产配置情况，对合理配置资产，提高资产使用率，优化资产配置起到指导作用。指标涵盖：资产总数、在库资产数量、使用资产数量、处置和计提资产数量、处置完毕资产数量、资产总额（本期、同期、同比增长率）、资产构成（一级分类）、资产折旧状态占比、资产折旧率趋势分析、资产金额分组占比、医疗设备成新率分布、科室资产成新率、科室资产配置表。

（二）人力资源分析

人力资源分析可关注人力资源概况分析和人员收入分析。

1. 人力资源概况分析内容可包括医院总人数及同比变化、在编人数及同比变化、医生人数及同比变化、护士人数及同比变化、资源配比情况（包括：医护比、医床比、床位数量、床护比）、百万元人力成本服务量（门诊/住院）、医院职工类型构成、医院人员类型构成、重点人员类型占比监控（麻醉、儿科、重症、病理、中医）、卫技人员职称构成、人员经费支出趋势、人员经费结构、科室人力成本排名、科室人力成本明细等。后续可根据医院需求补充其他相关指标。

2. 人员收入分析重点关注人员工资薪酬、社会保险费、员工福利费、招聘费用、离职费用成本等指标，统计人力成本的构成及薪酬水平，体现人力成本总量变化情况，通过人员薪酬与医疗服务量情况比较、人员薪酬收入的多维分析与趋势比较，以及执业医师数及医师的日均负担诊次及医师人均收入的角度，找出异常人员成本项及科室，从而实现合理利用卫生经费，提升医疗技术、医疗服务，为优化重组人力配置提供支撑。

（三）物流与资产分析

医院物流管理是医院经济管理的重点，在医院的医疗服务活动过程中所耗费的卫生耗材占医院各种消耗的比重逐渐增大，对卫生耗材的采购、入库、使用、库存全过程的管理是医院经济管理的重点，加强对卫生耗材的管理对医院具有重要作用。耗材收支分析主要针对耗材的收入与支出进行统计分析，并针对重点考核指标耗占比进行科室维度的排名统计。耗材采购分析主要针对耗材的采购类型、采购金额、采购价格波动、采购供应商情况、科室订单情况、采购材料等维度进行分析。

固定资产分析反映医院现有固定资产的原值、数量、折旧及折旧占总成本的比例，使医院管理者清楚了解医院的固定资产使用状态。科室通过资产数量、金额、成新率等

指标了解自身资产配置情况，对合理配置资产，提高资产使用率，优化资产配置起到指导作用。指标涵盖：资产总数、在库资产数量、使用资产数量、处置＆计提资产数量、处置完毕资产数量、资产总额（本期、同期、同比增长率）、资产构成（一级分类）、资产折旧状态占比、资产折旧率趋势分析、资产金额分组占比、医疗设备成新率分布、科室资产成新率、科室资产配置表。

三、临床科室运营分析

临床科室运营分析提供更为全面和精细的运营数据，结构设计扁平化，可以监测和挖掘到最细致的基础业务数据。包括科室运营概况、经济运行监测、人力资源分析、固定资产分析、耗材使用分析、科室收入分析、科室成本分析等功能。

通过运营数据中心建设，获取所需业务数据后还可增加异常数据挖掘功能，支持下钻至具体明细数据，了解异常产生原因。

（一）科室运营概况

科室运营概况展现科室运营月报，实现月末跟进既定的运营目标，对科室的经济运行情况进行综合的评价及变化趋势解读，识别重大影响因素，明确管理重心。

分析内容应包括：当月门诊量、日均门诊人次、门诊量增幅、当月出院患者人次、日均出院患者人次、出院患者人次增幅、当月开放床位、日均开放床位、开放床位增幅、医院（科室）面积、员工数、资产（万元）、经营风险表、收支结余率趋势、资产周转率趋势、百元医疗收入消耗卫生材料（元）趋势、科室总收入与绩效成本对比趋势、门诊量趋势、出院患者人次趋势、手术量（台）趋势。

（二）经济运行监测

经济运行监测：科室运营绩效是经营结果的综合反映，趋势与构成可辅助主任进行管理决策；采集计算医院/科室的绩效收入、绩效成本、其他直接成本、支持成本、绩效结余、结余以及净结余，分析科室的经济运行情况。

（三）人力资源分析

为使科主任清晰了解科室人员配备情况，提高人员使用效率，人力资源分析应包括科室人力资源配置情况分析、科室人力资源效率分析，并提供科室人员明细表等。

（四）固定资产分析

为使科主任了解科室各类资产配备情况，提高资产使用效率固定资产分析应包括科室资产配置情况、耗材使用分析、科室资产明细表等。

（五）耗材使用分析

耗材使用分析应包括：科室材料使用分析、科室高值耗材使用分析、科室材料使用明细等。

（六）科室收入分析

科主任可以按照不同时间、院区、科室层级（可以细化到最小核算单元）查询到相关收入信息。科室收入分析应包括科室收入结构分析、科室门诊/住院收入分析。

（七）科室成本分析

科室成本分析内容应包括：成本构成情况、耗材成本、药品成本、设备成本、设备维保、基本人员成本、五险二金、培训、差旅、会议、绩效工资、其他人员费用、能源等公用费用、房屋成本等占比情况、科室服务量与绩效成本对比趋势情况、各项成本堆积占比趋势情况（耗材成本、药品成本、设备成本、设备维保、基本人员成本、五险二金、培训、差旅、会议、绩效工资、其他人员费用、能源等公用费用、房屋成本）。

参考文献

张丹.运营数据分析赋能医院精细化管理［J］.中国产经，2022（10）：118－120.

第八章 精益财经数字化转型规范

在数字化转型背景下，利用现代信息技术提升公立医院精益财经的高质量发展成为必由之路。然而医院要有效衔接医疗服务管理与医疗服务收费、全面预算管理、财务核算、物资采购、成本管理、绩效考核等各种财经管理系统，就需要加强信息和数字规范建设，如此才能发挥好现代信息技术优势，将数据变为有价值的信息资源。

精益财经体系在满足国家最新政策的前提下，充分考虑了各业务系统的衔接和协同，实现了系统的数据流打通、业务流衔接，以及资金流同源应用。各业务系统可以独立应用，但如需发挥最大的效果，应将其作为一个整体来使用，需要建立"数据驱动业务"模式，满足决策时效性、数据可追溯性、数据一致性及管理协同性（见表8-1）。

表 8-1　　　　　　　　　精益财经模式与传统财务系统建设的比较

比较内容	传统财务系统建设	精益财经"数据驱动业务"模式
决策时效性	受限于原有业务链条，会计结账—成本核算—预算执行—绩效考核，只能事后管控、事后分析，决策链滞后	数据驱动业务，实现业务动态展现、智能分析，确保了决策及时性，建立了可分析、可考核的多视角指标体系
数据可追溯性	原有多系统查询交互，仅限会计科目、成本项目、预算科目层面，无法延伸钻取到业务信息层面	可从不同财务管理层面追溯到业务最末级，实现凭证—业务数据、业务数据—凭证的互查钻取。数据展示颗粒度可到最小数据字典级别
数据一致性	受限于业务顺序，数据"串行整合"，会计—成本—预算，以及资产/物资—会计—成本—预算，核算口径不一致，需要多系统核对	业务数据"并行传递"，统一数据源，当业务时点数据发生时，同时向相关系统传送数据，按照各自管理口径引用即可
管理协同性	以财务层面的数据整合居多，粗放，颗粒不细；实时业务协同场景少，内控点难以深入	数据颗粒度到最细，可保证多系统间以业务需要全面对接。内控协同点可达1000个，具备可持续扩展能力

基于医院精益财经数字化的特征，在其建设过程中要有章可循，规范性至关重要。医院精益财经管理体系建设需要基于一定思路，遵循相关原则，按照相关规范进行建设实施，才能更好地满足精益财经的数字化要求。

第一节　精益财经数字化转型业务规范

为满足医院精益财经管理要求，实现业财融合与管理工作智能化要求，精益财经信息系统建设应符合临床化、数据化、模型化、合规化、服务化"五化"建设要求。

一、临床化

在支付制度改革强力推进的大时代背景下，整个行业深刻意识到运营管理必须与临床业务紧密结合，才能确保资源高效使用、辅助管理者快速决策、支撑医院价值管理。医疗服务发生过程就是医院各类资源开始消耗的过程，人力成本、物资成本、设备成本、水电气成本、各类维修成本等在整个医疗服务过程中实时产生。人力资源匹配是否合理、物资消耗是否有浪费、设备投入是否高效，都反映着一个医院在医疗服务运营过程中的管理统筹能力。精益财经临床化代表了医院管理的精细化目标，是医院实现精准管理的迫切要求。必须借助信息化手段，将医院管理的基础精准到科室、精准到诊疗组、精准到每个医务人员和重点病种，实现预算事前监管、资源消耗事中控制、绩效评价事后反馈的全闭环内控管理体系。

精益财经与临床服务协同化管理是医院经济管理实现全方位覆盖、全过程管控的真谛。让精细化不是个别环节、个别程序的特殊规定，而是贯穿于一切医疗服务活动的始终，没有盲点、不留空白、确保任务落到实处，工作取得实效，这才是经济运行精细化管理、价值医疗的本质。

二、数据化

数据化管理是指将业务工作通过完善的基础统计报表体系、数据分析体系进行明确计量、科学分析、精准定性，以数据报表的形式进行记录、查询、汇报、公示及存储的过程，是现代医院管理方法之一。数据化管理的目标在于为管理者提供真实有效的科学决策依据，与时俱进地充分利用信息技术资源，促进医院管理可持续发展。

1. 数据化管理是科学管理的基础。科学管理的目标是目标明确、决策准确、措施有效、执行有力。数据化管理是将业务工作中的基本状况，通过翔实的数据直观地展现，并通过分析明确经营基本状况，发现业务工作中的不足之处，为管理者提供准确的决策依据，促进管理层进行有针对性的改进和有效的决策，是科学管理的基础。

2. 数据化管理是科学领导的参考。领导学认为领导的艺术与方法是达成领导效能与发展的关键因素。数据化管理是优秀的管理方法之一。完善的数据化管理能够明确指出工作中存在的各类问题，以实事求是的方法并辅之以其他的管理手段，能够有效地指导工作开展，能够根据问题的严重性与重要性进行有针对性的改善，促进团队的整体进步，从而实现领导效能，是科学领导的有效参考。

3. 数据化管理是医院管理改进的关键之一。优秀的医院管理应该具备完善的运营数据分析体系。一切管理活动，最终都以数据为参考，达成一定的数据指标，循环改进，持续发展。数据化管理存在于医院管理的每个环节，通过参考运营数据管理的医院体制是确保医院良性发展的关键之一。数据化管理把医院管理从定性化管理转向了定量化的精细管理，使医院管理水平迈上了一个新的台阶。

业务驱动流程，流程产生了数据，数据辅助决策。传统的 HRP 系统解决医院"管理制度化、制度流程化、流程表单化、表单信息化"的问题，但是无法解决数据化管理的问题，医院海量的数据沉睡着不能发挥自身的价值。解决这个问题需要依靠 ODR 系统（运营数据中心）的建立。

数据化管理的目标在于为管理者提供真实有效的科学决策依据，宣导与时俱进地充分利用信息技术资源，促进医院管理可持续发展。在数据分析中，信息化系统首先可以发现有统计学意义的异常，分析异常原因，通过多主题的联动分析，找出问题的瓶颈，并提出解决方案，在后续的数据分析中跟踪改善效果，予以修正，实现 PDCA 的循环。领导的决策不再是通过定性描述来支撑，而是通过模型化的定量数据来决定，这就是数据化给医院管理者带来的价值（见图 8 - 1）。

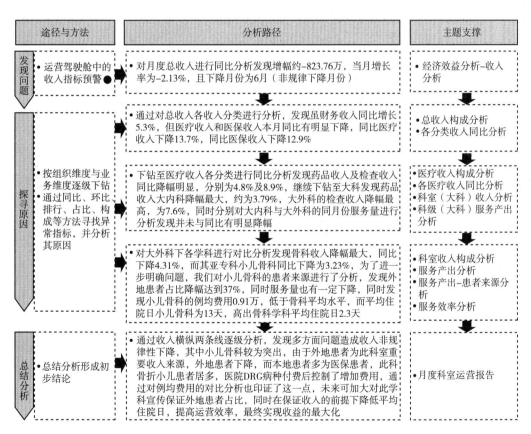

图 8 - 1 某三甲医院收入监测场景举例

三、模型化

医疗质量的管控、大数据管理、运营业务场景等多方升级，已成为医院管理的常态，医院势必成为数字化管理的重要根据地。无论是上级部门还是医院领导，对医院的管理要求都越来越深，管理维度也越来越细，重要抓手就是医院运营管理过程的各项关键指标，而医院是否在大数据基础上沉淀了规范的管理指标及可用的管理模型，则反映了医院对自身数据的高效利用能力。自主构建运营数据中心、抽象管理模型，并能持续进化的精益型医院，一定能在行业竞争中占据优势。

数据模型要解决数据和业务孤岛的问题。要实现管理模型化，必须依赖于医院自身的运营数据中心及模型库（见图8－2），并且运营数据中心的建设及数据模型的沉淀要关注以下几个环节：

（1）运营核心数据库建立：运营数据体系梳理与核心数据库建立。

（2）跨系统数据打通：外部系统（主要为临床业务）相关数据集成与清洗。

（3）多层次数据汇聚与治理：运营管理各类系统的数据集成、清洗、治理、交换。

（4）数据建模与决策分析应用：面向运营管理的多层次应用与分析，主题分析建模与支持，业务应用数据分析建模与支持等。

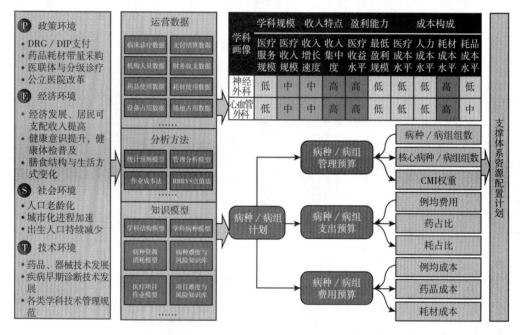

图8－2　数据模型构建的逻辑体系

运营数据中心的建立，就是要将各系统不能共享的孤岛信息，转换成符合国家或卫健委相关标准的数据集，为全院系统打造一个共享平台，统一字典维护，降低业务系统标准字典维护量。运营数据中心可以支持多模式的数据对接，建立运营数据中心规范数据存储标准，建立规范化、标准化运营管理流程，并基于流程与数据抽象出重点关注的管理模型。一来有利于数据挖掘及数据服务深层次应用，运营数据中心可以借助预警分析模型，例如警告与提示系统、服务效率与产出监测、经济效益监测、资源配置与效能监测、专科专病分析等，满足人力、财务、成本管理等的深层次的运营决策要求；二来对运营管理者更友善、效率更高，特别是简单、统一、透明的信息模型可以让管理者监测各个业务开展情况及协同情况（见图8-3）。

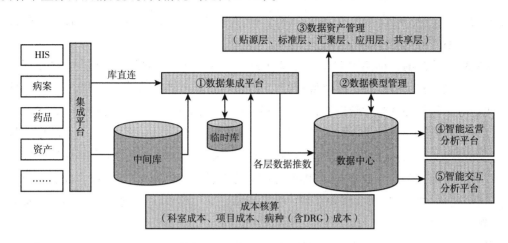

图8-3 ODR工具组件架构图

数据模型的建立是为了更好地利用数据，在数据治理的基础上，要想通过对大数据集中、整合、挖掘和共享，实现对多样化、海量数据的快速处理及价值挖掘，就需要建立数据应用模型。

1. 建立统一的数据模型。通过业务建模、物理建模、界面建模等处理，统一数据模型建设，为业务系统提供个性化智能数据服务能力。

2. 建立一致性指标管理体系。建立一致性指标体系，包括医院运营管理中涉及的收入、支出、成本、收益、服务量、效率、资产、人员、药品、耗材等各数据域，将分散于各数据域的指标进行内涵、口径、单位的统一，为数据分析建立一致性管理指标。

3. 建立分析场景与分析主题。根据运营管理场景，预置财务数据分析主题，主要包括：经济效益分析、收入分析、支出分析、结余分析、成本分析、成本控制分析、医疗服务分析、人员配置分析、人员成本与薪酬水平分析、固定资产配置分析、病种/病组分析、医疗服务项目分析等。

模型化管理，只有在运营系统之间无缝对接前提下方可实现，凭借大数据技术，通过全方位运营管理信息的分析运用，可实现对医院财务部门、运管部门的全面改革，是医院财经管理的高阶目标。通过将大数据技术与财务监督管理相结合，优化数据处理效率，加强汇总和整理，提升运营分析效率，全面优化数据整合与分析工作，形成科学的管理体系，以此来达到预期的管理效果，有利于促进业财融合，为医院统筹发展提供决策支持，进而让医院能够实现收益最大化，确保医院实现稳定发展。

四、合规化

合规化泛指全面风险控制，本书的合规性主要指内部控制。内部控制是指在坚持公益性原则的前提下，为了实现合法合规、风险可控、高质高效和可持续发展的运营目标，医院内部建立的一种相互制约、相互监督的业务组织形式和职责分工制度；是通过制定制度、实施措施和执行程序，对经济活动及相关业务活动的运营风险进行有效防范和管控的一系列方法和手段的总称。

医院内部控制的目标主要包括：保证医院经济活动合法合规、资产安全和使用有效、财务信息真实完整，有效防范舞弊和预防腐败、提高资源配置和使用效益。在传统内控主要防范舞弊和预防腐败以外，公立医院内控更强调提高资源配置和使用效益。

医院内部控制应当以规范经济活动及相关业务活动有序开展为主线，以内部控制量化评价为导向，以信息化为支撑，突出规范重点领域、重要事项、关键岗位的流程管控和制约机制，建立与本行业和本单位治理体系和治理能力相适应的、权责一致、制衡有效、运行顺畅、执行有力的内部控制体系，规范内部权力运行、促进依法办事、推进廉政建设、保障事业发展。

信息化是内控的有力支撑，以往所有内控制度由人来执行，这本身就存在风险，而信息化系统具有流程固化、控制刚性、数据可追溯、可留痕的特点，因此信息化手段是保证内控制度落实的重要工具。

合规化即植入内控管理体系，变人控为机控（见图8-4）。

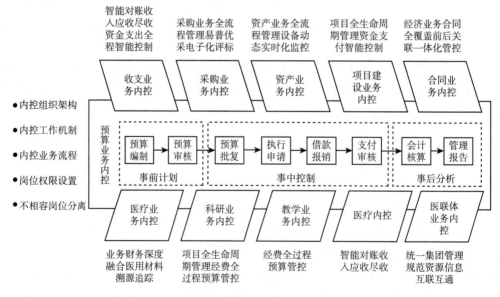

图8-4 内控管理体系示意图

通过系统构建，将医院内控管理体系植入医院运营管理业务过程之中，实现常态化内控监督，变人控为机控。

单位层面内控：系统对医院内控组织架构、工作机制、业务流程、岗位权限等进行体系化设计，确保不相容岗位相互分离、相互制约、相互监督，规范内部权力运行。

业务层面内控：以预算管理为主线，资金管控为核心，贯穿于医院日常经费、专项资金、科研经费、合同管理、资产采购、物流管理、资产管理等经济业务过程之中，并服务于最终会计核算、考核评估和管理报告，达到强化医院内部控制、降低经营风险的目标。

下面具体从支出控制角度分析信息化系统是如何利用行政事业单位几种内控方法的（见图8－5）。

支出管理内控指引													
业务分类	经济业务活动	参与主体											
业务分类	经济业务活动	业务科室经办人	业务科室/负责人/项目负责人	归口管理部门负责人	财务科出纳	财务科负责人	党政办负责人	人事科负责人	科教办负责人	财务总监	主管院领导	院长	外事处
经费支出管理（支出申请管理）	差旅费事前申请	①申请	②审核	③审核							④审批	⑤审批	
经费支出管理（支出申请管理）	会议费事前申请	①申请	②审核	③审核							④审批	⑤审批	
经费支出管理（支出申请管理）	培训费事前申请	①申请						③审核	②审核		④审批		
经费支出管理（支出申请管理）	因公出国（境）事前申请	①申请	③审核				⑤审核			④审批	⑥审批		②审核
经费支出管理（支出申请管理）	公务接待事前申请	①申请	②审核				③审核				④审批	⑤审批	
经费支出管理（支出申请管理）	公务用车事前申请	①申请	②审核				③审核						
经费支出管理（支出申请管理）	通用经费事前申请	①申请	②审核	③审核							④审批	⑤审批	
经费支出管理（支出报销管理）	一般经费支出管理	①申请		②审核		④审核				⑥审批（联签）	③审核	⑤审批⑥审批（联签）	
经费支出管理（借支款管理）	借款申请管理	①申请	②审核	③审核	⑧受理	⑤审核				⑦审批（联签）	④审核	⑥审批⑦审批（联签）	

图8－5　支出管理内控指引

内控合规化须整合建立全面的授权体系、实现运营管理闭环体系。

（1）不相容岗位分离，申请与审核、审批岗位分离，形成相互制约、相互监督的工作机制。

（2）内部授权审批控制，所有用户的对应权限和审批流程在系统内预先设置，相关工作人员只能在授权范围内行使职权、办理业务。

（3）归口管理，每个职能部门都需对自己归口范围内的业务单据进行审查审批，例如外事处对因公出国（境）的事前申请就负有审核责任。

（4）预算控制，所有支出均需在预算范围内处理，报账系统与预算系统强关联，实行刚性控制。强化对经济活动的预算约束，使预算管理贯穿于单位经济活动的全过程。

（5）会计控制，审批过程中出纳、财务科负责人、财务总监都参与流程审批控制，强化会计人员岗位责任制。

（6）单据控制，由上图可知，虽然都是支出业务但是每种业务都使用了不同的单据，单据中的内容也体现了明晰的控制点，例如差旅费申请单据就需明确出差人报销级别和标准，防止超标准报销。

（7）信息内部公开，信息系统对原始凭证和申请单据都可以进行影像化保存，根据单位实际需要，在内部公开查询。

医院合规和内控工作可以总结为"做对的事并且把事做对"。"做对的事"，就是指要提高资源配置和使用效益；"把事做对"，就是在工作过程中要依法合规防止舞弊和腐败。二者缺一不可。

五、服务化

更好地服务于医院经济管理决策、服务于科室能力建设、服务于诊疗业务过程、服务于员工是医院智慧运营管理的终极目标。因此，医院精益财经系统的建设要着力强化院级、专科级、专病级、员工级服务体验，在医院管控有力的同时，让业务运行高效、让数据产生价值。

1. 院级运营服务：从医院运营管理数据中心（ODR）或者是相关业务系统中提取出有用的数据，引入数据建模和大数据分析技术，对医院经济运行过程中产生的数据信息进行分析和处理，实时掌握医院经济运行动态，全面呈现"实时医院"的精髓，为医院管理决策提供科学的数据支撑。采用可视化技术将抽象数据转变为可视化分析图形，让管理者更加直观地掌握医院运营状态，对医院运营数据的业务核心指标进行可视化呈现，帮助院领导可以快速掌握医院的运营现状，并对医院经济运行、关键业务指标、医疗服务产出（工作量）、服务效率、科室经济产出等领域的核心数据进行监控预警分析，在监控运营及业务异常变化的同时准确定位潜在经营风险。

2. 专科运营服务：在厘清科室资源配置与消耗的同时，以翔实的数据指导科室运营，帮助科室发现问题并解决问题。因此，在专科运营服务层面，首先要协助科室做好医疗服务产出、资源配置、运营成本、病种结构等数据分析，使科主任及时了解科室运营、关键指标、资源匹配等情况；其次要对自身能力有清楚的认识，如通过 DRG 产出指标对科室 DRG 入组数、RW 权重、CMI 值、费用与时间消耗指数等进行量化评价，并与其他科室对标找到问题；最后要协助科室进行业务改进，如提高医师业务技能、优化病种结构、优化临床路径和诊疗方案等，以适应国家政策导向、医保支付方式改革、医院管理变革和精益运营的要求。

3. 专病运营服务：针对科室重点病种，以专业的数据治理、测算为基础，结合临床诊疗、资源消耗等医学知识库、专病大数据、算法模型，同步参考专家意见和临床循证结果构建专病标准资源消耗方案，建立适用于不同患者、不同个体特征的诊疗方案及资源消耗推荐，精准识别不合理资源消耗，优化临床路径费用管控，在保障医疗质量的同时，实现病种效益最大化。如通过对各个 DRG 病组的费用分布和成本消耗进行分析、对费用控制上下限以外的病例和控制线范围内的病例的费用结构进行对比分析，找到差异的原因。建立 DRG 标杆值，作为 DRG 病组费用预警线，形成事前控费标准制定，事中费用提醒，事后费用分析的住院医疗全过程的费用管理体系。

4. 员工服务：运营管理不仅要管，也要"理"，让一线科室、员工有更好的服务体验是系统建设成功的重要保障。因此，智慧运营管理系统建设应该以"省事、省力、省心"为目标，引入当前主流的移动互联、物联网、大数据、人工智能等新一代信息技术，让员工感受到服务的便捷性与高效性，提升服务满意度，并进一步促使一线员工主动参与变革、支持变革，确保医院上下协同一致，共同致力于医院精益运营管理。

"五化"作为原则和规范，为医院精益财经管理体系建设制定了框架，提供了方向。在此原则和规范的基础上，医院需要建立中台化架构，通过先进信息技术运用，完善数据治理，更好地确保精益财经管理体系的落地。

第二节 精益财经数字化转型技术规范

精益财经是以"精益管理"的思想为出发点，把精益管理思想与医院财务管理思想相结合的一套现代化的财务管理模式。精益财经在传统财经系统按照各业务环节细分子系统、按照业务需求中的各业务系统的流程、功能、表单、报表等要求建立软件应用外，重点应引入中台化架构思维，以数据中台实现精益财经的数据统一集成治理，以技术中台建立共享性技术的统一支撑，支持系统的柔性扩展。

一、数据平台与数据治理标准化

对于精益财经而言，数据的互联互通与高效复用是基础保障性工作。传统的数据对接方式，无论在实时性、准确性还是在安全性、高效性等方面，都无法支撑与满足精益财经各系统的数据需求。而数据的实时性不强，准确性不高，严重制约着院长、总会计师、财务处长等各级主管领导基于数据的运营管理决策。

参考中国通信标准化协会发布的《数据治理标准化白皮书（2021 年）》，数据治理标准体系包括基础共性、数据基础设施、数据资产管理、数据流通、数据安全等方面（见图 8 - 6）。结合《关于印发国家健康医疗大数据标准、安全和服务管理办法（试行）的通知》（国卫规划发〔2018〕23 号）要求，医院精益财经数据治理标准在构建时，基础共性、数据基础设施、数据资产管理和数据安全可参考该体系进行分类；数据流通中仅涉及小部分脱敏后的数据开放，且要强化责任单位在数据产生、收集、存储、使用、传输、共享、交换和销毁等环节中的职能定位。

精益财经建设可参照《财政业务基础数据规范》（财政部）、《医院人财物运营管理基本数据集》（国家卫生健康委，WS.559—2018）等要求，梳理与财政相关业务，并结合医院财务及业务特点和要求进行综合分析和归纳，形成完整的财务管理业务基础数

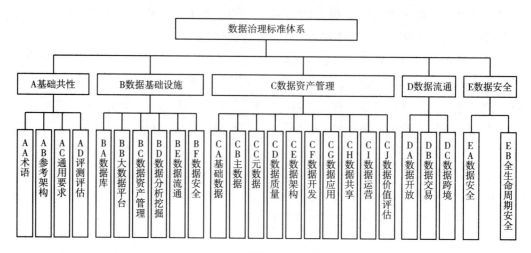

图 8-6 数据治理标准体系

资料来源：数据治理标准化白皮书（2021 年），中国通信标准化协会。

据，构建标准规范体系，建立统一的电子化信息系统数据标准、交换规范（满足院内数据交换、政府端与医院端的数据交换），为各应用系统的整合与建设、数据安全、信息共享打下基础，实现财务资源标准化管理与应用。精益财经在实践中常与医院运营管理统筹规划与建设，表 8-2 列举了精益财经系统通常需要集成对接的基本数据范围。

表 8-2 　　　　　　　　　　　　　　　精益财经集成数据基本范围

类型	序号	业务系统/业务域	核心数据表
数据输入接口规范	1	HIS 系统	门诊：挂号明细、工作量月报、预交金、收费明细、收费结算、医保结算；住院：工作量月报、预交金、收费明细、收费结算、医保结算；相关基础字典
	2	病案系统	病案首页评估报告、诊断记录、手术记录、重症监护信息、费用信息等，以及相关基础字典
	3	药品系统	药品入库、出库、移库明细以及相关基础字典
	4	物资管理	物资入库、出库、移库、库存明细及相关字典
	5	固定资产	资产卡片、入库、折旧、转移、处置明细及相关字典
	6	人力系统	人员考勤明细及相关字典
	7	薪酬管理	人员工资明细及相关字典
	8	财务会计	科目总账、支出凭证数据及相关字典
	9	全面预算	预算编制、调整、执行明细、预算指标及相关字典
	10	成本核算	科室成本核算分摊结果、科室级/院级医疗项目单位成本、院级病种诊疗项目成本

续表

类型	序号	业务系统/业务域	核心数据表
数据转换标准规范	11	财务域	门诊/住院预交金、门诊/住院收费明细、门诊/住院收费结算、预算编制明细、预算执行明细、凭证明细等
	12	成本域	科室成本核算分摊结果、医疗项目单位成本、病种诊疗项目成本等
	13	物资域	药品入库/移库/发放/盘点、物资入库/移库/出库/盘点、固定资产卡片/入库/移库/折旧/处置
	14	人力域	人员考勤明细、人员工资支出明细
	15	临床域	病案首页评估报告、诊断记录、手术记录、监护信息、费用信息、病例分组等
	16	综合域	门诊挂号明细、门诊/住院工作量日报/月报等
数据输出接口规范	17	财务会计	HIS工作量信息、收费信息、医保信息；药品入库、发放明细；物资入库、出库明细；固定资产入库、折旧、转移、处置明细等
	18	成本核算	HIS工作量信息、收费信息、医生排班信息；病案的评估报告、诊断、手术信息；药品、物资发放明细；人员考勤与薪酬信息；资产折旧信息；会计支出凭证数据等
	19	分析应用	全部接入数据均可支撑分析应用

二、精益财经共享技术组件化

精益财经信息平台需要在呈现的业务系统层面满足各类财经工作管理要求，还涉及一系列业务场景，需要提供统一的支持基础设施，以满足业务灵活性、系统异构性等要求，因此需要提供系列共享技术组件，实现包括流程灵活定义、系统动态集成互联、用户跨系统认证登录与统一入口访问等功能性要求。

这类组件随着技术发展也不断在扩展，需要重点关注的技术组件包括支持灵活管理流程设置的流程引擎、支持精益财经跨系统业务流程打通的服务集成、支持精益财经跨系统用户单点登录的统一认证、支持精益财经用户统一业务入口的统一门户技术以及支持精益财经流程操作自动化的自动流程机器人（RPA）。

（一）流程引擎

工作流引擎是对应用系统中流程管理进行抽象的结果，通过工作流引擎的支持，业务系统可使用统一的服务完成流程审批、业务流程重定义等业务目标。以智能化合同管理系统为例，运用工作流引擎控制技术，在合同签订前，运用知识图谱、生物特征识别等人工智能技术进行授权认证和辅助审批，通过移动互联网技术，实现移动端审核审批；在合同执行阶段，运用工作流引擎控制技术，流程化合同任务，并分配至部门、责任人，实现合同关键节点（如收货、付款、结算等）的提醒。再以内控管理为例，构建院内预算/采购管理内控业务流程，细化完善关键操作节点，系统整合院内 OA 工作流引擎，有效强化了内部授权审批控制。

（二）服务集成

SOA（Service - Oriented Architecture，面向服务架构）可根据需求通过网络对松散耦合的粗粒度应用组件进行分布式部署、组合和使用。服务层是 SOA 的基础，可以直接被应用调用，从而有效控制系统中与软件代理交互的人为依赖性。采用 SOA 可实现松耦合的系统，这种具有中立的接口定义（没有强制绑定到特定的实现上）的特征称为服务之间的松耦合，如基于 XML 语言描述接口，服务已转到更动态且更灵活的接口系统中；动态业务的工作流程等。

利用 HL7 标准和 Web Service 技术，医院信息集成平台可基于 SOA 以业务事件为驱动完成各业务系统之间的交互；运用面向服务的设计架构，根据 MVC 的设计模式开发统一管理、互动性强的门户网站，可实现系统内医院信息服务的分级管理；医院智慧信息管理系统基于 IHE 和 SOA 等开放式系统架构进行总体设计，有效地支撑多终端平台访问系统。

（三）统一认证

通过基于 CAS（Central Authentication Service，中央认证服务）技术的统一身份认证平台认证服务的部署，有助于对系统后期的管理和维护，提高了应用系统的安全性、可靠性和高效性；医疗行业网络安全运维解决方案可以通过统一认证登录，实现所有用户统一的登录界面，用户权限的分配和管理以及用户资源视图分配来保证管理安全。

（四）统一门户技术

统一门户是以用户为中心，为所有相关方提供统一的应用与内容入口平台和服务。其主要功能包括：一是站点管理，即实现系统，菜单管理（注册和菜单访问、菜单权限控制）、用户登录权限控制、系统审计、登录日志、配置站点对应数据库、站点 License 注册，管理集群环境；二是组织管理，基于应用支撑平台的所有应用都可支持多组织管理模式，由 Portal 创建组织，每个组织都有自己独立的用户和权限设置，用户登录时必须选择组织，不同组织数据共享同一数据库，可定义组织类型，应用层的组织业务关系的组织相关属性；三是用户权限管理，即用户管理支持用户的新增、修改、删除，角色管理实现角色的增加、修改、删除，角色关联用户，管理用户和角色的菜单功能授权，支持用户和角色的按钮权限控制；四是个性化设置，应用支撑平台 Portal 支持自定义桌面配置；五是内建应用，即在 Portal 中可构建基于 Portlet 的小应用程序，完成特性的协同和功能应用能力，Portlet 是可注册到 Jetspeed 上的桌面小程序，可通过二开扩展，实现基于 Portal 桌面的协同管理等。

（五）流程自动化

自动流程机器人（RPA）主要适用于数据量大、重复度高、规则明确、跨业务系统、高人力成本的业务场景需求。其核心是流程的开发和运行，在流程中进行界面自动化操作、AI识别、数据读写等具体步骤。RPA允许用户以流程图、低代码的方式，采用鼠标拖拽各个步骤，轻松组装符合业务需求的自动化流程。

RPA机器人应用于财务领域，借助认知技术，可以实现财务处理流程的自动化，促进财务流程的转型。RPA机器人在智能对账业务中的应用场景主要包括：一是渠道账单获取，首先需要从不同渠道如登录商户后台下载账单文件、执行接口任务获取等获取原始账单数据；二是渠道账单打包，如特需渠道（如北京医保）需要针对多份账单进行打包处理后进行账单上传；三是渠道账单上传，即针对需要用户自行上传渠道账单的情况，需要每日选择渠道账单，上传至对账系统对应的渠道中。如门诊医保账单、住院医保账单需要从首信网站下载后，由用户自行上传到对账系统门诊医保账单表内；四是定期执行渠道对账任务，需要RPA机器人自动登录对账系统，选择对账页面后，分别执行不同渠道的对账任务；五是账单数据预处理，即在上传账单数据前，针对账单内的数据进行预处理，如无用数据去除、账单类型打标记等，这个步骤需要根据不同渠道账单的具体情况进行项目化处理。

第二部分
精益财经数字化转型实务

→

现代医院需要现代化的治理体系和管理能力，医院管理需向精益管理模式转变，其中内部运行机制的系统化设计和体系建设是医院现代化建设的重要内容。结合大量实践，在本书编写过程中，经过理论提炼，本书创新性提出精益财经数字化转型五维工作模型（Analysis Restruction Data Intergration Application，Ardia）。五维工作模型主要包括业务分析、流程再造、数据治理、系统集成和管理应用（见图1）。该模型贯穿本书第二部分所有内容，是做好精益财经数字化转型的制胜法宝和关键所在。业务分析主要指的是对所涉及的业务进行全面分析，找出该业务与其他相关业务之间的区别与联系；流程再造主要指的是在进行充分的业务分析的基础上，梳理优化业务或管理流程，把流程再造为适合业务和管理需要的流程；数据治理主要指的是在业务分析及流程再造的基础上，对所涉及的数据来源、口径、归集规则、数据逻辑、数据传递等进行深度治理；系统集成主要指的是打破数据孤岛，实现所涉及业务及管理需要的系统之间的集成，在此基础上，产生所需要的高质量的业务及财务数据；管理应用主要指的是系统集成后所产生的业务及财务数据，要真正应用在管理上，才能实现数据的价值，从业务分析到流程再造到数据治理及系统集成这一系列的操作才更有价值，才能进一步提升管理的精益化。

本部分共有十二章，基于第一部分精益财经数字平台政策与理论，运用精益财经数字化转型实务五维工作模型，从资金流入手，从资源配置计划，资源流动的过程与结果，资源消耗的价格补偿，资产的日常管理规范，资源使用评价及发展趋势视角，实现医院资源、资产、资金的全流程数字化呈现与系统管控。从多个不同场景，具体阐述医院精益财经数字化转型实务，铸就医院管理新效能，促进公立医院高质量发展。

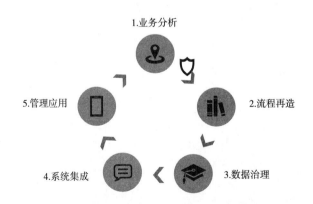

图1　精益财经数字化转型五维工作模型

（Analysis Restruction Data Intergration Application，Ardia）

第九章 门急诊服务费用监管体系设计要点

门急诊服务费用结算是患者门急诊就医流程的重要环节，是医疗机构将门急诊医疗服务业务通过数字化转型，以价格的形式形成资金流入，并对其进行监督和管理的过程。本章以优化门急诊患者注册登记身份确认、预约挂号结算、医疗费用结算服务流程，提升门急诊患者就医体验为出发点，提高门急诊医疗费用结算管理的精细化程度，进而提高门急诊医疗费用结算工作在医院精益财经工作中的作用，借助信息化技术手段，对门急诊服务费用监管体系的建立、目标和应用管理等进行阐述。

第一节 门急诊服务费用结算服务体系及管理目标

一、门急诊服务费用结算的相关定义及范围

门急诊服务指的是医疗机构在患者门急诊就医过程中提供的系列服务。按照患者的就医流程，门急诊服务通常包括注册登记身份确认、预约挂号费用结算、分诊及看诊、医疗费用结算、药品发放、检查化验及结果查询、治疗等（见图9-1）。

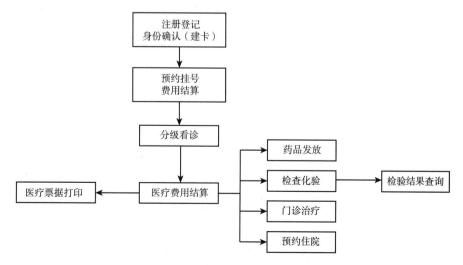

图9-1 门急诊患者服务流程图

门急诊服务费用结算指的是患者在门急诊就医过程中因接受医疗服务支付相关费用的行为。广义的门急诊服务费用结算包括注册登记身份确认、预约挂号费用结算、医疗费用结算三项工作，狭义的门急诊服务费用结算仅指预约挂号费用结算和医疗费用结算。

注册登记身份确认指的是患者接受门急诊服务前，需要按照实名制就医及医院各项业务管理要求提供必要的信息，取得就医凭证。

预约挂号费用结算指的是患者在接受门急诊医师诊疗服务前，结合自身的疾病特征选择对应的科室和出诊医师，选择就诊日期进行预约挂号并完成费用结算的过程。

医疗费用结算指的是患者在接受门急诊医师看诊后，需要接受药物治疗、检查、化验等其他医疗服务时支付医疗费用的过程。

医疗收费票据指的是非营利性医疗卫生机构为门诊、急诊、急救、体检等患者提供医疗服务并取得医疗收入时开具的收款凭证。医疗收费票据是会计核算的原始凭证，是财政、卫生、社保、审计、监察等部门进行监督检查的依据之一，也是按照国家有关规定申请医疗费用报销的有效凭证。

医疗费用资金指的是患者支付医疗费用的货币形式。

二、门急诊服务费用结算管理体系

门急诊服务费用结算管理体系包括注册登记身份确认体系、预约挂号费用结算体系、医疗费用结算体系、医疗费用资金管理体系、医疗票据管理体系（见图9-2）。

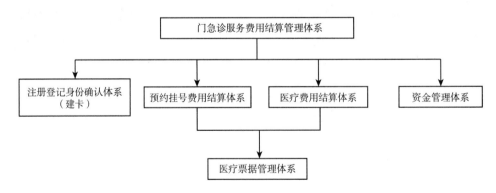

图9-2 门急诊患者服务费用结算管理体系

注册登记身份确认体系指的是为患者提供注册登记身份确认，取得就医凭证服务的途径和方式的集合。

预约挂号费用结算体系指的是为患者提供的门急诊预约挂号费用结算服务的途径和方式的集合。

医疗费用结算体系指的是为患者提供医疗费用结算服务的途径和方式的集合。

医疗费用资金监管体系指的是对患者以不同方式支付的门急诊医疗费用资金进行监

管的体系。

医疗票据管理体系指的是医疗机构对门急诊医疗票据开展的资产管理和为患者提供医疗票据服务的方式和途径管理。

三、门急诊服务费用结算的信息支持

门急诊服务费用结算体系信息化系统分为医院 HIS 系统及医疗保险服务平台。服务体系整合计算机网络系统、银医合作系统、物价系统、票据管理系统等，通过信息化技术开展多维度数据交换，实现门急诊服务各种信息的顺畅流通和共享，从而为实现医院精细化管理夯实基础。

区块链技术与大数据技术等实现医疗机构收费结算服务线上化、自动化，提高了工作效率与财务安全。涉及技术支持包含互联网分布架构、数据库技术、大数据存储及分析、数据加密传输、标准化技术等。

四、管理目标

（一）创新服务模式，优化流程，提高服务效率和服务质量

1. 强化信息化、网络化服务功能，以线下自助服务、线上自助服务为主的智能化服务模式替代非必要的线下窗口服务模式，既给予患者合理安排就医时间的高度自主选择空间，又压缩了患者的非诊疗时间，提高患者的就医效率和就医体验，同时还能减少线下服务窗口数量和人员配置，降低运行成本。

2. 优化服务流程，减少重复操作环节，比如整合不同环节的费用结算业务，在全部诊疗行为完成时一次性操作。

3. 以智慧化医院建设目标为导向，探索便于患者理解和操作的智能服务技术，比如借助语音导航服务技术减少患者的手工输入等，进一步提高患者的归属感。

（二）推动门急诊医疗费用结算及资金管理精细化管理目标的实现

通过充分完整地记录和呈现患者在接受门急诊服务过程中的信息，实现对门急诊医疗费用结算数据和资金数据的全流程监管，进而推动医院对门急诊医疗收入和资金的精细化管理目标的实现。

（三）为医院的整体运营管理提供支撑

门急诊医疗费用及资金管理数据是会计核算门急诊医疗收入、门急诊物价监督、门急诊医疗行为管理，医院整体医疗结构调整的重要依据和支撑。

第二节　注册登记身份认证管理及信息支持

一、注册登记身份认证的内涵

（一）注册登记身份认证的作用和目的

1. 确保医疗安全，保障患者权益及生命安全，按照实名制就医的要求，对患者身份信息进行确认。

2. 为应对就医过程中的突发事件，及时联系患者家属，需要采集患者及相关联系人的基本信息。

3. 为了确保患者医疗费用的正确结算，需要对患者的费用来源信息进行认证。

（二）注册登记身份认证的内容及就医凭证的形式

1. 注册登记身份认证的内容

包括患者的基本信息：姓名、性别、身份证号、出生日期、住址、联系电话；紧急联系人的基本信息：姓名、联系电话、住址等；患者的费用来源信息：自费医疗、公费医疗、医疗保险、异地医疗保险等。

2. 就医凭证的形式

患者完成注册登记身份认证后，即可获得包含本人信息的就医凭证。就医凭证通常包括：

（1）持身份证就医的，身份证号可作为患者就医的唯一识别码。

（2）持社会保障卡就医的，社会保障卡号即为患者就医的唯一识别码。

（3）未带身份证、社会保障卡的，医疗机构可为患者创建带有就诊码的纸质就诊卡或电子就诊码，作为患者的就医凭证。

二、注册登记身份认证流程及途径

（一）注册登记身份认证流程

在医疗机构门急诊初次就诊的患者，需要在指定的系统内按照要求填写患者本人基本信息、联系人信息和费用来源信息等，完成注册登记，生成相应的就医凭证。

（二）注册登记身份认证的途径

注册登记身份认证的途径主要包括：线上自助注册登记身份认证、线下自助设备注册登记身份认证和窗口人工注册登记身份认证。

1. 线上自助注册登记身份认证。开展线上服务的医疗机构，患者可通过具备网络功能的设备，进入医疗机构的 APP 客户端或者微信公众号，打开注册登记功能模块，按照要求逐步完成信息填报、系统校验、修改保存，完成登记。

2. 线下自助设备注册登记身份认证。患者可在线下自助服务设备上，进入注册登记功能模块，完成注册登记身份认证，流程同线上。

3. 线下人工窗口注册登记身份认证。对于行动不便的老年人等特殊人群，也可通过在线下人工服务窗口，由工作人员按照要求协助完成注册登记身份认证。

三、注册登记身份认证的信息支持

（一）注册登记身份认证系统的开发

1. 基本信息采集标准的确定。需要按照实名制就医、医疗费用结算、病案首页管理等要求设定需要采集的各类信息。

2. 需要按照不同人群的特点开发对应的服务模式，包括线上自助服务模式、线下自助服务模式和人工服务模式等。

3. 业务流程简单易操作，便于患者或工作人员快速、准确地完成注册登记身份认证。

4. 有效引导：与用户交互的提示语做到清晰明确，尽量在事前提示。

门诊患者注册登记身份认证服务示例见图 9－3。

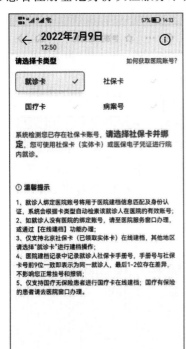
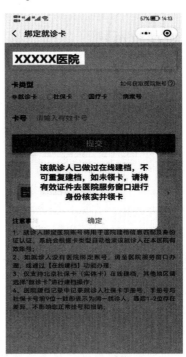

图 9－3　门诊患者注册登记身份认证服务示例

（二）技术支持

1. 从基础信息载体直接获取有效信息，减少手工输入。基础信息载体包括：有效身份证明（居民身份证、户口簿、出生医学证明、军官证、武警证、港澳居民来往内地通行证、台湾居民来往大陆通行证、护照）及其电子图片、社会保障卡等。需要提供关联系统之间的接口服务，包括医院 HIS 系统、自助服务系统、医院手机端应用系统、医保接口、身份证联网核查接口、银联身份证信息认证接口等。对应终端及设备的安装调试，包括：窗口计算机、自助机、手机、身份证阅读器、护照阅读器、社保卡读卡器等。

2. 提供关键信息校验功能。比如身份证号与性别、年龄的自动校验、手机号码位数的校验等。

3. 智能识别技术。比如通过人脸识别技术，自动获取各类信息载体上的有效信息。门诊患者注册登记身份认证流程见图 9-4。

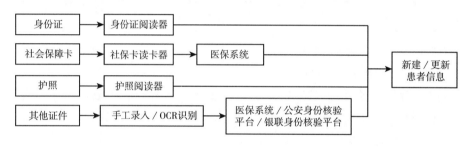

图 9-4　门诊患者注册登记身份认证流程

四、管理应用

1. 记载了患者各类信息的就医凭证是患者后续就医的身份证明，专科系统、费用结算系统、药品发放系统、执行科室业务系统等可通过读取就医凭证，获取患者的基本信息，同时将本系统的业务发生情况反馈至就医凭证，从而形成患者在门急诊就医的全过程信息集合。

2. 患者如需接受住院治疗服务，住院业务系统还可通过就医凭证直接调取患者的基本信息和门急诊的就医信息，为住院患者的病案首页提供信息来源和住院科室制定治疗方案提供参考依据。

第三节　门急诊预约挂号费用结算、管理及信息支持

一、预约挂号费用结算模式

预约挂号结算模式包括：线上预约挂号结算、114 电话预约线下结算、线下自助设备预约挂号结算、窗口人工挂号结算。

（一）线上预约挂号结算

患者完成注册登记身份认证后，直接进入线上挂号预约系统，分别选择就诊科室、就诊医生和就诊时间，确定后进入支付界面，选择支付方式完成支付。系统提示预约挂号结算完成，并形成电子结算凭证，结算凭证信息通常包括患者的基本信息、费用来源信息、就诊科室、就诊医师、就诊时间、支付方式等信息。

（二）114 电话预约线下结算

患者通过拨打城市服务热线电话 114，提供简单的个人信息如姓名、电话，预约拟就诊医疗机构指定医师和时间的号源，预约完成后 114 通过短信平台发送预约信息，患者凭预约信息至医疗机构完成注册登记身份验证，在人工窗口进行费用结算，取得挂号凭证。因流程较烦琐，此模式通常只被老年患者或其他不习惯网络预约操作的患者所采用，推广率较低。

（三）线下自助设备预约挂号结算

对于未经预约直接来到医疗机构的患者以及已经看诊需要后续复诊的患者，还可以通过线下自助设备进行预约挂号结算。操作时，进入挂号模块，按照费用类别分别读取社保凭证或其他就医凭证，确定预约号源，进入结算界面，选择支付方式，完成支付，打印挂号凭证。

（四）人工窗口挂号结算

以北京为例，2020 年 3 月 16 日起北京市全面取消非急诊现场挂号以来，医疗机构线下人工窗口预约挂号服务日渐减少。但同时，为了保障老年患者及行动不便的特殊人群就医服务质量，医疗机构依照便民服务政策要求，单独设立老年及特殊人群挂号服务窗口，由工作人员在挂号系统内完成挂号结算操作。

急诊患者因其就诊均为临时性行为，且按照医政管理要求，患者需先经过护士分诊后，方可确定是否进行挂号，医疗机构可通过在护士分诊环节开发现场预约号源程序，患者自助完成费用结算的模式完成挂号及费用结算，或直接采用人工窗口挂号结算服务模式。

（五）其他模式

除了以上四种常用的预约挂号结算服务模式外，对于少数未预约挂号，确需及时看诊的门急诊患者，医师还可以在医生工作站为患者现场预约号源，患者通过自助设备、线上费用结算系统、线下人工服务窗口完成现场预约挂号费用结算。

二、预约挂号费用支付方式及适用场景

随着银医合作的深度融合，医疗机构为患者提供的费用结算支付方式也越来越多，

包括现金、银行卡、微信、支付宝、支票、汇票、记账等，医疗机构及患者可根据实际情况，结合服务模式选择合适的支付方式。各种支付方式的适用场景具体情况如表 9 - 1所示。

表 9 - 1   预约挂号途径及费用支付方式一览表

服务模式	支付方式	是否限定用途
线上自助服务	微　信	否
	支付宝	否
	银行卡	否
线下自助设备	微　信	否
	支付宝	否
	银行卡	否
	记　账	是
人工窗口服务	现　金	否
	微　信	否
	支付宝	否
	银行卡	否
	支　票	是
	汇　票	是
	记　账	是

支票、汇票、记账等支付方式，因其资金无法及时到账，存在一定的资金管理风险，医疗机构在提供此类结算支付方式时需根据自身的资金损失风险承担能力进行选择。

三、预约挂号结算的内控管理

预约挂号结算过程中的风险主要包括未挂号结算看诊、一个号源不同时期内重复看诊、看诊后退号退费、免费或低标准号源等造成门急诊医疗收入损失。对上述风险的管控主要包括如下几点。

（一）未挂号缴费无法看诊

对于未预约挂号缴费的患者，医师看诊时将无法调取患者的基本信息，无法编辑诊断结论并开具医嘱处方。

（二）限定号源的有效期

对于同一个号源，在不同时间内重复使用的情形，可根据管理需要，在系统内设定号源的有效期，比如 7 天有效、14 天有效，超过规定有效期限，看诊医师将无法调取号源信息进行诊疗活动，开具医嘱处方。

号源有效期的修改权限必须由业务主管部门，通常为门诊部专人负责，信息技术人员不得私自更改。

（三）已看诊的号源不得办理退费

管理部门需要制定退号管理制度，确定退号的情形及审批流程。通常情况下，已看诊的号源不得办理退费。患者申请退号退费时，系统自动识别是否已看诊，即医师是否已录入诊断、开具医嘱处方。

（四）特殊号源的管控

通常情况下，除了按照规定标准设置号源外，为了应对特殊医疗事件，医疗机构还会设置特殊的号源，比如零元号等免费或低标准号源。

对此类特殊号源的管控，主要是通过明确低标准号源的用途并将其嵌入系统，临时特殊号源抽查审批备案手续是否齐全，长期使用的特殊号源，做好日常监督检查等措施进行管控。

四、预约挂号费用结算的信息支持

（一）预约挂号费用结算系统及流程设计

预约挂号费用结算系统主要分为预约系统和结算系统，应包括操作指南和与预约挂号相关的重要信息提示，分别为《挂号须知》、挂号信息查询、费用结算、结算信息查询模块。

挂号信息包括出诊科室、出诊医师、出诊医师职称、医师专长介绍、出诊时间、出诊号源级别及医事服务费标准、是否有剩余号源及剩余号源数量等。

结算信息结果包括患者姓名、联系电话、就诊凭证号码、就诊科室、就诊医师、就诊时间、就诊地址等。

门诊患者线上预约挂号流程如图 9 − 5 所示。

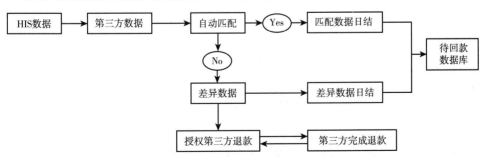

图 9 − 5　门诊患者线上预约挂号流程

（二） 预约挂号费用结算系统的设计要点

1. 预约挂号费用结算系统包括预约系统、结算系统，同时还需要与医师出诊排班系统、医疗保险服务平台、物价系统、支付系统、医疗票据系统等进行信息交互，包括从排班系统获取出诊科室、出诊医师、出诊时间、出诊号源级别信息；从物价系统获取医师服务费标准；连接医保结算服务系统进行费用分割；连接不同的支付系统完成费用支付；连接票据管理系统生成医疗票据信息。

2. 支持预约挂号费用管控需求。

3. 支持不同口径的预约挂号费用结算数据查询统计。

五、管理应用

1. 医事服务费汇总表为会计核算门急诊医事服务费收入提供账务处理依据。

2. 门急诊业务量报表为编制门急诊业务量、门急诊次均费用、门急诊医疗收入提供依据，为本年度门急诊预算执行情况提供数据。

3. 门急诊挂号量明细表，为管理科室及医师出诊情况提供数据支持。

第四节　门急诊医疗费用结算、管理及信息支持

一、门急诊医疗服务费用结算模式

现行的医疗服务费用结算模式主要包括线下人工窗口收费、APP、小程序、公众号等线上自助缴费和线下自助设备缴费三种模式。

（一） 线下人工窗口收费

患者就诊后，持就诊凭证直接至人工收费窗口办理结算。在信息化程度较低的情况下，医疗机构的收费服务主要通过该模式完成。优点是患者可以与收费人员直接对话，对费用的相关问题能及时解决。缺点是需要到窗口排队等候，时间成本较高，灵活性较差，患者满意度不高。

（二） APP、小程序、公众号等线上自助缴费和线下自助设备缴费

具备 APP、小程序、公众号等线上缴费和线下自助设备缴费服务功能的医疗机构，患者可在移动设备上或者线下自助设备上自助完成缴费。优点是无须至窗口排队等候，很大程度上缩短了非诊疗等候时间，提高了患者的就医效率和就医体验，同时也改善了医疗机构门急诊的就医环境。缺点是受政策和信息技术限制，线上或线下自助设备缴费

功能有时无法完全覆盖所有业务类型，部分业务仍须到窗口完成，比如需要使用现金支付的缴费业务等。

二、门急诊医疗服务费用结算方式

患者的医疗费用来源不同，医疗服务费用结算方式不同。患者的医疗费用来源包括：自费医疗（含公费医疗、医保非实时结算）、医保实时结算、商业保险等。

（一）自费医疗费用结算方式

自费医疗患者的医疗费用需要患者全额结算。其中公费医疗患者可持全额结算的医疗票据、处方等回单位进行报销，未实时结算的医保患者，可持全额结算的医疗票据、处方等到参保地医疗保险机构进行报销。

（二）医保实时结算方式

患者插入社保卡或扫描电子码，结算系统即可直接连接到本地医疗结算系统或通过国家医疗保险服务平台连接到患者参保地医疗保险结算系统进行费用分割，患者按照费用分割结果支付由患者个人承担的部分，其余由医疗保险基金承担的费用，则由医疗机构先行垫付，再按照规定程序与医疗保险基金统一结算。

（三）商业保险结算方式

商业保险患者在具备商业保险直接结算方式的医疗机构就医时出示商业保险承保机构提供的保函，医疗机构审核保函，在承保范围内提供垫付服务，后按照合同约定期限与商业保险承保机构进行结算。对于已提供在线直接结算服务的医疗机构，可通过直接连接承保机构费用审核系统申请在线支付，商业保险承保范围外的医疗费用由患者自行结算。

三、门急诊医疗服务费用支付方式

通用的医疗服务收费支付方式包括：现金、银行卡、微信、支付宝、支票、汇票、记账、数字人民币等。

四、门急诊医疗服务费用结算流程

（一）医疗服务收费流程

患者在办理医疗服务收费结算时，系统自动连接业务系统获取待结算处方信息，连接物价系统获取价格信息，连接医疗保险服务平台进行费用分割，按照患者选择的支付方式，连接支付系统完成结算，连接医疗票据系统生成医疗票据信息（见图9-6）。

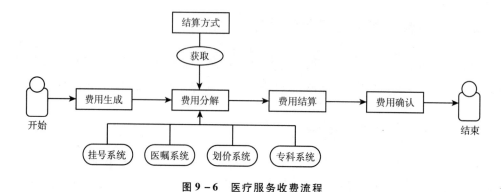

图9-6 医疗服务收费流程

（二）医疗服务退费流程

患者在提出医疗服务退费申请时，须满足医疗机构退费管理规定的相关条件，未打印医疗票据的，可通过在线申请退费，相关审核人员在线审核后，通过信息系统办理退费，退费金额通过原路退回方式，退回原缴费账户（见图9-7）。已打印医疗票据的，通常需要持医疗票据、缴费凭证等相关资料至人工窗口办理退费手续。

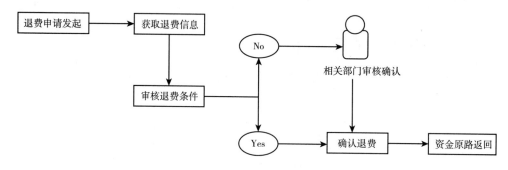

图9-7 医疗服务退费流程图

五、门急诊医疗服务费用结算体系的信息支持

医疗服务费用结算体系除了结算主体系，结算过程中还需要与专科系统、物价系统、医疗保险服务平台、票据系统、支付系统进行数据交换，信息系统需要按照医疗服务费用管理的流程，对费用的形成、分解、结算到确认等各个环节进行设计和支持。

（一）费用生成环节

减少人工录入，快速、准确地生成医疗服务费用。专科系统支撑，在部署了临床专科系统的情况下（血液透析系统、放射治疗系统、物理康复系统等），费用的产生应由专科系统直接触发，根据临床实际治疗计划及治疗方案，触发 HIS 自动生成医嘱及费用。

（二）费用分解环节

自动调取医疗保险服务平台分解数据（公费医疗、商业保险、自费患者不涉及）。

（三）费用结算环节

支持多支付方式。MIS 系统等相关系统支撑，减少人工操作差错率。

（四）费用确认环节

执行科室实际进行操作时触发费用确认。如药房发药、检验样本核收、检查出报告等环节，终端科室在发生上述动作时，使用的系统可调用费用确认接口，自动进行确认。

（五）费用回退环节

支持医疗退费系统控制，对于不符合退费标准的操作进行拦截。

六、管理应用

1. 门急诊医疗费用汇总表为会计核算门急诊医疗收入提供账务处理依据。

2. 门急诊医疗费用数据为编制门急诊医疗收入预算提供参考，为本年度门急诊医疗收入预算执行情况提供基础数据。

3. 按收费项目统计的医疗收入数据为监测、管理门急诊医疗收入结构提供基础数据。为科室了解管理本科室门急诊医疗收入提供数据支持。

第五节　门急诊医疗收费票据系统、管理及信息支持

一、医疗收费票据的要素和形式

（一）门急诊医疗收费票据的要素

门急诊医疗收费票据要素包括票据基本信息栏、费用结算信息栏、其他信息栏、收款单位基本信息栏。

1. 票据基本信息栏。包括票据名称、财政监制章、票据代码、票据号码、交款人统一社会信用代码，通常为就诊凭证号码、交款人，通常为患者姓名、校验码、开票日期等。

2. 费用结算信息栏。包括项目名称、数量/单位、金额（元）、金额合计大写和

小写。

3. 其他信息栏。通常用来显示符合医保费用分割明细格式要求的费用结算信息，以及医疗机构根据管理需要标注的其他信息。

4. 收款单位基本信息栏。内容包括收款单位名称及印章、复核人、收款人。

（二）门急诊医疗收费票据的形式和获得方式

现行的医疗收费票据形式包括纸质医疗收费票据和电子医疗收费票据两种。

纸质医疗收费票据可通过人工窗口或自助发票打印机获取，电子医疗收费票据可通过电子票夹等小程序获得。

二、医疗收费票据的管理

（一）管理要求

医疗机构应对医疗收费票据设专人进行管理，负责医疗收费票据的申购、按票据发放点位或人员发放、对票据的使用情况进行跟踪管理、负责已使用票据信息的上传核销、作废票据的回收上缴等。

（二）管理流程及管控措施

1. 纸质票据的管理流程：按票据使用点位或使用进行系统申领、票据管理员审核发放、申领人核对系统票据号与纸质票据号无误、患者打印纸质票据时系统自动销号、纸质医疗票据加盖收费专用章生效。

2. 电子票据的管理流程：票据专管员通过财政票据管理系统集中申领电子医疗收费票据号段录入医疗机构的电子医疗票据系统、医疗收费结算完成时连接电子医疗票据系统获取电子医疗票据信息、电子医疗票据系统同时自动销号、患者申请电子医疗收费票据换打纸质票据时，电子医疗收费票据系统标注"已打印"字样。

3. 因各类故障形成的废票，系统做跳号操作，纸质票据标注"作废"字样上缴财政。

4. 票据系统日清日结。系统当前票据号与纸质票据号核对一致。

5. 定期盘点已领未使用医疗收费票据库存情况，并与系统票据库存情况核对一致。

三、医疗收费票据系统的信息支持

（一）医疗收费票据系统的功能开发

医疗收费票据系统需满足票据的领用、核销、预警、特殊事项处理等功能。同时还需要满足票据的内部控制管理要求。

（二）与其他系统的融合

在票据的使用和管理过程中，需要与费用结算系统进行结算信息的交互，形成票据的具体信息，需要与电子医疗收费票据系统进行信息交互，形成电子医疗票据信息，需要与电子医疗票据信息推送系统对接，将电子医疗票据信息推送给患者或家属。

四、管理应用

1. 电子医疗收费票据和自助发票打印功能的开发和推广，为患者提供了更加智能化的医疗收费票据服务，提高了患者的整体就医体验。

2. 医疗收费票据的全流程管理信息为会计核算门急诊医疗收费提供高质量的原始凭证，也为财政、卫生、社保、审计、监察等部门对医疗机构开展监督检查提供依据。

第六节　门急诊医疗费用资金监管体系及信息支持

一、医疗服务资金的内涵及管理目标

（一）医疗服务资金的内涵

门急诊医疗服务资金指的是医疗机构在为患者提供门急诊医疗服务过程中，患者以不同资金形式支付的医疗服务费用，以及医疗机构为开展门急诊医疗费用结算工作所使用的备用金。

按照形成医疗服务资金的环节，门急诊医疗服务资金包括医事服务费和医疗费用；按照支付形式分类，包括现金、银行卡资金、微信资金、支付宝资金、支票、汇票、记账待收资金；按照资金来源分类，包括个人支付资金（含个人全额支付后申请报销的资金）、医保支付资金、商业保险机构支付资金、财政支付的资金等。

备用金包括现金和其他形式的货币资金。

（二）医疗服务资金的管理目标

在资金的形成过程中，会形成资金的数据流和实物流，原则上，资金的数据流和实物流是一致的，不一致被认为是异常，应及时发现并处理。因此，对资金的管理，既需要对资金的数据流和实物流分别进行管理，又需要将其二者进行综合管理，确保其一致性。

二、医疗服务资金的管理流程

（一）现金的管理流程

1. 日清日结。结算系统对现金收支情况进行日清日结，汇总现金余额，与实物现

金核对一致后按规定手续缴存银行。

2. 不定期抽盘和定期全面盘点。门急诊部门内部开展不定期抽盘，会计核算部门开展全面盘点。

（二）微信、支付宝、银行卡资金的管理流程

1. 日清日结。结算系统、微信、支付宝、银行卡等支付系统每日固定时间进行日结，以结算账户（窗口、自助机登录账户）为单位，按照支付方式形成日结表。

2. 结算系统数据和支付系统数据通过人工核对或系统自动核对，发现异常及时处理。

（三）支票、汇票的管理流程

1. 审核支票、汇票票面信息的完整性和准确性，时间的有效性，连同日结表提交会计核算部门办理收款手续。

2. 建立支票、汇票备查制，及时关注资金回款情况，包括回款时间、回款金额。

（四）记账及医保资金管理流程

1. 常规的记账业务，结算系统日清日结，留存医疗票据，按往来资金进行会计核算。对资金回流情况进行跟踪管理，定期催缴。

2. 特殊的记账业务，审核审批手续的完整性，明确责任人，超过规定时间未追回的，按照医疗欠费管理办法进行处理。

3. 医保垫付资金，按日上传医保申报系统，按日核对结算系统和上传数据的一致性，异常情况及时分析处理，跟踪申报数据的审核、资金支付情况。定期核对资金回流和申报数据、系统支付数据，对异常数据进行分析处理。

三、备用金的管理流程

（一）现金备用金的管理

为确保线下窗口收费结算工作的顺利开展，通常采取备用金模式，主要用于零钱兑换、费用结算过程中的现金支付找零。

现金备用金管理执行申请制，按照规定审批流程办理申领手续，日常管理中，执行日清日结、定期盘点、不定期抽查制度。

窗口收费人员按日结算，将除医疗收费产生的现金全部存入银行，只保留备用金。对于长期未使用的备用金，应及时办理上交注销手续。

（二）其他资金形式的备用金的管理

随着线上支付方式的不断推广，医疗机构在办理退费时，为确保退费资金的安全，

均采取原路退回方式。因此，可能存在线上支付账户资金池余额不足问题，须采用备用金模式预留一定额度的资金用于办理原路退回的退费业务。

其他形式的备用金，需要结合医疗机构的业务规模，合理估计备用金数额，按照规定审批流程办理申领手续，日常管理中，同样执行日清日结、定期盘点制度。

四、医疗服务资金监管体系的信息支持

（一）资金管理系统的设计

资金管理系统包括结算系统和资金到账确认系统，通常依托于 HIS 系统、医疗保险服务平台、支付系统等。各个系统之间互联互通，通过数据交换形成资金的数据流和实物流。

（二）资金管理系统的功能设计及信息支持

1. 结算系统进行费用结算时，系统自动形成结算金额或从医疗保险服务平台接收费用分割数据，患者自付费用提示患者完成缴费操作，医保基金支付费用进入资金垫付系统。

2. 支付系统应能直接接收结算系统提交的结算金额，并按照对应的结算方式自动完成结算，结算完成自动将结算信息反馈至结算系统。

3. 医疗保险服务平台接收结算系统反馈的医保费用信息，通过系统自动上传或人工上传方式，上传至医保申报系统，进入申报和医保资金支付流程。

4. 结算系统数据与支付系统数据、医保系统上传数据按日核对，形成核对报表并对异常数据进行预警。

5. 结算系统数据与资金到账确认系统数据进行核对，形成核对报表，对未及时回流资金数据进行预警。

五、管理应用

1. 对医疗服务资金全流程管理，为患者的合法权益提供保障。通过资金管理发现的多收或重复收取患者资金能够及时退还患者。

2. 能够为门急诊医疗收入资金的完整性、资金回流的及时性提供分析依据。有利于加强门急诊应收医疗款的管理。

3. 对门急诊医疗收入资金的管理，可以为医院合理规划资金用途，提高资金使用效率提供依据。

第十章　住院服务费用监管体系设计要点

住院服务费用结算是患者住院就医流程的重要环节，是医疗机构将住院医疗服务业务通过数字化转型，以价格的形式形成资金流入，并对其进行监管和管理的过程。本章以优化住院患者预交金收取、住院费用结算服务流程，提升住院患者就医体验，提高预交金和住院医疗费用结算管理的精细化程度，进而提高住院医疗费用管理工作在医院整体运营管理工作中发挥的作用为出发点，借助信息化技术手段，对住院预交金、住院医疗费用结算监管体系的建立、目标和应用管理进行阐述。

第一节　住院患者费用结算服务体系及管理目标

一、住院服务费用结算的相关定义及形式

住院服务费用结算指的是患者在住院过程中因接受医疗服务支付相关费用的行为。费用结算采用预付制形式，即患者在入院初期缴纳一定数量的医疗预付款，出院结算时根据患者自付金额部分进行多退少补。

二、住院服务费用结算体系

住院服务费用结算体系是医疗机构在患者住院治疗过程中提供的系列服务。是由住院患者信息登记采集体系、预交金管理体系、住院费用管理体系、出院结算体系、医保结算体系、住院费用查询统计体系等组成的业务综合系统（见图 10 - 1）。

（一）患者住院身份登记确认

患者接受住院治疗服务前，需要按照实名制就医要求及病案首页要求提供患者及联系人的相关信息，完成病案信息集成。

（二）患者预交金收取

参考患者保险待遇及患者病情，按一定比例收取患者住院期间的医疗预收款。

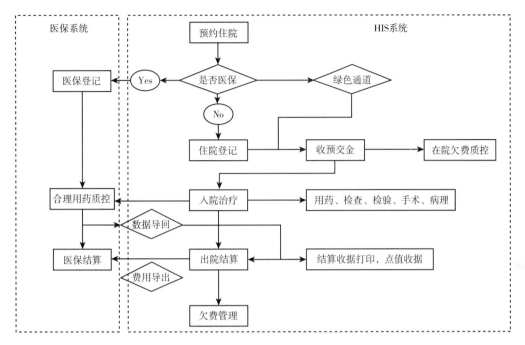

图 10 - 1 住院服务费用结算体系构成

（三）患者住院费用采集管理

患者住院期间所发生的医疗费用的采集和管理。

（四）患者费用结算及票据管理

患者出院后，对其所有的住院服务费用办理汇算清缴，打印结算医疗收据及费用清单的过程。

三、住院服务费用结算体系的信息化支持

同门急诊服务费用结算体系相同，住院服务体系信息化系统分为医院 HIS 系统及医疗保险服务平台。同时需要整合计算机网络系统、银医合作系统、物价系统、票据管理系统等，通过信息化技术开展多维度数据交换，实现医院的人、财、物等各种信息的顺畅流通和共享。

随着住院服务费用结算模式的不断深化，同样需要区块链技术与大数据技术的支持。

四、管理应用

（一）创新服务模式，优化流程，提高服务效率和服务质量

强化信息化、网络化服务功能，以线下自助服务、线上自助服务为主的智能化服务

模式，替代非必要的线下窗口服务模式，提高患者的就医效率和就医体验，同时还能减少线下服务窗口数量和人员配置，降低运行成本。

（二）推动住院医疗费用结算及资金管理精细化管理目标的实现

通过对住院预交金、住院期间医疗费用、出院费用结算和住院费用资金的全流程管理，推动医疗机构对住院医疗收入和资金精细化管理目标的实现。

（三）为医院的整体运营管理提供支撑

住院医疗费用及资金管理数据是会计核算住院医疗收入、住院医疗服务物价监督、临床科室住院医疗行为管理，医院整体医疗结构调整的重要依据和支撑。

第二节　患者住院登记信息采集体系及信息支持

一、住院登记信息采集管理的范畴

（一）普通患者入院登记信息采集管理

符合入院条件的患者，持门急诊开立的预约住院单办理住院登记业务。医疗机构需要对患者的预约住院信息进行核对确认，包括患者基本信息、身份及费用类别等。

（二）特殊人群入院登记管理

除普通患者外、担保患者、应急救助患者、突发公共事件患者等特殊人群办理入院时，需要对入院患者的身份进行识别登记，以便后续执行对应的管理流程。

住院登记信息采集系统除常规的信息采集登记功能外，还可根据医疗机构自身的管理需要开发对应的功能，比如为了加强医疗欠费管理，可采集患者历次住院费用结算信息，对存在欠费未结算记录的进行预警等。

二、住院登记信息采集模式及信息化支持

（一）自助登记信息化采集

符合办理入院手续的患者，可在 APP 程序中自行填写完成基本信息采集登记。患者登记完成后反馈患者及拟住院科室、床位等相关信息，确认后进入预交金缴费环节。

（二）智能登记信息化采集

在采集患者住院信息时还可采用智能服务技术，比如借助语音系统辅助患者办理住

院登记业务。系统通过语音识别技术实现医患交流内容的录入工作，通过患者电话口述，系统关键词的提取记录采集内容。在语音识别过程中，信息化支撑应考虑系统识别准确度及安全性。多维度处理方式可增加办理效率，降低人力成本。

（三）线下人工登记信息化采集

对于老年患者或行动不便的特殊人群，可保留少量的人工登记服务窗口，由工作人员协助完成登记信息采集工作。信息系统应提供从信息载体自动读取有效信息的功能，包括从身份证、护照、社保卡等有效证件直接读取有效信息，简化操作流程，提高服务效率。

三、管理应用

1. 住院信息登记是确定患者预交金额度、治疗方案制定和住院费用结算的基础。在全民医保的大环境下，医疗保险种类不同，患者享受的保险待遇不同，医疗费用结算方式也不同。

2. 住院信息登记是住院医疗收入账务处理、资金管理的基础。

第三节　住院患者预交金管理及信息支持

一、住院预交金管理模式

（一）住院预交金管理内涵

住院预交金管理包括患者入院时预交金收取、住院期间预交金补缴、出院结算时剩余预交金的返还，以及预交金的日常管理。

（二）住院预交金管理形式及支付方式

1. 患者缴纳住院预交金可通过线上 APP、线下自助设备、线下窗口等途径办理预交金缴纳、补缴和返还业务。

2. 患者办理预交金缴纳业务可选择现金、支票、汇票、银行卡、微信、支付宝、自助机、APP、数字人民币等多种支付方式，办理预交金返还坚持原路退回原则，特殊退还资金执行审批手续。

二、住院预交金管理信息化支持

1. 住院预交金系统应能满足患者的预交金收取、补缴、返还，查询，以及医疗机构对预交金的日常监管功能。

2. 为了提高预交金办理业务的工作效率，减少人工操作，应支持从其他业务系统直接获取信息。包括从信息登记系统获取患者基本信息及需要缴纳的预交金数据、从医疗业务系统获取预交金的使用情况及费用明细，与支付系统对接完成预交金的支付及返还，从票据管理系统获取票据号等。

3. 支持多种业务办理模式和多种支付方式。从长期发展趋势看，应以线上自助、线下自助为主，线下人工窗口为辅的预交金办理模式，同时支持多种支付方式。缴费形式支持刷卡识别、NFC 接触识别、扫码识别、人脸识别等。在信息化电子预交金环节，须考虑按财政政策要求制作电子接口，上传患者预交金信息，包括交易时间、支付方式、交易金额等，在预交金收、退成功后生成电子预交金收据。患者可在政府网站上实时查询打印，或在手机端微信、支付宝电子票夹内实时查询下载。

4. 满足预交金的日常监管需求，包括日清日结、提供多口径日结报表、交易查询等。

三、管理应用

1. 多途径多形式的预交金服务模式，是优化住院患者就医流程、提高服务质量和服务效率的重要途径。

2. 住院预交金是医疗机构住院医疗收入资金的主要来源，对住院预交金实现全流程的精细化管理，是确保医疗收入资金安全、完整、及时流入医疗机构资金账户的重要基础。

3. 住院预交金管理数据有助于促进住院患者医疗费用管理，尤其是医疗欠费管理。

第四节　住院费用管理及信息支持

一、住院费用管理定义

住院费用指患者住院期间所发生的相关医疗费用。住院费用管理包括住院费用的产生、确认、退还、查询等。住院费用产生与医嘱联动，医生开立医嘱的同时调取物价项目形成待确认医疗费用，医嘱执行时同时确认医疗费用。住院费用产生流程见图 10-2。

二、住院费用的管理

（一）住院费用的产生、确认及退还

1. 住院费用的产生。住院费用按医嘱执行时限分为临时医嘱、长期医嘱、带药医

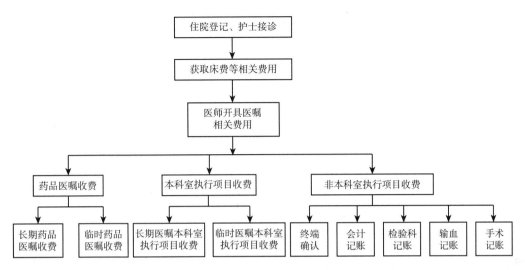

图 10 - 2 住院费用产生流程图

嘱，按医嘱项目性质分为药品类、检查类、检验类、处置类、材料类、嘱托类、输血类、其他类。医师开了医嘱的同时，形成对应的住院费用项目。

2. 住院费用的确认。医嘱执行的同时，系统自动确认住院费用。

3. 住院费用退还。是费用产生和费用确认的逆流程，除特殊情况外，已经执行的项目不允许进行费用退还，确实需要退还的，需先取消医嘱执行，退还的费用应做到谁确认谁审核。

（二）住院费用的查询统计

患者及家属可通过患者病案号、住院流水号查询患者住院期间的医疗费用。支持多口径统计查询方式，包括按费用类别、费用状态、费用日期等进行统计查询。医师可通过医生工作站查看在院患者的医疗费用发生情况。

（三）住院费用的欠费管控

医疗机构应及时关注患者住院期间医疗费用的发生情况，对医疗费用发生额超过预交金数额的，应采取管控措施，包括催缴及其他管控措施。

三、住院费用管理功能信息化支持

（一）住院费用管理流程的信息化支持

通过与物价系统、医疗业务系统、检查系统等直接的数据交换，自动完成住院费用的生成、确认。患者住院费用采集工作应以医嘱系统为记账依据，信息系统后台无感生成患者费用。医嘱执行单应做到每班核对、每日核对，检查治疗期间医嘱开立、项目查对、耗材计数等数据一致。

（二）住院费用的质控支持

1. 合理用药质控。信息化支撑应考虑患者住院期间合理用药及适应证用药，按医保政策要求给予医师正确提示，从而减少医保垫付资金拒付现象。医师在开立用药医嘱时应按患者病情录入疾病诊断信息，信息系统以标准 ICD 字典选取记录患者次要诊断信息，为患者结算时 DRG 合理入组提供重要依据。

2. 医保规定监督。医师应按照医保药品目录中适应证用药说明给予患者合理治疗。超出适应证范围应勾选医保外用药，医生工作站应判断药品目录适应证标识给予医师信息提示，辅助医师医嘱开立。出院结算时信息系统应再次质控确认此环节无误，再判定患者医保结算费用导出。

（三）住院费用的欠费管控支持

1. 医生工作站患者界面提供患者费用发生情况，超过预交金数额的，进行预警提示，科室及时提醒患者补缴预交金。

2. 根据医疗机构欠费管理需要，对超过规定时限未补缴预交金的，系统应支持进一步的管控需求。包括管控患者自费用药的使用、非医疗必须辅助用药等使用限定。

四、管理应用

1. 住院费用的查询功能，方便患者及时了解住院费用的发生情况并完成费用补缴。

2. 住院费用的数据是确认住院医疗收入的账务处理基础，同时也是临床医技科室形成本科室收入数据的基础。

3. 住院费用项目数据可以为医疗机构分析调整住院收入结构，药品、耗材等成本管控提供基础数据。

第五节　住院费用结算管理及信息化支持

一、住院费用结算管理定义

住院费用结算管理包括患者出院结算、中途结算、结算召回等。

二、出院结算服务模式

出院结算服务模式包括线上自助结算、线下自助设备结算和人工窗口结算模式。

（一）线上自助结算

患者或家属可通过线上 APP 系统查询患者费用信息，确认无误的情况下，完成费用补缴或剩余费用原路退回，系统自动生成住院费用清单、电子医疗票据等结算信息。

（二）线下自助设备结算

患者或家属可通过线下自助设备完成出院结算，流程同线上自助结算。患者还可通过线下自助设备打印费用清单、医疗票据等。

（三）其他

行动不便或办理特殊出院结算业务的，比如现金业务、召回业务等，可选择线下人工窗口服务。

三、出院结算流程

对于符合出院条件的患者，临床科室为其办理出院登记信息，出院结算系统接收出院登记信息，按患者身份类别分类结算。出院结算系统以临床科室登记出院时间计算患者住院费用总金额。

（一）非医保患者结算

系统自动比对患者缴纳的预交金合计数与患者医疗总费用形成应收、应退金额。按照选择不同的支付方式完成应收金额的支付，非现金应退金额由信息系统按预交金收取时间顺序触发原路返回接口为患者办理退款业务，系统记录退款金额、支付方式、交易时间、经办人（或设备 ID）、业务流水号等交易信息，提示交易成功，形成电子住院医疗收据及费用清单，窗口结算模式下可直接打印住院医疗收据及费用清单。

（二）医保患者结算

医保类患者结算需通过医疗保险服务平台对患者的住院医疗费用进行费用分割，分别确定医院垫付医保支付金额及个人自付金额，住院医疗费用结算系统再将患者已缴纳的预交金合计数与患者个人自付金额进行比对，形成应收、应退金额，收退款业务及打印结算收据业务同非医保类患者。

（三）住院费用中期结算

中期结算指的是对患者住院期间指定时间段发生的住院医疗费用或指定的项目收费进行结算。医生工作站发起中期结算需求，指定中期结算医嘱及对应的住院医疗费用，系统对按时间段结算的医嘱及对应的费用自动校验同期以小时、天为单位的物价项目是否超出中期结算天数，以及退费是否已确认，校验结果正常的，执行中期结算。

（四）出院结算召回

当患者出院结算完成后，因发现已结算住院费用错误、属性更改等需要重新结算时，需要撤销已结算操作，即结算召回，待相关事项调整完成后，重新办理结算。结算召回是出院结算流程的逆向操作流程。为确保医疗质量安全，医疗机构应加强临床科室医疗行为管理，严格控制住院结算召回业务的比率，确实需要办理结算召回的，应严格执行审批流程，未经审批，不得办理结算召回。

（五）出院结算日结

1. 窗口业务结算日结。结算人员于每日窗口结算业务完成后，按照支付方式执行出院结算日结，打印日结报表。日结报表记录当日全部已结算患者的住院总收入、预交金冲减金额合计、患者个人负担金额合计、医院垫付金额合计、保险折扣金额、实收款或实付款金额合计等。结算人员按照实收款、实付款金额合计数计算应上缴金额，核对无误后现金业务交专人复核存现，其余支付方式转交会计核算人员进行账务处理。

2. 自助结算业务系统由系统自动完成日结操作。T + 1 个工作日或规定的其他时限内，由专人负责打印日结报表，并将其与支付平台的支付数据进行核对，对异常账及单边账进行分析并按照规定流程进行处理，核对完成后提交会计核算人员进行账务处理。

（六）未结算患者的管理

出院未结算患者应按照规定定期报送会计核算部门进行账务处理，并在结算系统内进行标识。已标识上报患者办理结算时，系统自动识别上报标识，冲减已上报欠费、余款信息，并在日结报表中单独列示冲减信息，会计核算部门据此调整账务。对于按照规定，满一定自然年仍未结算的欠费患者，执行规定审批手续后，会计核算部门按照坏账进行处理，结算系统同步办理结清。

四、出院结算管理信息化支持

（一）患者出院结算总费用的确认

支持以患者住院期间医嘱计费系统为基础，医嘱计费遵从物价数据库维护信息以及医保数据库维护信息进行系统对照。以国家标准码贯标要求为唯一信息，进行 HIS 接口颗粒度标准改造。

（二）未结算欠费管理预警与管控

支持建立各种原因导致患者欠费离院的欠费管理体系。患者在离院时按警戒线预警金额预估算患者自付金额，在出院登记环节质控临床科室催缴住院欠费。特殊情况应在系统中加注欠费情况说明，相关负责人审核通过方可办理出院登记。

（三）结算前的费用质控

系统支持住院计费、确定、费用导出时进行智能判断并对异常情况进行提示和拦截。例如："一次性输血器不在医保目录内，无法结算"等。系统自动计算患者住院天数，统计住院期间以"小时、天"计价的物价项目，其合计天数应小于等于患者住院天数，不符应给予提示信息。计费遵循"三单一致"原则，主管医师开单医嘱、患者享受医疗服务费用计价、医技科室及临床科室计费确认口径保持一致，在结算前应系统判断费用记账情况，确保"三单一致"，对三单不一致及科室未确认的退费给予系统提示。

（四）结算模式多样化，支付方式全覆盖

患者出院结算应支持多渠道办理途径。患者可通过线上 APP、线下自助设备完成出院结算，特殊结算业务可通过线下窗口完成。支持现金、银行卡、微信、支付宝、数字人民币、支票、汇票等通用支付方式。

五、管理应用

1. 出院结算流程的优化，是提高住院业务服务质量，提升患者住院诊疗体验，降低运行成本的重要举措。

线上、线下自助结算模式节约了患者的非诊疗时间，提高了结算效率。自助费用查询服务，方便了患者及其家属对住院医疗费用的实时掌握。同时减少了线下窗口及人员的配置，降低了运行成本。

2. 出院结算的精细化数据是准确核算住院医疗收入、编制住院医疗收入预算的基础，同时为住院医疗成本的分析提供参考，为住院医疗物价项目执行情况的监督检查提供依据。

3. 出院结算数据是对住院医疗业务的数字化展现，为医疗业务结构的调整和优化决策提供支撑。

住院医疗票据的管理与信息化支撑与门急诊医疗票据的管理及信息化支撑基本相同，在此不再阐述。

第六节　资金管理流程与信息化支持

一、功能定义

医院资金管理应用于患者支付方式资金核对及医保垫付资金回款情况的资金核对。

在核对过程中应加密签名认证，保障账单的真实有效不可被篡改，对账应包括个人付费对账、医保付费对账及商保付费对账。患者资金对账架构图如图 10 - 3 所示。

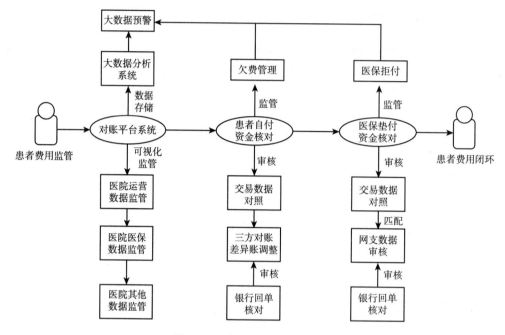

图 10 - 3　患者资金对账架构图

二、个人支付方式对账

（一）个人支付方式对账功能定义

个人支付方式对账是指患者个人自付部分金额的收退业务核对。以收款员日结报表为核对基准，分不同支付方式进行核对，支付方式分为现金、支票、汇票、银行卡、微信、支付宝、刷脸付、自助机、APP、数字人民币等（见图 10 - 5）。

（二）个人支付方式对账核对

现金类支付方式随窗口日清日结进行核对。非现金类支付方式对账管理应用系统应自动从 HIS 和第三方支付渠道下载上一工作日日结信息并与第三方支付账单进行系统逐一比对，系统提示显示差异账及单边账，由人工判断处理对账差异。同期应汇总各支付收款渠道银行开户信息，按银行回单账户进行分类管理，将已处理完毕差异的三方账单按支付方式分类，与银行回单进行核实确认，确认无误后进行会计记账处理。

（三）POS - MIS 系统对账核对

医院 POS - MIS 系统对账需要自动读取设备在交易过程中直接读取 HIS 接口信息，

改变收费员一边操作 HIS 系统一边操作 POS 机交易的现状。通过信息化网络连接 MIS 返回交易数据保存至 HIS 系统，HIS 系统保存交易金额、交易流水号、业务流水号、交易时间等关键交换信息，从而实现前台收费窗口各项费用收、退业务自动化与信息化，并提高了安全性。

医院 POS – MIS 对账应建立交易明细对账制度，核对 MIS 渠道银行卡、扫码付（微信、支付宝）等支付方式。由银行或第三方代理机构提供商户交易明细查询终端，通过登录终端查询、导出下载患者交易信息，与 HIS 系统记录收入报表进行核对，信息系统显示差异账移交人工处理。在保存 HIS 信息时应逐条记录交易记录，区分系统自动保存业务及手工退款业务，手工退款业务可独立支付账户进行对账核对。

（四）医院自助设备三方核对

医院自助收款设备及 APP 手机端收退款对账系统，进行 APP、自助机等支付方式的资金核对。随着医院高质量发展，自助设备普及应用，应在信息化基础上增加对账力度。各自助设备在零点以后时间完成上一工作日自动日结程序，汇总交易金额及交易明细。对账系统按银行开户回单分类统计各个自助设备日结信息，统计信息与第三方支付渠道支付账单进行逐一比对。数据传输应加密签名认证，保障账单的真实有效不可被篡改。对账分为平衡账、异常账及单边账。平衡账无须处理，系统筛选后显示差异信息，筛选的差异信息由财务人员在 HIS 系统进行账务核对，前端对账人员已确认差异账务由财务人员二级复核并发报告知，第三方人员予以退款。账款原路退回，保证退费业务的准确性。对账核对无误核对银行回单并账务处理。三方对账架构图如图 10 – 4 所示。

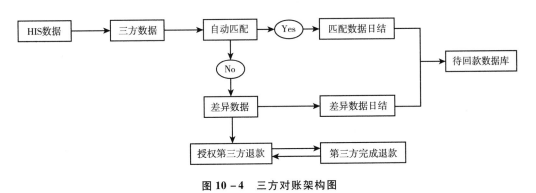

图 10 – 4　三方对账架构图

三、医保垫付资金对账

（一）医保对账概述

医保垫付资金对账是指社会医疗保险支付范围内的费用由医保机构支付医院的资金

核对。医保对账平台应核对医院 HIS 系统与医保系统数据正确性，对账平台应抓取医院 HIS 系统医保垫付资金信息，与医保申报数据及银行回款数据进行核对，完成医保付费应收对账（见图 10 - 5）。

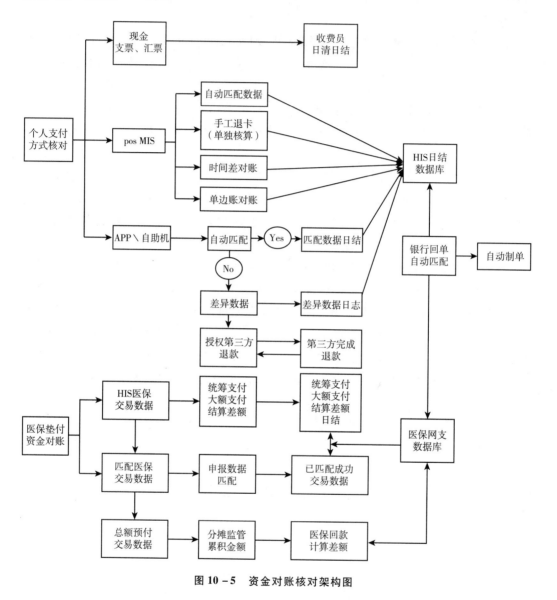

图 10 - 5　资金对账核对架构图

（二）医保对账的分类

医保对账平台功能模块分类：医院 HIS 交易数据与医保系统交易数据匹配模块；申报数据导出匹配模块；网支数据下载及银行回单智能查找模块。

医保对账平台结算类型分类：普通住院交易结算、特殊病交易结算、急诊留观交易结算。

医保对账按政策回款形式分类：总额预付形式、项目付费形式等。

（三）医保对账管理目标

1. 收款对账管理。HIS 结算完成的垫付资金数据与医保系统交易明细进行一一匹配。按工作日分别导出普通住院患者、特殊病患者、急诊留观患者医保交易信息，通过患者姓名、病案号、入院日期、出院日期、费用总额关联 HIS 数据，匹配成功后导入至 HIS 数据库。对账平台系统显示单边账处理信息，由人工完成核实及删除，并保存操作记录。信息化应开展结算质控检查结算信息正确性。数据不符的患者提示差异信息、差异类别。协助医保结算人员及时更正。此操作环节应设置在医保日结环节中。同步医保系统申报结算数据，在下一个工作日结算申报数据医保入库完毕后下载并导回 HIS 信息数据库完成一个工作日的交易信息比对。此时应更新 HIS 数据患者对账状态为已申报状态。

2. 回款认领管理。对账平台建立医保回款网支数据库模块，对账人员按日下载医保系统网支信息数据及拒付信息数据，导入网支数据库。对账平台系统按参保人员信息、支付日期、险种类别分类合并统计，计算待回款信息。待回款信息应支持多功能查询及数据导出功能，方便结算人员统计分析使用。

银行回单到账智能查找功能，会计人员收到资金到账信息，按银行回单信息匹配网支数据库信息。信息化智能模糊查找功能可按银行回单金额、支付日期、险种类别等信息查找网支数据库匹配信息。将查找到的患者信息明细与医保交易数据库进行比对完成患者已回款标识。

3. 按总额预付回款形式的对账核对。人员类别管理共分为两类参保人群：总额预付患者、项目付费患者。医院 HIS 系统在患者住院登记环节应按医保系统人员类别标识患者准确待遇身份，读取患者社保卡信息并保存至 HIS 中，总额预付患者的资金核对，对账平台按患者人员类别统计，以自然月为统计周期计算总额预付金额，与总额预付支付金额进行比对，计算月盈亏金额及年度盈亏金额。

4. 按 DRG 付费的对账核对。按参保人员类别及险种类别划分 DRG 核对人员，计算患者结算总金额与付费标准盈亏差额，计算科室盈亏。对账时匹配 HIS 结算数据，标注费用极高病例、极低病例以及 QY 病例。入组病例的 DRG 医保应支付费用 = 各 DRG 病组医保应支付合计。

5. 按项目实时付费的对账核对。读取患者社保卡信息并保存至 HIS 中，非总额患者按项目实时付费。医保结算交易记录及 HIS 交易记录一一对应，按医保上传报盘数据统计各医保险种类别申报金额。查询医保网支数据，建立网支数据查询库，待银行汇款单到达时按汇款金额、支付日期查询网支数据库确认患者到账信息。患者到账信息在 HIS 交易记录中标记已回款完成医保对账工作。

四、商业保险付费对账

（一）商保付费概念

商保付费是指商业医疗保险支付范围内的费用由商保公司支付给医院的付费形式。患者持商业社保卡及保险担保函就医。

（二）商保对账信息化支撑

对账系统接收患者入院登记参保人员待遇信息，记录担保金额及免赔付的项目，监管治疗期间住院费用给予提示预警。患者结算时质控住院费用，确认医院垫付资金金额。对账系统应用自动从 HIS 和商保账单管理应用下载支付交易明细，用 HIS 结算单及支付交易进行核对，完成商保付费应收对账。

医疗回款到账后，对账管理应用自动从银行下载回单数据，银行回款与应收账款进行核对，完成商保对账实收款对账。

五、资金管理信息化支持

（一）NTP 网络时间服务器

信息化支撑可架设 NTP 网络时间服务器（NTP）统一各个平台服务器时间。减少时间差异导致的异常数据及单边数据，对账应考虑夜间值班部门数据时间差异，如医院急诊收费等 24 小时值守窗口的收费业务。

（二）微服务平台

考虑数据安全性、真实性、完整性。利用互联网技术完成医院财务信息与银行应用系统集成，获取银行电子回单信息，通过操作系统执行脚本形式实现回单自动下载、自动导入、自动匹配等功能。提示对账人员差异信息，减轻对账人员劳动强度。

（三）机器人流程自动化（RPA）

医保系统交易数据、网支数据、拒付数据、申报数据信息化自动下载。可通过机器人流程自动化（Robotic Process Automation，RPA）应用实现数据自动采集工作。可设置每日凌晨时间自动运行，不占用结算人员工作时间自动完成。RPA 解决了 HIS 系统与医保系统互联互通对接问题，双方应用无须开发接口，通过医保系统已有功能自动下载对账数据，完成 HIS 数据对账匹配工作。RPA 自动下载可极大减少因对账人员操作错误导致的系统异常数据，减少差错提高运营效率。

六、管理目标及管理应用

（一）大数据技术在资金对账信息化支撑上的应用

资金对账平台的数据整合可为医院运营分析提供必要的基础数据源，应用大数据技术，监测医疗数据稳定运营，通过医疗大数据的实时监测，信息化提供医疗数据预警机制，多维度多形式为决策者提供信息数据支撑。

（二）资金对账平台大数据对流动资金的监管

通过监测各银行回单到账情况，制定流动资金预警机制，对回款超限给予信息提示。

监管收费人员、自助业务合作公司等三方人员资金收退情况，杜绝收款不入账、截留资金等非法行为。

资金对账平台大数据对医保数据的监管。通过住院患者药品诊疗服务设施大数据收费占比分析，辅助临床科室优化临床路径；监测医保患者 DRG 入组情况，计算盈亏分析；科室医保拒付统计分析，辅助临床医师合理用药等。

（三）可视化技术在资金对账信息化的应用

可视化是利用计算机图像处理技术将数据转化成图形图像显示出来，再进行交互处理的信息技术。资金管理平台数据可视化展示，应用信息化技术对医疗数据从时间、资金流动、科室状态、运营分析、资金预警等多种数据内容进行可视化展示，多平台互享互通。多维度数据通过虚拟现实技术整合集成模拟医院抽象复杂的信息，结合大数据引导预警技术，展示给医院决策者资金信息全貌，用户可在多个设备中查看读取数据内容，方便医院各决策者使用。

第十一章 全面预算与信息联动管控要点

全面预算管理作为医院管理体系中较为重要的一个环节，是体现和实现医院战略发展的管理工具之一。一方面，在医院战略规划的前提下，需要围绕着医院的战略目标的实现来进行预算管理控制，为预算提供一个可遵循的框架。另一方面，预算作为一种在医院战略与绩效评价之间的工具，可以将既定的战略通过预算的形式加以固化与量化，还有利于各部门之间关系的构建，以确保最终实现医院的战略目标。

2020年，财政部制定发布了全国统一的《预算管理一体化规范（试行）》和《预算管理一体化系统技术标准 V1.0》，要求以建立完善标准科学、规范透明、约束有力的预算制度为目标，统筹预算制度改革和财政工作数字化转型，用信息化手段推进预算管理现代化。结合财务信息化的优势和特点，利用信息共享，突破医院预算管理的难点，实现全面预算管理全生命周期应用，提高医院资源配置的科学性和经济性，实现精益财经管理。

第一节 全面预算管理体系与目标

一、全面预算管理概述

（一）全面预算管理定义及范围

全面预算管理是指以医院战略发展规划和年度计划目标为依据，充分运用预算手段开展医院内部各类经济资源的分配、使用、控制和考核等各项管理活动。具体包括业务预算、收入预算、支出（费用）预算、项目预算等（见图 11-1）。

业务预算主要反映医院开展日常运营活动的预算，包括医疗业务工作量预算、财政专项预算、科研教学项目预算等，是收入预算、支出（费用）预算、筹资投资预算编制的主要基础和依据。

收入预算主要反映预算期内与医院业务活动直接相关的收入预算，包括医疗收入、财政补助收入、科教项目收入和其他收入预算。其中医疗收入、非限定用途的其他收入属于非限定性收入。

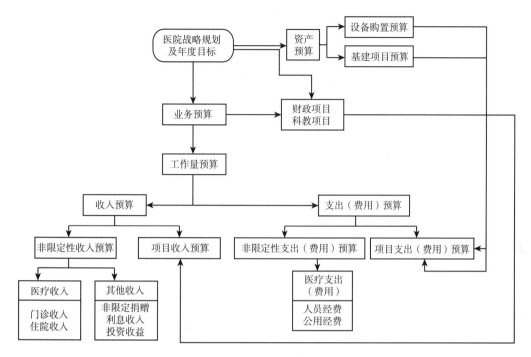

图 11 – 1 医院全面预算管理内容

支出（费用）预算主要反映预算期内与医院业务活动直接相关的支出（费用）预算，包括医疗支出（费用）、财政补助支出（费用）、科教项目支出（费用）和其他支出（费用）预算。其中医疗支出（费用）、非限定用途的其他支出（费用）属于非限定性支出（费用）。

项目预算主要反映医院完成特定的工作任务或者事业发展目标所安排的预算，包括财政项目、科教项目、基建项目、设备购置项目等院外拨款经费及医院配套经费预算。

（二）组织架构与职责

建立由全面预算管理委员会、全面预算管理办公室、预算归口管理部门和预算科室组成的全面预算管理组织体系（见图 11 – 2），确保医院所有部门、所有科室均纳入预算管理体系，确保预算责任能够分解落实到各级预算责任单元。

全面预算管理组织体系中，各级机构组成及管理职责主要有：

1. 全面预算管理委员会是医院全面预算管理工作的领导机构，院长、书记任主任，总会计师/分管财务院领导任副主任，预算归口管理部门负责人任委员。主要职责包括：审议医院预算管理制度、预算方案和预算调整方案、预算编制和执行中的重大问题、预算执行报告、决算报告等预算管理工作中的重大事项。

2. 全面预算管理办公室作为常设机构设在财务部门，牵头负责全面预算管理日常工作。由医院总会计师/分管财务院领导兼任主任，财务部门负责人任副主任，预算归

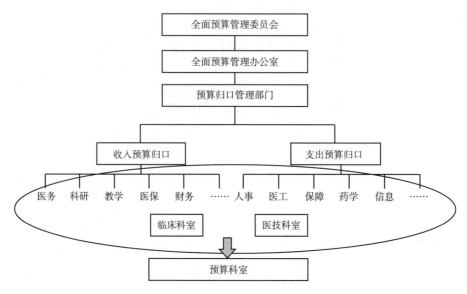

图 11-2　医院全面预算管理组织体系

口管理部门任成员，各归口部门设立兼职预算员。主要职责包括：拟定各项预算管理制度，组织、指导预算归口管理部门编制预算，对预算草案进行初步审查、协调和平衡，汇总编制医院全面预算方案，检查预算执行情况并编制报告，组织编制医院决算报告，开展预算绩效考核评价及编制报告等。

3. 预算归口管理部门包括收入和支出预算归口管理部门。主要职责包括：牵头会同预算科室编制归口收入、支出预算，并监督归口收入、支出的预算执行情况。

收入预算归口管理部门主要包括医务、科研、教育、医保、财务等业务管理部门，负责编制医院收入预算。其中，医疗收入预算不得分解下达至各临床、医技科室，效率类、结构类指标可分解下达。

支出预算归口管理部门包括人事、医工、保障、药学、信息、科研、教学、医务等管理部门，覆盖医院全部支出业务。

4. 预算科室包括医院所有临床、医技等科室以及行政后勤等全部预算责任单元，是全面预算管理执行层。主要职能包括：在全面预算管理办公室和预算归口管理部门的指导下，开展本科室预算管理工作。

二、全面预算信息化管理意义

（一）信息化管理的必要性

依托信息化工具进行统一构建与优化整合，以"控、管、服"为核心指导思想，以财务内控管理和服务于医教研为定位，打通临床、科教、人事、财务等部门之间的信息孤岛，将医院 HIS 系统、人力资源系统、资产、物资管理系统、预算管理系统、科研管理系统、财务管理系统等进行有机整合和集成，使业务和财务产生互动，形成相互衔接的管理模式。

同时，在政府会计制度下，对原有会计信息处理流程进行重新梳理和优化，全面满足会计核算的需要。业务模块的单据根据业财引擎进行关系对应自动生成后与财务系统进行对接，将单据传递到财务核算系统中，减轻财务人员工作强度，提高工作效率。

（二）信息化管理的优化策略

1. 数据集成自动化：自动引入计划指标、费用标准、往期实际数据。

2. 多维分析确保体系清晰：系统需要支持多维度的数据分析，满足快速变化的分析需求。

3. 财务人员工作重心转变：由大量重复的数据收集、整理、编制报表工作，转向数据分析。

4. 提升数据价值：通过数据集成、口径调整，实现信息系统数据共享、为管理决策提供数据支持。

三、全面预算信息化管理目标

美国会计学会（AAA）提出"会计师为便于信息使用者有根据地判断和决策而鉴别、计量和传输信息的过程"。从管理学的角度阐明了财务是将业务活动转化为经济活动语言最终通过信息系统来呈现，并最终为领导层提供决策支持，体现出传统财务具有"反馈"和"控制"两大基本职能，在现代医院高质量发展的背景下，医院财务拓展出"服务"职能。

（一）科学管理、合理配置

医院通过大数据、云计算等信息技术，对医院海量业务活动数据进行搜集、存储、处理、分析，形成更及时有效的可用信息。运用财务预算编制方法和模型，量化医院战略目标，通过信息数据交换，实现整体资源优化配置。

（二）高效协同、强化管控

医院通过信息系统集成、数据资源采集与治理，提升医院内部的管理共享和协同。依托信息技术加载控制标准、预算预警等，防止人为干扰，加强资金全过程的监控力度。将预算数据信息实时共享、准确传递，满足预算归口管理部门和医院领导决策层的需求。

（三）绩效评价、结果应用

医院应构建全面核心预算绩效指标体系，对预算执行结果和业务工作效率进行绩效考核。预算绩效考核是确保预算目标实现的重要工具之一，一方面，可以将业务量目标与部门及个人绩效挂钩，最大限度调动职工积极性和创造性，同时强化预算成本管控，避免不必要开支，杜绝浪费；另一方面，将绩效评价结果作为下年度预算编制依据，形成全面预算闭环管理，承载有效 PDCA 循环，推动预算管理不断优化。

（四）移动智能、优化服务

医院财务通过自助信息系统、手机移动 APP 等打造移动智能财务，建立移动网络利用价值链来引导业务，为业务服务。

四、信息化建设思路、原则

预算信息化的建设目标是构造一个功能齐全、运行高效、使用灵活、维护方便、易于扩展、安全可靠的应用管理系统。为达到这一目标，在建设中要规范管理、讲求实效、安全优先，同时在开发建设过程中将严格遵守系统的规范性、安全性、合理性、可靠性、易用性、扩展性等原则（见图 11 - 3）。

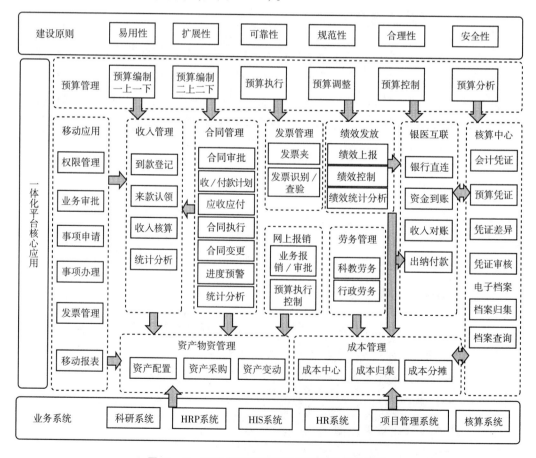

图 11 - 3 医院全面预算管理信息系统设计思路

1. 规范性：系统建设严格遵循国家、地方和行业的有关标准与规范，如基础数据标准、数据存储格式和技术标准、数据质量与元数据标准、信息系统技术规范等。

2. 安全性：在系统设计、开发和应用时，从系统结构、技术措施、软硬件平台、技术服务和维护响应能力等方面综合考虑，确保系统高效、安全。

3. 合理性：系统按照实际业务流程与用户操作习惯的角度进行建设，并采用适用于医院环境下的系统框架及人机交互设计；同时可进行动态数据的管理并保持数据的一致性，满足数据更新及操作响应的实时性要求。

4. 可靠性：系统架构易于理解，界面简单实用，功能强大，管理方便，易于维护。同时提高系统的综合处理能力、保证系统的高稳定运行，考虑系统数据信息随时进行备份和更新，即使系统崩溃也能够保证在短时间内完成数据和系统的恢复。

5. 易用性：在保证系统安全的前提下，充分考虑实际运行的操作简单化、标准统一化、流程引导化。

6. 扩展性：因系统建设是一个循序渐进、不断扩充的过程，模块化、组件化设计，整体架构将考虑系统间的无缝连接，为今后系统扩展和集成留有扩充余量及准备。

第二节　非限定收入预算管理要点与信息支持

非限定性净收入是指资产提供者对所提供资产或者资产的经济利益的使用和处置未提出任何限制条件而形成的净资产。医院的非限定收入一般指医院开展医疗服务活动取得的医疗收入、收到非限定性捐赠和进行对外投资收到的股利和利息。

一、全生命周期管理

（一）非限定收入预算编制与审批

1. 医疗收入预算编制与审批。医疗收入预算编制主体为临床业务科室，包括门诊收入和住院收入，需要按照医疗业务量进行预算编制。

医疗收入预算通过对核心医疗指标的目标设定测算，减少预算收入低估的松弛。编制可采用自下而上模式，由临床科室制定下一年度工作量目标，由归口管理部门进行汇总上报预算管理办公室，预算管理办公室根据测算公式进行收入预算测算；也可采用自上而下模式，医疗归口管理部门根据医院年度发展规划，制定医院下一年度工作量目标上报预算管理办公室，预算管理办公室按工作量进行收入测算，将工作量指标分解至各临床科室。经过"二上二下"编制流程，经过预算管理委员会审批后，正式下达。

2. 其他非限定收入预算编制与审批。其他非限定收入预算主要包括银行存款利息收入、投资收益、财产物资盘盈收入、非限定性捐赠收入等，一般由财务部门在历年数据的基础上进行计算分析编报。

（二）非限定收入预算执行

医院要严格执行预算批复，并将预算指标逐级分解，落实到具体的责任人或责任科室。医疗业务量目标分解下达后，在执行过程中，通过执行科室、归口管理部门对科室业务量预算执行情况的自我监测和层级监测，预算管理办公室对全院整体科室的业务量及收入预算执行的监测，形成纵横交互、自我监控与相互监控的体系。预算执行情况是预算分析的基础，信息系统可以全面、准确、高效地传达至执行科室，保证执行科室及时发现偏差，查找原因并制定整改措施，确保业务量目标的实现。

（三）非限定收入预算调整

一般年初预算下达后，不允许随意调整。非限定性收入预算调整主要因医院内外部环境发生变化对预算的执行产生重大影响，而对预算进行修正，以增加预算对环境变化的适应性，更好地配置医院资源。

预算管理办公室对预算执行数据进行监测分析，发现执行中出现较大偏差，提交预算管理委员会预算调整建议，说明具体调整内容和原因，预算管理委员会审议批准后形成预算调整数据。具体根据临床科室工作量计划指标的调整，从而测算出收入预算的调整。

（四）非限定收入预算分析与反馈

医院定期进行预算执行情况多维度汇总分析，包括医院整体医疗收入、科室医疗收入等执行进度；业务量及核心指标预算完成情况等。通过差异分析法，动态分析医院运行情况，并结合发展规划，进行年度预算执行情况合理预测。对未达到预算序时执行进度科室进行原因查找并提出建议，为执行科室提出改进建议，为领导层提供决策支撑。

（五）非限定收入预算考核

预算考核是将预算执行结果和业务工作效率等进行综合评价，并将结果作为内部业务综合考核、资源配置、内部收入分配等的重要依据。预算考核与评价既是预算管理全生命周期的最后一环，又是下一个生命周期的起始，不断推进全面预算管理。非限定收入预算考核主要包括业务量目标完成情况。业务量目标主要分为业务量指标和效率指标，业务量指标包括门急诊人次、出院患者数、实际占用床日数、手术台次等，效率指标包括床位使用率、平均住院日、药占比等。对医院运营业务量目标完成情况进行结构、趋势分析；医院绩效部门对临床业务科室业务量执行情况、核心指标完成进行考核，同时作为科室绩效分配的依据，从而提高临床业务科室执行工作量预算的积极性。

二、非限定收入预算编制信息化支持

(一) 数据标准化

医院预算信息一体化系统建设建立在完善的数据流之上，数据标准化是信息化能否成功的关键之一。医院有较多信息系统和功能模块，分别分布在不同部门，数据管理没有统一标准，要建成高度集成的信息系统平台相当困难。

1. 基础档案梳理。与非限定性收入预算相关的基础档案主要包括预算项目、预算科目、业务量预算指标及测算公式、临床业务科室、归口管理部门等。通过预算管理信息化，统一医院科室编码、预算科目编码等，从数据源头上保障了数据的标准化、数据的准确性以及可追溯性，同时保证了非限定收入预算管理过程中的各项数据均按照统一的编码信息进行处理，为数据的互联互通做好准备。

2. 系统操作人员设定。预算信息一体化系统操作人员一般分为系统管理员、预算管理员、系统操作员。

系统管理员：维护系统与服务器、网络设备等；确保财务数据的安全性；初始化档案数据及人员角色权限配置。

预算管理员：负责全院的预算申报及编制工作；收集汇总平衡预算数据，进行预算把控；维护和审核档案字典库，确保数据归集、传递准确。

系统操作员：根据岗位职责，进行预算编制、审批、调整、执行分析查看等相关工作。

(二) 信息支持功能要点

1. 预算编制。预置业务量测算指标（见表11-1）、预算收入测算公式（见表11-2）及增长比例等，临床业务科室或归口预算管理部门申报工作量指标目标量时，将自动计算出临床业务科室收入、医院医疗收入等。

表 11-1 业务量测算指标设定表

序号	指标名称	指标单位	属性	
1	门急诊人次	人次	科室	医院
2	门急诊次均费用	元	科室	医院
3	实际占用床日数	天	科室	医院
4	出院患者数	人	科室	医院
5	床日费用	元	科室	医院
6	平均住院日	天	科室	医院

表 11 - 2　　　　　　　　　　　　预算收入测算公式表

序号	公式内容
1	门急诊收入 = 门急诊人次 × 门急诊次均费用
2	住院收入 = 出院患者数 × 床日费用 × 平均住院日
3	医疗收入 = 门急诊收入 + 住院收入

2. 数据交互。将医院 HIS、成本核算等系统中业务量核心指标历史实际执行数据进行交互，保证数据统一；同时为临床业务科室及归口管理部门提供编制依据的数据集合，提高编制效率。

3. 审批流程。根据全面预算管理等相关规定，系统内置"二上二下"编制及审批流程。

4. 预算执行。通过系数数据交互，从其他业务系统中进行数据提取后，包括不限于医院 HIS 系统、成本核算系统等，在预算系统内自动生成预算执行单（见图 11 - 4）。

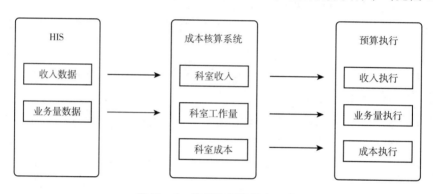

图 11 - 4　预算执行数据交互图

5. 预算调整。设定调整方式及内容，如年中调整、调整业务量目标、调整收入预算等；内置预算调整审批流程；调整模块可以清晰查询预算项目年初预算、调整前预算执行进度、调整金额、调整后预算、调整原因等。

6. 预算分析与反馈。将预算执行情况进行数据归集、整理、分析，寻找差异、对问题精准定位。预算执行可进行多角度分析，如收入预算执行进度、业务量指标完成情况等；支持动态多维度查询，如按医院分院区、按申报临床业务科室、按门诊住院、按预算项目等进行查询；系统可生成汇总报表、明细报表、对比分析报表，报表支持输出、打印。

7. 预算考核。系统中预算执行数据从医院 HIS、成本核算系统中进行交互，同步预算系统中的执行分析数据将同步反馈绩效管理系统，实现信息资源的有效对接与共享，为内部绩效考核提供支撑。

三、管理应用

1. 提高医院预算编制的科学性与准确性，医疗收入预算通过核心医疗指标的目标设定测算，减少人为表格申报将预算收入低估。

2. 实时查询预算执行情况，动态监测执行中出现的问题，剖析原因并提出改进措施或修正目标。

3. 预算结果评价并进行 PDCA 整改，如医疗收入结构是否合理，使用药耗、检查、化验占比；工作量和效率是否达到行业内平均或同级水平，如门急诊量、病床使用率、手术量及平均住院日等。

第三节　非限定支出（费用）预算管理与信息支持

非限定性支出是未指定用途，可以根据实际需要进行支付。医院的非限定支出（费用）指开展医疗服务活动取得的非限定收入，根据医院运行和管理需求进行的支出，包括医疗业务成本、管理费用、药品费、卫生材料费等。

一、全生命周期管理

（一）非限定支出（费用）预算编制与审批

非限定支出（费用）预算按照"以收定支、收支平衡"的原则进行编制，常用的编制模式包括自上而下和自下而上。医院一般采用自下而上的编制模式，由归口管理部门根据各临床业务科室的业务量计划，同时结合国家相关政策法规，按照归口管理的职能进行支出（费用）预算申报，预算管理办公室汇总并审查平衡全院支出（费用）预算，经过"二上二下"编制流程，经过预算管理委员会审批后，正式下达全院支出（费用）预算。

非限定支出（费用）预算根据支出性质可以分为人员经费和公用经费，人员经费主要分为政策性工资、津补贴和绩效奖金等；公用经费主要分为专用材料费、水电业务用燃料费、物业管理费、维修维护费、办公费、差旅费、培训费、"三公"经费等。根据成本属性可以分为固定成本和变动成本。固定成本是指在医院规模保持不变的情况下，不随业务量变化而变化的支出，包括人员政策性工资、津补贴等，此类支出预算在编制时归口管理部门需要了解相关政策标准，建立定员标准；变动成本是指与当期业务量成正比例变化的支出，主要包括人员绩效工资、卫生材料费、药品费等，这些变动成本是与临床业务科室业务量成正比例关系的费用，在预算编制中可采用增量预算法进行测算。

（二）非限定支出（费用）预算执行与控制

支出（费用）预算执行重点是在收入指标完成情况下，保证成本费用控制在标准范围之内；预算控制是全面预算管理中的核心环节，权衡支出与预期实现效益的关系，以合理有效的成本实现最优化的资源配置。

预算执行过程涉及医院各环节、各部门、各成员，依托信息化系统实现"无预算不支出、有预算紧支出"，对预算归口管理部门、预算项目等不同维度进行预算管控。实现预算事前、事中和事后控制，事前需要先进行业务事项申请，事中按照预算项目额度进行支付控制，事后控制在预算执行后分析执行差异和产出绩效。

预算执行管控不管是作为实现目标控制或是程序流程控制，均以严格、规范的管理制度为依据，通过信息系统固化相关规则标准，进行预警或严控提示，减少人为控制的因素，提升全面预算管理作为内部控制管理的有效方式水平。

（三）非限定支出（费用）预算调整

年初预算一经下达，原则上不允许随意调整。在执行过程中，如外部环境以及内部条件等客观环境导致业务工作量或预算执行出现较大变差，可按照规定程序进行预算调整。一般医院内部非全局性的变化都采取自下而上的调整方式，自下而上的预算调整发起对象为归口管理部门，支出（费用）调整方式分为预算调剂、预算调整两种调整方式。

1. 预算调剂：在不增加医院总体预算的前提下，进行归口管理部门间或预算项目间调剂，由预算调整归口管理部门填写预算调整申请单，并说明调整内容和原因，提交分管院领导审批后上报预算管理委员会审批通过后，由预算管理办公室下达预算调整通知。

2. 预算调整：当医院发展计划有较大调整，或者根据国家有关政策需要增加、减少支出，对预算执行影响较大时，由预算管理办公室上报预算管理委员会申请预算调整，同时提交预算执行分析报告并说明调整的内容和原因。预算管理委员会审批通过后，由预算管理办公室下达预算调整通知。

（四）非限定支出（费用）预算分析与反馈

多维度进行预算执行数据归集、整理、统计分析，如归口管理部门、预算项目、经济分类等。通过全面预算信息化全流程的系统管理，提升了全员参与预算的积极性，归口管理部门可动态查询预算执行情况，及时发现预算执行过程中存在需要加强管控的事项并制定相应管理措施；财务部门依托信息系统进行数据分析，使业务活动与预算相互融合渗透，从而逐步建立完善标准的业务预算核算数据库体系，减少人工调整，确保数据的有效性与准确性，为医院决策层提供数据支撑，也为下一年预算申报提供更科学合理的依据，实现业财融合预算精细化管理。

（五）非限定支出（费用）预算考核

非限定支出（费用）预算考核注重结果导向、强调成本效益、硬化责任约束。预算编制时，一般为设定预算开支项目进行具化事项、量化标准及预期目标等。如优化结构比例，降低药占比，控制药品费用；降低百元医疗收入消耗的卫生材料，针对可收费和不可收费耗材分类精准管控，控制卫生材料费用；支持院内临床科学研究发展，开支试剂耗材费用，同步转化科研成果项目数量等。进行绩效考核时建议按层级进行：一是预算管理办公室对归口管理部门的经费开支情况进行整体考核，二是归口管理部门根据临床业务科室的日常经费开支情况进行考核，将考核结果作为医院下一度年度预算资金投入安排、实现资源有效配置的重要依据。

二、非限定支出（费用）预算编制信息化支持

（一）数据标准化

1. 基础档案梳理。与非限定性支出（费用）预算相关的基础档案主要包括人员信息、预算项目、预算科目、临床业务科室、归口管理部门、支出标准、收付方式、资金来源、功能分类、支出经济分类、物资库档案、供应商档案等。一体化系统将预算管理、成本核算、会计核算档案从数据源头进行数据标准化，按照统一的编码信息处理，形成共用档案，实现各环节、全流程的业务协同，保障数据交互时的准确性及可追溯性。

2. 数据核算中心。设定系统间数据对照关系，通过数据核算中心能对规则进行不断升级和优化，确保单据生成和传递凭证的正确及时。建立业务财务规则：建立预算业务事项与预算科目间的对照关系；建立预算科目与会计科目的对照关系；建立会计科目与核算系统的对照关系。凭证生成规则设置：双分录，平行记账；建立预算与核算系统对接推送凭证：将已生成的凭证推送到核算系统；将核算系统的凭证号回传到报销单。

3. 用户权限设置。医院支出不同于收入，医院全员都是全面预算信息管理系统的用户，系统操作员对用户的角色和权限进行分级授权和管理。相同的角色应针对不同的业务逐项认定授权，体现不相容岗位互相分离，业务之间形成互相制约的监督机制。角色分为临床业务科室填报员、临床业务科室负责人、归口管理部门预算员、归口管理部门负责人、预算审核、财务审核、财务负责人、分管部门院领导、总会计师/分管财务院领导、出纳。临床业务科室填报员向各归口管理部门申报本科室预算事项；归口管理部门预算员管理本部门预算申报并按归口管理原则管理本部门经费预算使用；归口管理部门负责人、预算审核、财务审核、财务负责人、分管部门院领导、总会计师/分管财务院领导按全面预算管理规定审批权限履行预算管理职责；出纳负责对已经审核完毕的预算进行支付；同时预算审核还要对医院预算执行情况进行实时监控。

（二）信息支撑功能要点

1. 预算编制。根据日常类支出业务场景预置预算项目，对应经济分类、历史支出数据、支出标准等。

预算编制时对于不同的项目性质根据项目类别进行区分以及预算项目对应经济分类选择预算项目，填报全年预算数据。在申报页面，通报网上报销系统直接列示历年预算执行数作为归口管理部门申报下年预算数据的参照；变动成本可结合医院年度业务量目标的增长趋势进行测算；其他各类支出费用需要量化支出事项的各类标准，充分体现支撑预算上报的测算依据，降低预算支出高估的松弛。系统在上报完成后可按照归口管理部门、预算项目、经济分类等多维度汇总自动生成全院支出（费用）预算。在预算编制过程中根据业务场景逐步建立各预算科目编制的指标库，为财务核算做好前期基础（见表 11－3）。

表 11－3　　　　　　　　　预算编制业务场景（示例）表

序号	业务场景	经济分类	支出性质	归口管理部门	测算标准依据
1	日常工资	基本工资	人员经费	人事	人员信息、岗位标准
2	取暖、购房、物业补贴等	津贴补贴		人事	人员信息、岗位标准
3	发放绩效	绩效工资		人事	人员信息、业务量
4	购置西药、中成药、中草药等	药品费	公用经费	医工	业务量、成本管控要求
5	购置化验材料、放射材料等	卫生材料费		药学	业务量、成本管控要求
6	水费	水费		保障	历史数据、能耗管控要求
7	电费	电费		保障	历史数据、能耗管控要求
8	物业医辅配送费	物业管理费		保障	历史数据、定额标准
9	全院接待	公务接待费		院办	"三公经费"标准
10	开展国际合作交流	因公出国（境）费		院办	"三公经费"标准
11	燃料费、保险费等	公务用车运行维护费		保障	"三公经费"标准
12	开展业务学习	培训费		人事	培训标准、培训人次
13	差旅	差旅费		各部门	差旅标准、出差人次
14	院外专家会诊费等	劳务费		各部门	人次、报销标准
15	……		……	……	……

2. 数据交互。将医院网上报销、薪资、物资、成本核算等系统中历史实际执行数据进行交互，保证数据统一；同时为归口管理部门提供编制依据的数据集合，提高编制效率。

3. 预算审批与批复。申报按照预算管理架构内置"二上二下"审批流程点位，审批过程中所有数据实时留痕。预算管理员进行预算批复下达后，归口管理部门预算员、归口管理部门可从系统中查看部门预算上报以及批复数据。

4. 预算执行管控。预算执行与网上报销系统以及其他资金支出业务系统进行紧密衔接。所有涉及的医院支出（费用）预算执行必须在预算范围内管控（见表 11－4）。

根据全面预算管理相关政策，系统可以根据实际管理模式建立预算控制体系，控制维度包括按归口管理部门总额预算控制、按预算项目＋经济分类预算控制等。同时在预算执行过程中设置预警提示，无预算、超预算、超过报销标准等都不允许执行，具体本章第五节将重点说明预算管控信息化支撑。

表 11 − 4　　　　　　　　　　　　支出（费用）预算执行数据来源表

序号	经济分类	执行数据来源
1	人员经费	报销系统、薪资系统
2	专用材料费	报销系统（付款） 物资系统（出入库）
3	其他公用经费	报销系统

5. 预算调整。系统中预置预算调整模块，在预算调整选择预算调剂时，选择预算减少项目和增加项目，填写调增、调减金额以及调整原因，控制调增调减金额必须一致时可以提交申请，以保证预算总金额保持不变。涉及医院总体目标的变化追加预算，系统设定院办公会决议通过附件上传后方可提交调整申请。根据管理规定设定不同分类预算调整的审批流程，审批通过后完成预算调整。系统可动态查询项目年初预算、调整前预算项目执行进度、调整金额、调整后预算、调整原因等。

6. 预算分析与反馈。将预算执行情况进行网上报销系统、薪资系统、物资系统等之间的数据交互，在全面预算一体化系统中进行数据归集、整理、分析，寻找差异、对问题精准定位。预算统计分析支持动态多维度查询，归口管理部门通过统计分析模块查询部门整体和各预算项目执行进度；财务部门动态监控医院支出（费用）情况、各归口管理部门费用管控情况、年初制定费用管控相关效率指标完成情况；院领导决策层通过全面预算管理一体化精益财经模块展示，掌握医院整体收支财务情况、各项运行效率指标完成情况等。

7. 预算考核。预算执行数据从报销系统、薪资系统、物资系统中进行有效对接与共享，并自动带入下一年预算编制的历史数据执行库中，将作为下一年度预算编制的重要依据。

三、管理应用

1. 运用系统实现全口径、全过程、全员性、全方位的预算管理，覆盖人、财、物全部资源，贯穿各个环节。强化预算硬约束，强化全面预算绩效管理。

2. 实行总量平衡和控制，在科学预测年度收入下，根据医院发展规划，结合定员标准、定量标准及有关开支定额标准变化因素等，依托信息化系统测算依据进行量化设定，合理编制支出预算。

3. 严格执行批复预算并遵守支付审批制度和程序，系统利用预警机制严格控制预算支出，同时通过支付金额自动匹配审批人员和流程，减少人为控制风险。各层级实时查询预算执行情况，及时发现执行中出现的问题，归口管理部门对不合理支出进行原因分析，提出改进方案。

4. 系统归集生成预算编制分析、预算执行分析、预算结果评价。编制分析重点反映管理费用占总体费用比重是否合理、能耗支出是否体现节能降耗管控、"三公"经费是否按标准编制等；执行分析重点反映执行进度及差异原因分析；结果评价重点反映当前预算完成情况及产出绩效，为领导层决策提供支撑。

第四节　项目预算管理与信息支持

根据国家卫生健康委员会、国家中医药管理局办公室《关于印发公立医院运营管理信息化功能指引的通知》（国卫办财务函〔2022〕126号）的政策指引，要求对财政项目、科教项目、基建项目、通用项目等进行预算的外拨经费及医院的配套经费的预算管理。本节将重点叙述医院财政项目、科教项目、基建项目及设备购置类项目预算管理与信息支撑。

一、项目预算管理

（一）项目库建设

项目库储备一要顺应国家卫生健康事业发展相关政策，二要结合医院自身高质量发展规划，由临床业务科室、科研教学、基建保障、医工设备等职能部门进行信息共享与联动，做好项目调研论证，同时具备充分立项依据、明确实施期限、合理预算需求、科室设定绩效目标等，方可进行项目申报。

项目申报后由医院组织院外相关领域及财务专家进行项目评审，从立项必要性、可行性、完整性、合理性及风险不确定性等方面进行综合评议，专家组统一意见后形成评审报告，上报医院预算管理委员会。根据项目评分情况，结合轻急缓重、预期效益等因素，合理进行项目排序，列入医院项目储备库。符合医院发展的重点项目，如诊疗能力提升方面的专用医疗设备购置、诊疗环境改造的修缮项目等，可优先备选纳入中央财政项目库。项目评审工作的流程化可以检验项目立项的可行性及合理性，为医院资金统筹安排精细化考量，避免重大风险项目的资金安排。

（二）项目预算执行与控制

项目支出预算主要通过网上报销相关的费用报销单进行预算执行，包括费用报销单、差旅报销单、公务接待报销单，通过在报销单据上选择对应的项目及支出科目，根据项目预算及项目到款进行预算控制。

（三）项目绩效管理

绩效目标管理是项目预算绩效管理的第一个环节，编制准确合理的绩效目标有利于预算执行中绩效监控的实施，也能够使预算执行结束后的绩效评价有所遵循。

1. 项目绩效编制：目标设定一是设计科学的绩效指标，二是需要尽量将指标量化。通常主要分为三级指标，其中一级指标主要分为三大类别，一是产出指标，二是效益指标，三是服务对象满意度指标。产出指标又分为数量指标、时效指标、质量指标；效益指标分为社会效益指标、经济效益指标、生态效益指标、可持续影响指标等。

2. 项目绩效评价：总结项目具体运行及管理过程中的经验及项目实施过程中存在的问题，以便更好地实现项目整体目标并安排后续规划。主要内容包括：项目概况、项目绩效目标实现程度、项目执行情况、项目绩效自评。

二、项目预算信息支持

1. 项目预算全周期管理。将项目申报、专家组评审、项目排序入库、预算编制、经费到账认领、预算调整、预算执行监控、项目绩效评价等纳入系统一体化管理（见图 11 – 5）。

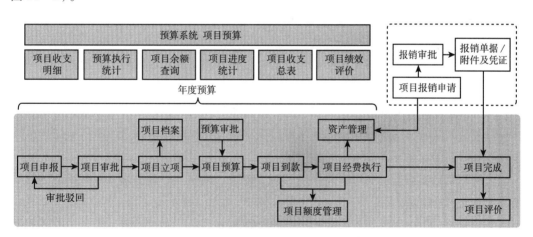

图 11 – 5 项目库管理流程图

2. 共享项目库信息。财政项目、科研教学项目、基建项目、设备购置项目等系统中项目库信息共用，同步与物资管理系统、资产管理系统、政府采购管理、合同管理、会计核算等进行数据交互，实现业财融合与联控。

三、管理应用

1. 刚性约束预算项目审批，建立合理支出标准，加强对重点项目的管理工作，把预算、财务、决算及成本控制形成有效闭环，将绩效管理嵌入项目支出各个环节，提升项目的控制力与执行力。

2. 医院项目系统的引入，实现业务科室与财务科室融合，在项目执行过程中全程监控、督导，实现了对项目预算资金使用情况的监管和对重点项目的优先保障。

第五节　预算管控信息化支持

网上报销可以规范资金收支，防范经济业务风险，规范内部控制体系，加强廉政风险防控，进一步提高医院内部管理水平。

一、网上报销业务流程

网上报销系统管理医院业务运行所有相关的费用支出，是医院经济运营管理的核心业务之一。网上报销包含的业务场景主要有医院采购付款、日常费用报销、项目支出、借还款等。

网上报销的主要业务流程有以下六个方面：

事项申请： 事项申请主要用于处理需要事前申请的费用支出业务，包括因公出差、举办培训、举办会议、因公出国（境）、大额费用支出等，通过事前申请，冻结预算，限定标准，实现经济业务的事前管控。

事项审批： 事前申请需要按照单位内部制度进行相关的审批流程，审批通过之后再按要求开展相应的经济业务事项。

费用报销： 经济业务事项开展结束后，保存所有原始凭据，进入费用报销环节，费用报销需要关联相应的事项申请，涉及事前借款的，同时需要借款的冲销，报销人上传所有的原始凭据，填写并提交报销单信息。

费用审批： 费用报销同时也需要按照内部制度进行相关的审批流程，审批通过之后进入出纳支付环节。

出纳支付： 出纳按照审核完成的报销单待支付的信息，通过网银、银企互联等系统进行网上支付，个人款项汇到报销人银行卡，对公转账汇到发票上标明的对方账户。

记账核算： 财务会计对该笔经济业务进行财务记账，并保存所有的原始凭据信息进行归档。

二、信息加载内部控制

（一）劳务费、差旅费标准

根据国家相关政策及医院内控管理要求，系统内设定差旅费、劳务费等标准，通过在报销人申请或报销时自动带出对应的标准，避免超标费用的支出。

差旅费住宿标准按照出差人的职务、职称、出差目的地、出差时间属于目的地淡季或旺季，对应的住宿标准均不同；差旅费交通工具的选择也会涉及对应标准的控制。

劳务费根据专家的不同职级职称对应不同的专家劳务费发放标准，控制应发金额必须在标准范围之内，防止内控及审计风险。

（二）发票管理

发票一般分为增值税专用发票、增值税普通发票、增值税普通电子发票、机打发票、定额发票等，发票管理包含个人发票夹、发票识别、发票查验。

个人发票夹用于报销人本人发票的归集，报销人将本人需要报销的发票进行上传，避免发票丢失，影响报销。

发票识别主要是通过拍照、上传图片方式，采用 OCR 识别技术，将发票图片信息提取生成结构化数据。

发票查验主要是查验发票真伪，对于查验通过的发票可发起报销单，查验不通过的发票无法报销，有效规避税务风险。

发票与网上报销紧密关联，通过发票上传、系统解析、系统核验、报销生单四个步骤，实现网上报销与发票管理的关联。

（三）合同管理

合同管理主要是对医院所有业务合同进行管理，包括合同的会签申请、正式签订、合同执行、合同变更、补充协议、合同解除、统计分析、合同归档等，管理医院合同的全生命周期（见图 11 – 6）。

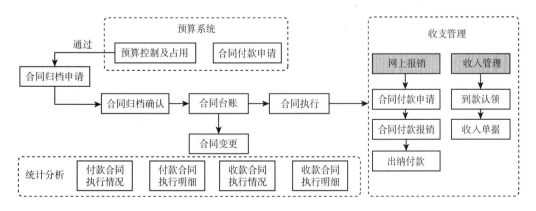

图 11 – 6　合同系统管理略图

合同会签即申请签订合同，由合同承办部门发起合同会签申请，归口管理部门、财务部门、审计部门、主管院领导以及其他相关科室进行签批，合同签批之后进行合同盖章用印。

合同双方均确认盖章完成之后，由合同承办部门合同发起人上传合同双方签字盖章版，并明确生效日期以及合同具体的收付款计划，合同正式生效。

合同执行过程中由于内外部原因可能发生合同变更、签订补充协议、合同解除等业务，均需要在合同管理系统做相关处理，便于对合同进行追溯以及留痕查看。

合同执行与网上报销紧密关联，通过报销时关联合同付款计划，核对合同付款是否合规、核对发票单位信息与合同对方单位信息是否一致、核对发票项目与合同标的是否一致，确保合同付款流程符合合同条款内容，降低合同审计风险。

三、预算核算决算一体化

以费用报销作为预算、核算、决算纽带，实现各项目之间交叉核算，使预算编制、预算执行、会计核算、账簿登记、财务报告一体化，全面反映医院财务管理状况。

1. 费用报销关联预算：费用报销时，根据具体的报销业务事项对应到预算项目及科目，在报销提交时占用冻结预算，在报销单审核记账完成后，实际核销预算，确保无预算不支出。对于预算不足，给出提示，相关预算调整完成后再允许支出。

2. 费用报销关联核算：费用报销完成后，根据凭证转换规则，自动生成政府会计制度下的财务和预算会计凭证，并进行财务记账、财务结账、财务账表、财务报表、财务报告的出具。

3. 费用报销关联决算：根据费用报销数据，可按照支出功能分类、经济分类科目、预算项目、资金来源等多维度进行统计分析，生成决算报表，包括一般公共预算财政拨款基本支出决算表、一般公共预算财政拨款项目支出决算表、一般公共预算财政拨款支出决算表、支出决算表、支出决算明细表、基本支出决算表、项目支出决算表等。

第十二章　会计智能核算与信息共享管控要点

会计核算，是指以货币为主要计量单位，通过确认、计量、记录和报告等环节，对特定主体的经济活动进行记录，为相关会计信息使用者提供决策所需的会计信息。会计核算贯穿于整个经济活动之中，会计信息质量的高低，直接决定了能否真实地反映业务行为的全貌，能否为管理带来价值。2019 年 1 月 1 日，《政府会计制度》在所有公立医院落地，构建了"财务会计和预算会计适度分离并相互衔接"的会计核算模式，"双基础、双功能、双报告"的特点对公立医院核算效率和质量有了更高的要求。如何利用信息化作为支撑工具，搭建业务与财务系统之间的互联互通，形成可以满足管理精细化要求的高质量会计核算结果，并能为管理提供有价值的数据支持是本章节写作的重点。因篇幅有限，本章不再具体列举会计核算处理的借贷关系，更注重业务场景分割与核算信息的对照，在众多业务场景中选取一些重要的场景进行具体说明，各类业务不一一列举，其他业务可延展通用。

第一节　会计智能核算目标与建设要点

一、会计智能核算的意义及建设目标

医院实现会计智能核算，要基于医院信息管理系统、财务管理系统以及业财融合等信息化的建设，将财务工作中重复性强、规则明确的工作，借助先进的信息技术，实现财务会计核算的自动化和智能化，有效提升财务人员工作效率和效果，并能将核算结果运用到管理中，提升应用价值。具体来说，会计智能核算的建设目标主要涵盖以下几个方面：

（一）满足政府会计制度的要求

基于"双基础、双功能、双报告"的政府会计制度特点，在同一套核算系统中实现财务会计与预算会计的双重功能。通过资产、负债、净资产、收入、费用、预算收入、预算支出和预算结余的"5 + 3"会计要素，既能完整准确地计量医院总体财务资

源，又能准确追踪医院预算收支结果，并自动生成财务报告体系及决算报告体系。财务报告体系包含资产负债表、收入费用表、医疗活动收入费用明细表、净资产变动表、现金流量表、附表、相关附注等。决算报告体系包含预算收入支出表、预算结转结余变动表、财政拨款预算收入支出明细表、决算报告等。

（二）实现会计核算的自动化智能化

通过实现业务系统和财务系统的数据集成，挖取满足财务核算要求的业务数据。借助规则引擎与数据场景化的业务分割，设置不同的凭证模板，按照各个业务场景，预定义凭证类型、科目、借贷科目、辅助核算类别等，再对不同场景加载个性化的设置，实现会计凭证制单、各项结转、财务报表等自动生成，让财务工作变得简洁高效。

（三）财务数据的智能分析

借助信息系统智能分析功能，将会计核算语言翻译成管理语言，对庞大的会计数据进行治理加工和模型分析，挖掘其背后隐含的含义。将结果共享于各级管理层，及时高效地给管理决策部门提供数据支撑，创造财务数据管理价值。

二、建设满足智能核算要求的基础架构

搭建实现智能核算的基础架构，就如同盖房子的"地基"一样。会计核算系统不是孤立存在的，是要与其他业务系统高度配合，具备"海纳百川"的数据吞吐与筛选的能力，高度提炼为核算需要的具体数据，这也是与实现"业财融合"目标紧密联系的。尤其在经历 2019 年政府会计制度改革之后，许多医院已经开始着手进行这方面的改造，虽然医院信息化建设程度不同，各医院系统存在很大差异，但是建设满足核算要求的基本架构的原理都是相通的，在经历政府会计制度落地实施这几年，以及与信息技术的不断磨合发展，建设满足核算要求的基本架构可以总结为横向建设与纵向建设两个方面。

（一）内部纵向建设

内部纵向建设是指医院规划整体财务信息建设时，把与财务管理内部相关的功能模块统一管理起来，建成财务一体化管理系统模式。主要涵盖预算管理、报销管理、合同管理、科教专项管理、合同管理、资产管理等各个方面，保证数据信息之间的交互与共享，实时追踪，环环紧扣，概括来说主要分为以下几个方面。

1. 建立通用的基础档案。内部纵向建设基本架构的优势在于，主要以财务管理部门内部为主导，受其他业务部门和业务系统的干涉较少，完全从财务管理需要和实际情况出发，因此基础档案建设也会相对容易。按照会计核算与成本核算以及其他管理模块的需要，可以共用人员档案、部门档案、收付方式档案、资金来源档案、功能分类档案、支出经济分类档案、项目档案、客商档案等。其次，各个板块可根据自己的管理需

求建立各自的基础档案，同时建立相互交叉的对照关系，以满足管理与核算的需要。

2. 建立科学合理的综合核算体系。政府会计制度全面落地实施之后，如何在政府会计准则及医院行业的补充与衔接规定等制度的指引下，结合医疗行业特点，科学合理地构建符合国家制度要求、满足医院管理需要、保证报表附注准确、同时又尽可能简化会计人员工作量的综合核算体系显得尤为重要。政府会计制度及医院的补充衔接规定已经明确了医院执行新制度的一级总账科目，需要各单位依据具体情况自行构建具体科目体系。会计科目体系搭建如果不科学，不合理，就会导致会计信息失实，不能满足政府会计制度的需要，更不能有效地为决策层提供数据支撑。会计科目体系的搭建不仅仅包含怎么设计会计科目及层级，也包含科目所对应辅助核算如何设置，科学可行的辅助核算体系不仅可以避免冗长的会计科目层级，也是实现政府会计制度落地以及对公立医院的信息披露要求的有效途径。

3. 建立会计凭证规则引擎。会计记账凭证是会计信息来源的基础，它记载着每一项经济业务发生的样貌。根据会计基础工作相关规范，任何一笔记账凭证都涵盖日期、摘要、借贷方科目、借贷方金额、各科目辅助核算信息等各项信息。同时《政府会计制度》对财务会计和预算会计适用确认基础不同，在业务处理方面存在差异，导致凭证处理加倍的复杂化。要根据上述要求各个信息点和规则，搭建凭证规则引擎，内置场景分割、对照关系等多样化搭建的处理模式（见图 12 - 1）。

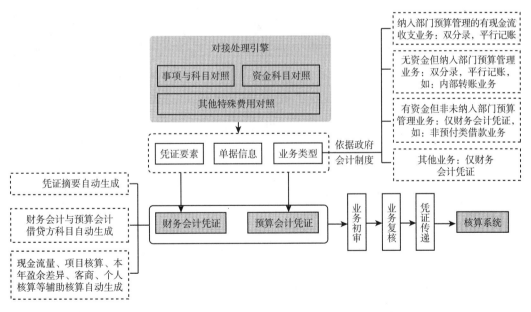

图 12 - 1 会计凭证规则引擎图

（二）外部横向建设

外部横向建设是指医院财务核算系统与医院的其他业务系统，诸如 HIS 系统、医保系统、物资系统、人力资源系统、基建系统等达成互联互通，财务核算系统能获取各个业务系统的有效数据，形成会计智能核算的数据基础。

众所周知，财务核算系统本身是具有系统标准化、通用化特点的软件，逻辑性极强，不易进行个性化定制修改，不易在其本身加载过多别的功能。各个业务系统之间因管理模式不同，使用基础字典不同，数据交互规则很难直接用财务核算系统本身单独完成。目前常规的处理模式是会计核算系统直接通过接口获取相关数据，这种方式简单易操作，但业务系统各自为战，数据源头不易追溯，档案之间对照关系错综复杂，与会计核算结果容易脱节，导致数据一盘散沙。

建立主数据处理中心，可以缓解对会计核算系统本身改造带来的压力，基础档案对照、数据交互规则以及数据元素之间的映射关系制定都可以通过主数据处理中心完成无缝集成。主数据处理中心是财务业务一体化管理系统的重要组成部分，可最大程度实现平台统一化，实现业财的深度融合，实现财务和业务系统的数据共享。

对于没有业务系统但本身依据政府会计制度需要直接进行会计处理的，可直接在主数据处理中心内置单据，按照模板生成相关凭证，形成会计核算需要的数据源。

综上概括，达成会计智能核算的数据治理，主要有两条路径：第一种为：业务系统—数据处理中心—会计核算系统，第二种为：数据处理中心—会计核算系统。

会计核算数据处理流程如图 12 - 2 所示。

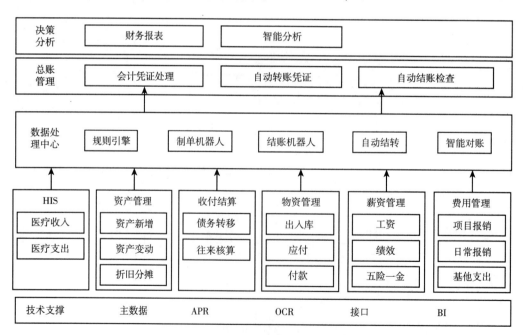

图 12 - 2　会计核算数据处理流程图

（三）运用信息技术支撑相关智能核算

现在信息技术的发展为智能核算提供了技术的支撑，在系统建设中经常采用的技术有：

1. 机器人流程自动化技术（Robotic Process Automation，RPA）是基于明确的流程规则，将重复性劳动进行自动化处理。它的运行原理是通过模拟人工作业的方式，将一些无法通过系统集成的系统手工操作进行自动化的处理。如：机器人能以高于人工的精确度，实现24小时全时段工作；帮助财务人员降低运营成本，增强数据的质量与一致性，优化人工处理效率水平。

2. OCR（Optical Character Recognition，光学字符识别）是指电子设备（例如扫描仪或数码相机）检查纸上打印的字符，通过检测暗、亮的模式确定其形状，然后用字符识别方法将形状翻译成计算机文字的过程。在财务领域经常使用OCR对发票进行识别并集合与税务系统的集成进行发票查验；对单据时间扫描识别与系统单据进行比对，实现会计相关数据的自动提取。

3. BI（Business Intelligence）即商业智能，用来将医院现有的数据进行有效的整合，快速准确地提供报表并提出决策依据，帮助医院做出明智的业务经营决策，可以对财务数据进行分析，通过各种图表形式进行展现。

三、建立数据场景化的业务分割

《政府会计制度》中"双基础"的特点，决定了财务会计和预算会计在确认方式、时点等方面都存在差异，各科目设置侧重点不同，设置粗细程度也各有不同，不能用单一的科目对照关系生成凭证，需按照场景化区分业务，加载多方判断的凭证对照引擎，是一种很好的核算智能处理方式。

医院经济业务资金来源众多、业务类型也相对复杂，针对不同的业务数据，可分为如表12-1所示场景。

表12-1　　　　　　　　　　　医院经济业务分类表

	场景	数据来源	关键要素
A. 收入业务			
医疗收入	门急诊收入	HIS系统	收费渠道、收费类型、确认规则等
	住院收入	HIS系统	
	医保收入	HIS系统、医保系统	
财政拨款收入	财政直接支付	银行	收入来源等
	财政授权支付	银行	
上级补助收入、非同级财政拨款收入		拨款通知、银行	收入来源等
科教专项收入	科研收入	任务书、协议、拨款通知、银行等	收入来源、项目分类、部门等
	教学收入		
	专项收入		

续表

	场景	数据来源	关键要素
其他收入	捐赠收入	协议、银行等	收入来源、部门等
	培训收入		
	利息收入		
	其他收入		

B. 非资本性费用（支出）业务

	场景	数据来源	关键要素
职工薪酬	日常工资、津补贴、绩效	薪资系统、报销系统	部门、工资项、所属期、资金来源等
	缴纳各类社保、公积金		
	缴纳个税		
专用材料费	卫生材料费	物资系统	部门、物资分类、项目、资金来源、出入库信息等
	药品费		
	其他材料费		
公用经费	水电气暖费	报销系统	部门、项目、资金来源、合同、支付方式等
	办公费		
	物业费		
	差旅费		
	三公经费		
	劳务费		
	委托业务费		
	培训费		
	其他费用		

C. 资本性支出

	场景	数据来源	关键要素
资本性支出	固定资产	物资系统	部门、资金来源、合同、支付方式、资产类型、折旧摊销年限等
	无形资产	物资系统	
	在建工程	报销系统、协议等	

D. 其他业务

	场景	数据来源	关键要素
	长期股权投资	数据处理中心	相关投资企业财务报表、核算方式等
	待摊费用	数据处理中心	支付方式、待摊期间、对应费用等
	医疗风险基金计提	数据处理中心	计提比例、应计提范围等
	坏账准备计提	数据处理中心	计提比例、应计提范围等

医院可根据实际情况和管理需要，在此场景分类基础上进行细化。

第二节　收入智能核算实现要点

一、收入相关数据共享与确认

收入是指会计核算主体在日常活动中形成的，导致所有者净资产增加的经济利益的总流入。医院作为核算主体，收入一般来源于提供医疗服务、收到各类财政拨款、承担各类科研教学任务，收到捐赠物资、对外投资收到的股利和利息等。依据政府会计制度要求，财务会计与预算会计具有不同的收入确认基础。

（一）各项收入类型的数据来源

公立医院的收入来源数据主要来源于 HIS 系统、医保系统、银行系统等，不同的收入类型来源方式不同，主要分为以下几个方面。

1. 医疗收入。医院医疗收入为提供医疗服务所产生的收入，主要来源于 HIS 系统、医保系统等。通过业务系统把相关收入明细、形成日期、对应收费形式，以财务确认后形成的相关日结报表，传送至主数据处理中心，形成收入智能核算的数据依据。按照医疗行为的管理模式，医疗收入主要分为门诊收入和住院收入，两种收入模式可通过日报表等形式归集信息。

门诊收入日报表主要用于对接医疗收入中的门诊收入日报数据，包括收入类型信息、收款信息、交款方式、医保分割以及长短款、门诊预交金等特殊业务数据，系统可自动将交款信息进行汇总，形成汇总的收款信息，然后财务再进行相关数据的审核确认，传入主数据处理中心，形成核算需要的基础数据。

住院结算日报表主要用于对接医疗收入中的住院结算日报数据，包括预交金收入、收款信息，医保分割信息等，系统可自动将交款信息进行汇总，形成汇总的收款信息，然后财务再进行相关数据的审核确认，传入主数据处理中心，形成核算需要的基础数据。

2. 财政拨款收入。财政拨款收入指公立医院从同级政府财政部门取得的各类财政拨款，数据主要来源于银行的流水明细。在政府会计制度下，财政拨款收入在预算会计和财务会计确认的方式基本相同，是根据"财政直接支付入账通知书""财政授权支付额度到账通知书"及其他相关原始凭证确认收入。

3. 科教项目收入。科教项目收入是指公立医院因开展科研教学活动所取得的各类收入。数据主要来源于银行的流水明细。根据政府制度要求，期末要根据科教项目完工程度确认财务会计收入，财务会计确认收入滞后于预算会计确认收入，因此不须通过任务书、协议等方式先确认财务会计收入。科教项目收入与项目负责人及科研、教学主管部门信息相关，需把相关收到款项的银行流水发生实时共享给管理人员，通过收入认领的方式，与任务书相匹配，达到收入数据的共享与确认。

4. 上级补助收入、非同级财政拨款收入。上级补助收入是指事业单位从主管部门和上级单位收到的非财政拨款收入，非同级拨款收入是指从同级政府其他部门或上级下级政府财政部门取得的拨款收入，这两项收入的数据主要来源为银行的流水明细。

5. 利息收入。利息收入是指医院的银行存款利息收入。数据主要来源于存款协议、银行流水明细等。财务会计确认利息收入应按照存款协议，定期计提应收利息；预算会计按照实际收到利息时确认收入。

6. 其他收入。除以上收入外的其他收入，主要包含捐赠收入、培训收入等，数据主要来源为银行的流水明细。

二、收入智能核算建设步骤

（一）明确财务对收入核算精细化的要求

医院收入核算精细化要求明细表见表 12 - 2。

表 12 - 2　　　　　　　　医院收入核算精细化要求明细表

财务会计		预算会计	
科目核算体系	辅助核算体系	科目核算体系	辅助核算体系
财政拨款收入		财政拨款预算收入	
财政基本拨款收入	功能分类、项目	财政基本拨款预算收入	功能分类、项目
财政项目拨款收入	功能分类、项目	财政项目拨款预算收入	功能分类、项目
事业收入		事业预算收入	
医疗收入	部门、收入来源	医疗收入	
门诊收入		门诊收入	
住院收入		住院收入	
结算差额			
科教收入	项目、收入来源	科教收入	项目、收入来源
科研收入		科研收入	
教学收入		教学收入	
非同级财政拨款	部门、项目、收入来源	非同级财政拨款预算收入	项目、收入来源
上级补助收入	部门、项目、收入来源	上级补助预算收入	项目、收入来源
附属单位上缴收入	部门、项目、收入来源	附属单位上缴收入	项目、收入来源
经营收入	部门、项目、收入来源	经营预算收入	项目、收入来源
投资收益等	部门、项目、收入来源	投资预算收益	项目、收入来源
捐赠收入	部门、项目、收入来源	捐赠预算收入	项目、收入来源
利息收入	部门、项目、收入来源	利息预算收入	项目、收入来源
其他收入等	部门、项目、收入来源	其他预算收入等	项目、收入来源

（二）根据场景建立收入核算的对照关系

场景建立完成之后，可通过业务相关系统，通过主数据处理中心，提炼出满足会计核算要求的业务处理数据，建立对照规则，匹配凭证生成引擎，按照收入各个场景对照规则如表12-3~表12-6所示。

1. 门诊收入。

表 12-3　　　　　　　　　　门诊收入业务场景对照规则表

业务系统数据	核算系统
收入类别	收入类别：门诊医事服务费收入、诊察收入、药品收入、卫生材料收入、检查收入、化验收入、治疗收入、手术收入、其他门诊收入等。按照实际收到金额确认医疗预算收入—门诊
支付方式	现金、银行、在途资金等
应由医保部门承担	应收医保款—门急诊
应由合同医疗单位承担	应收医疗款—合同单位（辅助核算到各单位）
预交金	预收医疗款，确认医疗预算收入—门诊
确认门急诊患者欠费	应收医疗款—门急诊患者欠费（辅助核算到个人）
收到总额预付医疗款	预收总额预付医保款，按所属期间与应收医保款对转，确认医疗预算收入—门诊
收到门急诊医保款回款	形成应收医保款—门诊减少，确认医疗预算收入—门诊
门诊患者退费	财务会计、预算会计冲回确认医疗收入

2. 住院收入。

表 12-4　　　　　　　　　　住院收入业务场景对照规则表

业务系统数据	核算系统
收入类别	收入类别：床位收入、诊察收入、药品收入、卫生材料收入、检查收入、化验收入、治疗收入、手术收入、其他住院收入等
支付方式	现金、银行、在途资金等
应由医保承担部门	应收医保款—住院
预交金	预收医疗款，确认医疗预算收入—住院
期间内在院患者住院费用	应收在院患者医疗款
患者出院结算	形成预收医疗款、应收在院患者医疗款减少，同时冲回医疗预算收入—住院
确认住院患者欠费	应收医疗款—住院患者欠费（辅助核算到个人）
收到总额预付医疗款	预收总额预付医保款，按所属期间与应收医保款对转，确认医疗预算收入—住院
收到住院医保款回款	形成应收医保款—住院减少，确认医疗预算收入—住院

3. 科教项目收入。

表 12 – 5 科教收入业务场景对照规则表

业务系统数据	核算系统
银行到款明细	银行类资产科目
业务部门确认项目收入	预收科教款，同时确认科教预算收入
根据项目执行情况，支出金额发生	形成预收科教款减少，同时确认财务会计科教收入

4. 利息收入。

表 12 – 6 利息收入业务场景对照规则表

业务系统数据	核算系统
储蓄金额、利息期间及利率	确认财务会计利息收入
银行到款明细	银行类资产科目，形成应收利息减少，同时确认预算会计利息收入

第三节 费用（支出）智能核算要点

一、费用（支出）相关数据共享与确认

（一）非资本性费用（支出）业务

1. 职工薪酬。职工薪酬是指公立医院按照国家有关政策性规定支付给职工的各种职工薪酬，包含基本工资，各类津贴补贴、为职工缴纳的各类保险公积金，各类绩效工资、加班夜班费等。职工薪酬的数据主要来源于薪资系统，包含所有人员类别的各项收入汇总，财务部门接收到数据后根据国家相关税务政策扣缴税款及其他各类扣款，完成薪资发放。由于职工薪酬关系到每个员工的各项收入，数据量庞大，准确性要求高，需要薪资系统提供分类复杂且数量庞大的各类数据至主数据处理中心，形成可供智能核算的数据基础。

2. 专用材料费。专用材料费：主要包含卫生材料费、药品费、低值易耗品、其他材料费等。专用材料费的购入、领用、出库、付款等数据主要来源于物资系统，付款也同时体现在报销系统。物资系统记录按照各类物资类别、物资具体名称、品规、数量、单价、出入库时间、使用部门、盘点情况等经医院物资管理流程，数据被推送至主数据处理中心，形成可供智能核算的数据基础。专用材料费付款在报销系统中按照相关的资金支付审批规定履行完流程，形成预算会计的专用材料费发生。

3. 日常公用经费。日常公用经费通常按照《政府收支分类科目》中"部门预算支出经济分类科目"规定，一般分为办公费、印刷费、水费、电费、物业管理费、差旅

费、三公经费、培训费、会议费等。这些经费一般随着医院日常运营报销而产生。数据主要来源于报销系统。按照财务会计权责发生制要求，如果有需要预提或按照受益期间均匀分摊的情况，可按照合同系统数据提供的相关情况，在财务会计处理成预付账款、预提费用、应付账款等。

4. 科教专项经费。科教专项经费为医院在收到相关项目主管部门拨款后，开展科学技术研究或教育教学活动，按照下达任务书所规定的范围和预算，在研究期间内完成任务所发生的各项支出。数据主要来源于科教管理及报销系统，随着课题进度不断推进而累积。因科教专项经费需完成具体的专项任务，与项目负责人的实施进展密切相关，且按照规定须"专项管理、专款专用"，因此相关数据共享具有高度普遍性的特点。项目负责人要详细了解自己负责项目的收入支出等各项情况，预算执行进展，以及相关联合同的执行情况，并完成相关操作，数据即形成可供达成智能核算的数据基础。

依据国务院办公厅《关于改革完善中央财政科研经费管理的若干意见》（国办发〔2021〕32 号）中对科研经费"放管服"等相关精神，已经进一步精简合并了预算编制科目，主要涉及设备费、业务费、劳务费三大类。但在实际支出时，还应该按照具体支出方向明细核算，以完整准确地体现课题的实际执行情况。所以科教专项经费的支出依然可以按照部门预算支出经济分类科目进行核算。

（二）资本性支出（费用）

公立医院资本性支出涉及业务主要有各类设备购置、信息网络及软件购置、大型修缮、房屋建筑物构建等等。资本性支出在预算会计会直接体现为资本性支出，因受益期限体现在未来期间，财务会计会以折旧或摊销费用的方式均匀体现。数据主要来源于资产管理系统，记录各类固定资产、无形资产等购入时间、物资类别、具体名称、折旧摊销期间、供应厂家、金额、资金来源、付款情况、盘点情况等，数据推送至主数据处理中心，形成可供智能核算的数据基础。付款情况也同时体现在报销系统，形成预算会计的资本性支出金额。

在建工程是有别于固定资产、无形资产等，医院为了延长使用寿命或提升功能，而进行的新续建、改扩建、大型维修改造等的一种过程性资产，此类工程已经发生相关支出，但尚未达到交付使用状态。在信息化集成度高的大型综合医院有专门管理在建工程的业务系统，如果没有也可用"主数据处理中心—核算系统"的模式，将在建工程的相关信息录入相关表单，并通过报销系统体现付款进度，按照不同的在建工程项目形成建筑安装工程、设备投资、待摊投资、工程投资等，并加载不同供应商的付款情况。

二、费用（支出）智能核算建设步骤

（一）明确对费用（支出）核算精细化的要求

费用（支出）核算精细化要求明细如表 12 - 7 所示。

表 12 - 7　　　　　　　费用（支出）核算精细化要求明细表

财务会计		预算会计	
科目核算体系	辅助核算体系	科目核算体系	辅助核算体系
业务活动费用（以业务活动费用为例）		事业支出	
		财政拨款支出	
财政基本拨款经费	功能分类、支付对象	基本支出	功能分类、支付对象等
工资福利支出		工资福利支出	
对个人和家庭补助		对个人和家庭补助	
商品服务支出		商品服务支出	
		资本性支出	
财政项目拨款经费	功能分类、财政项目、支付对象	项目支出	功能分类、财政项目、支付对象
工资福利支出		工资福利支出	
对个人和家庭补助		对个人和家庭补助	
商品服务支出		商品服务支出	
		资本性支出	
科教专项经费	功能分类、科教项目、支付对象	非财政专项支出	功能分类、科教项目、支付对象
工资福利支出			
对个人和家庭补助			
商品服务支出			
其他经费	部门、项目、支付对象	其他资金支出	部门、项目、支付对象
工资福利支出			
对个人家庭补助			
商品服务支出			
经营费用	部门、支付对象	经营支出	部门、支付对象
上缴上级费用	部门、支付对象	上缴上级支出	部门、支付对象
对附属单位补助费用	部门、支付对象	对附属单位补助支出	部门、支付对象
所得税费用	部门、支付对象	投资支出	部门、支付对象
其他费用	部门、支付对象	债务还本支出	部门、支付对象
		其他支出	

（二）根据场景建立支出（费用）的核算对照关系

各个场景支出（费用）的核算对照关系如表 12 - 8 ~ 表 12 - 13 所示。

1. 职工薪酬。

表 12－8　　　　　　　　　　职工薪酬业务场景对照规则表

业务系统数据	核算系统
人员类别	人员类别辅助核算 编内人员、编外聘用人员、离退休人员、 合同制人员、派遣制人员、住培人员、研究生等
薪资属性 政策性工资及各类津补贴 绩效工资 各类单位负担保险、公积金 各类奖励款	按照政府收支分类设置科目核算，形成应发职工薪酬
资金来源	科目核算区分财政基本资金、自有资金、科教资金等
各项薪资归属管理部门	辅助科目核算—预算归口管理部门
国家政策性扣款 各类保险、公积金个人部分扣款及薪资变动调整扣款	形成应付职工社保个人部分
其他代扣个人费用 药费、取暖费、停车费等	形成其他应付款款项
代扣个人所得税	形成应交个人所得税
职工归属部门	形成成本核算部门辅助核算
实际支付职工薪酬	预算会计职工薪酬支出
实际支付各类社保、公积金等	预算会计职工薪酬支出
实际支付个人所得税	预算会计职工薪酬支出

2. 专用材料费。

表 12－9　　　　　　　　　　专用材料费业务场景对照规则表

业务系统数据	核算系统数据
具体物资类别	会计核算要求类别为以下几类： 卫生材料：血库材料、医用气体、影像材料、化验材料、其他卫生材料 药品：西药、中成药、中草药 低值易耗品 其他材料费
入库日期	会计核算期间
入库单价、数量、供货厂家	入库金额，形成库存物资与应付账款（具体到各个供应商）增加
出库日期	会计核算期间
出库单价、数量	出库金额，形成费用与库存物资减少
资金来源	财政资金、科教资金、自有资金等
领用部门	形成财务会计—费用的归属部门
付款	形成应付账款（具体到各个供应商）减少，预算会计—支出增加
盘盈或盘亏	形成对应的收入或费用

3. 日常公用经费。

表 12－10　　　　　　　　　　日常公用经费业务场景对照规则表

业务系统数据	核算系统数据
使用预算归口部门	归口管理部门
资金来源	财政资金、科教资金、自有资金等
经费使用部门	费用归属部门
待支付事项	形成应付账款（具体到各个供应商），无不产生预算会计发生
实际支付事项	货币资金，产生预算会计
支付单位性质	支付对象

4. 固定资产。

表 12－11　　　　　　　　　　固定资产业务场景对照规则表

业务系统数据—数据处理中心	核算系统数据
资金来源	财政资金、科教资金、自有资金等
固定资产类别	房屋及构筑物、专用设备、通用设备、文物和陈列品、图书、档案、家具用具装具、动植物
入库日期	会计核算期间
未达到可使用状态的先期付款	预付账款（具体到各个供应商）
入库金额、供货厂家	入库金额，形成固定资产与应付账款（具体到各个供应商）增加，预算会计资本性支出增加
入库日期	会计核算期间
固定资产使用部门	费用归属部门
固定资产折旧年限	计算当期固定资产折旧费用
固定资产处置	固定资产减少，形成应缴财政款或清算费用等

5. 无形资产。

表 12－12　　　　　　　　　　无形资产业务场景对照规则表

业务系统数据—数据处理中心	核算系统数据
资金来源	财政资金、科教资金、自有资金等
无形资产类别	专利权、商标权、著作权、土地使用权、非专利技术等
未达到可使用状态的先期付款	预付账款（具体到各个供应商）
入库日期	会计核算期间
入库金额、供货厂家	入库金额，形成无形资产与应付账款（具体到各个供应商）增加，预算会计资本性支出增加
入库日期	会计核算期间
无形资产使用部门	费用归属部门
无形资产摊销年限	计算当期无形资产摊销费用
无形资产处置	无形资产减少，形成应缴财政款或清算费用等

6. 在建工程。

表 12 – 13 在建工程业务场景对照规则表

业务系统数据－数据处理中心	核算系统数据
资金来源	财政资金、科教资金、自有资金等
合同付款条款	预付款或在建工程
在建工程内容分类	在建工程明细核算科目，包括建筑安装工程投资、设备投资、待摊投资等
在建工程项目	在建工程项目辅助核算
各阶段付款金额	形成在建工程与预算会计资本性支出增加
工程承担单位	供应商辅助核算
完成达到可使用状态	在建工程转为固定资产

第四节 债权债务智能核算与相关系统数据衔接要点

一、债权债务相关数据衔接与确认

债权债务是指公立医院在经济活动中与其他主体结算时所产生的应收、预收、应付、预付、其他应收应付的款项，正因为财务会计确认的基础为权责发生制，在确认收支的时点与实际发生现金流入与流出发生时点存在差异，才会产生往来的业务事项。这也是政府会计制度财务会计与预算会计在"双基础"规则下所产生的差异。

医院债权债务的产生贯穿于日常收支中，在前述业务场景中已经有所涉及，现把所有涉及的业务场景单独整理如表 12 – 14 所示。

表 12 – 14 债权债务涉及业务场景表

业务场景	核算系统债权债务数据
确认财务会计医疗收入应收未收到医保款	应收医疗款—医保款
收到预拨医保总额预付款项	预收医保款
结算后患者或合同单位医疗欠款	应收医疗款—患者欠费/合同单位欠费
购置资产、大型修缮等前期预付后期应付项	预付账款/应付账款—工程款/固定资产款等
应付未付的职工各类薪酬	应付职工薪酬
缴纳单位各类社保，代扣个人部分	应付社会保障费—单位/个人
缴纳各项税费	应交税金
购买卫生材料、药品等已入库实际未支付的款项	应付卫生材料款/药品款等
未到期利息	应收利息
已宣告未分配股利	应收股利

续表

业务场景	核算系统债权债务数据
收到科教拨款	预收科教款
按照规定应上缴财政的款项	应缴财政款
职工借款	其他应收款—个人借款
各类保证金、押金等	其他应付款—保证金/押金等
尚未支付但需按照受益期预先提取的相关费用	预提费用
* 各单位可根据业务场景和管理相关需求细化	

医院相关债权债务，要根据经济业务实质，依据权责发生制确认的原则，通过会计科目体系及辅助账核算体系，清晰地记录反映。经业务环节确认过的数据，通过上述场景化的业务分割，即可形成相关的会计智能核算数据源结果。

二、债权债务智能核算实现要点

政府会计制度规定双基础之权责发生制，就是要满足新形势下加强资产负债管理、防范财务风险的要求，也能真实客观地反映政府"家底"。债权债务作为核算的重要组成部分，要达到智能核算的效果，需要做到以下几方面。

（一）搭建好债权债务核算体系框架

根据政府会计制度要求及医院实际管理需要，需要通过会计科目体系及辅助核算体系，真实完整客观地体现医院涉及的债权债务情况，具体可参考表 12 - 15。

表 12 - 15　　　　　　　　债权债务明细核算表

类别	一级科目	二级科目	三级科目	辅助核算项
债权类	应收账款	应收在院患者医疗款		
		应收医疗款	应收医保款	
			病人欠费	客户
	其他应收款			个人、客户、项目等
	预付账款	预付采购款		供应商、部门、项目等
		预付工程款		供应商、部门、项目等
	应收股利、应收利息			客户
债务类	应付职工薪酬	应付职工薪酬	应付工资	人员类别
			应付奖金	人员类别
			应付其他收入	人员类别
		应付社会保障费	各类险种	
	应付账款	应付卫生材料款		供应商
		应付药品款		供应商

续表

类别	一级科目	二级科目	三级科目	辅助核算项
债务类	预收账款	预收医疗款	预收医保款	
			预收门急诊款	
			预收住院款等	
		预收科教款		科教项目
	其他应付款			个人、客户、项目等

（二）根据业务场景梳理债务债务核算方式

债权债务的产生与收支类、资产等业务发生场景密切相关，可根据前端描述的业务场景，把债权债务具体涉及科目、辅助核算与业务场景建立对照关系，根据不同场景化的业务分割，达成智能核算的效果。

三、债权债务数据治理与共享应用

债权债务类科目实质是往来资金性质的科目，相关债权最终要收回，相关债务最终要支付，形成真正的资产增加或减少。因此债权债务的数据治理与共享十分重要。债权债务的数据治理主要包含逻辑验证合理性，账龄分析、往来清理等工作。可运用会计智能核算结果通过加载数据处理规则，对债权债务实际情况进行分析，发现核算及前端业务处理的问题，为管理提供高效便捷的数据支持。

（一）逻辑验证合理性

会计核算语言本身有强大的逻辑及平衡校验关系。对于债权债务而言，债权必然是借方余额，债务必然是贷方余额，且到具体的辅助核算如个人、客商、部门、项目等依然如此。可通过内置相关规则，自动查验相关债权债务科目是否符合验证关系，如果出现不符合的情况随时预警，查找相关原因。

（二）账龄分析

如果逻辑合理性校验本身没有问题，可通过账龄分析做进一步的数据勘验。账龄是指债权债务本身存在的时间长度，账龄长度越长，表明未处理时间过长，坏账产生的概率升高，需要及时关注并加以解决。可对本身存在账期的相关业务内置相关规则，通过账期与账龄相互结合分析，对账龄时间过长的合理性做出判断并随时预警。

（三）往来清理

按照医院内控相关规定，对确认无法支付或收回的相关债权债务及时进行清理。可把清理规则内置，对需进行清理的相关债务随时可整理出相关数据情况，按照相关规定及时进行账务处理。

第五节　其他业务智能核算与相关系统数据衔接要点

对于没有业务系统的需要进行会计核算处理的相关业务，如长期股权投资、待摊费用、坏账准备、医疗风险基金、财政应返还额度等，可按照"主数据处理中心—会计核算中心"的方式，直接在数据处理中心预制表单，加载相关信息，达成会计智能核算需要的相关数据源。

一、长期股权投资预置及对接

（一）预置长期股权投资基本信息

长期股权投资基本信息主要包括被投资各企业、控制程度及持股比例、场景等，这是进行长期股权投资核算的基础。按照政府会计制度要求，根据控制程度不同分为"成本法"与"权益法"两种核算方式，并按照持股比例进行计算。控制程度与持股比例与被投资情况——对应，只要选择场景单据及被投资企业并录入相关数据，即形成会计核算系统所需对照关系。

（二）核算业务场景制单及对照

按照各表单信息录入相应具体数据，直接对接生成核算结果。具体表单类型及信息如表 12 - 16 所示。

表 12 - 16　　　　　　长期股权投资业务场景对照规则表

主数据处理中心—预置表单类型及信息	核算系统数据
1. 取得长期股权投资	
投资金额	确认长期股权投资及投资支出
支付形式	银行存款/固定资产/收入等
2. 宣告分配及收到股利	
宣告股利金额	确认应收股利/投资收益，权益法调减长投账面
收到分配股利	确认投资预算收益
3. 权益法下被投资企业年末形成净损益	
被投资企业年末形成净利润	调整长投账面并确认投资收益

续表

主数据处理中心—预置表单类型及信息	核算系统数据
4. 除净损益以外所有者权益变动	
所有者权益变动金额	调整长投账面/权益法调整
5. 处置长期股权投资	
处置收益	确认投资收益/银行存款
处置费用	确认资产处置费用/银行存款
清理长期股权投资账面金额	减少长期股权投资账面价值，确认投资收益、应缴财政款、资产处置费用等

二、计提医疗风险基金

医疗风险基金是按照医疗收入的规定比例，计提在费用中用于支付医疗风险保险或赔偿的资金。一般分为各期计提、年末补差两项业务场景。医院累计提取的医疗风险基金比例不应超过当年医疗收入的1‰—3‰。如果滚存较多，可以降低提取比例或暂停计提，医院可根据自己实际情况调整。医疗风险基金业务场景对照规则如表 12 - 17所示。

表 12 - 17　　　　　　　　医疗风险基金业务场景对照规则表

主数据处理中心—预置表单类型及信息	预置计算规则	核算系统数据
1. 月末计提医疗风险基金		
各期间医疗收入	医疗收入×计提比例=需计提金额	确认医疗风险基金费用/专用基金，不确认预算会计
计提比例（1‰—3‰）		
2. 年末补差		
年末医疗风险基金余额	医疗风险基金余额-（医疗收入×计提比例）=需补差金额（正或负）	按照计算差额调整医疗风险基金费用/专用基金，不确认预算会计
年末医疗收入总计		
计提比例（1‰—3‰）		

三、坏账准备

坏账准备是指医院对除应收在院患者医疗款以外的应收账款和其他应收款按规定比例提取坏账准备，累计计提坏账准备不应超过年末应计提科目的2%—4%。主要在年末进行操作，对应收账款和其他应收款全面检查分析可收回性，确认坏账准备。

坏账准备业务场景对照规则如表 12 - 18 所示。

表 12 – 18   坏账准备业务场景对照规则表

主数据处理中心—预置表单信息	预置计算规则	核算系统数据
1. 年末确认坏账准备		
应收账款（不含在院患者医疗款）余额	年末应收账款坏账准备余额 – （应收账款不含在院患者医疗款 × 计提比例） = 年末应计提金额	确认相关费用及坏账准备，不确认预算会计
计提坏账准备比例（2%—4%）		
年末应收账款坏账准备余额		
其他应收款余额	年末其他应收款坏账准备余额 – （其他应收款 × 计提比例） = 年末应计提金额	确认相关费用及坏账准备，不确认预算会计
计提坏账准备比例（2%—4%）		
其他应收款坏账准备期末余额		
2. 逾期确认无法收回		
报批后予以核销	按照批准后金额	减少应收账款/其他应收款及坏账准备，不确认预算会计
已核销不需上缴财政的应收款项在以后期间收回	按照确认收回金额	增加货币资金，减少应收款项，同时确认预算会计，增加非财政拨款结余

四、待摊费用

待摊费用是指单位已经支付，但应当由本期和以后各期分担的费用。此业务主要是按照权责发生制的要求，均匀按照收益期把一次性支付的费用分摊到各期。

待摊费用业务场景对照规则如表 12 – 19 所示。

表 12 – 19   待摊费用业务场景对照规则表

主数据处理中心—预置表单信息	预置计算规则	核算系统数据
1. 支付待摊费用		确认待摊费用/银行存款
支付待摊费用金额		
2. 逐月分摊	待摊费用/受益期间 = 每月应确认费用金额	按照收益期逐月确认费用，不确认预算会计
待摊费用金额		
受益期间（月）		

第六节　期末结转及生成报表智能处理

一、期末结转智能处理

（一）期末结转类型及规则

财务会计期末结转规则如表 12 – 20 所示。

表 12－20　　　　　　　　　　　财务会计期末结转规则表

资金类型	财务收入费用	转入科目—本期盈余—转出	转入—累计盈余		以前年度盈余调整—转出
财政项目资金	财政项目拨款收入	财政项目盈余	本年盈余分配	财政项目盈余	财政项目盈余
	财政项目拨款费用				
科教资金	事业收入—科研项目收入	科教盈余		科教盈余	科教盈余
	事业收入—教学项目收入				
	业务活动费用—科教资金、单位管理费用—科教资金				
财政基本资金和自有资金	财政基本拨款收入	医疗盈余		医疗盈余	医疗盈余
	事业收入—医疗收入				
	上级补助收入、附属单位上缴收入、非同级财政拨款收入、其他收入				
	业务活动费用—财政基本资金、单位管理费用—财政基本资金				
	业务活动费用—自有资金、单位管理费用—自有资金其他费用				

政府会计制度规定财务会计与预算会计要把相关收支业务，或净资产和结转余科目进行对应结转，以体现净资产（结转余）在某期末最终的结果。具体结转规则如表 12－21 所示。

（二）期末结转智能生成

期末结转业务具有很强的规则性，现有的会计核算软件总账模块一般都有期末处理功能，包含期间损益结转、自定义结转、自定义比例结转、对应结转等功能。根据政府会计制度结转规则，可利用不同类型的结转功能规划对应结转，非常适用于用机器人流程自动化技术（RPA）按月度或年度定期操作。

二、会计报表智能处理

（一）报表类型及编制规则

按照《政府会计制度》及医院执行《政府会计制度——行政事业单位会计科目和报表》的补充规定，医院需编制财务会计报表 5 张，预算会计报表 3 张，编制期间分为月度和年度，具体内容如表 12－22 所示。

表 12 - 21 预算会计期末结转规则表

资金类型	预算收入支出	转入科目	结余分配	
财政资金	财政拨款预算收入	财政拨款结转		财政拨款结余
	事业支出—财政拨款支出			
非财政专项资金	事业预算收入—科教预算收入	非财政拨款结转	非财政拨款结余	
	上级补助预算收入、附属单位上缴预算收入、非同级财政拨款预算收入、其他预算收入中按项目管理收入			
	事业支出—非财政专项支出、其他支出—非财政专项支出			
其他资金	事业预算收入—医疗预算收入	其他结转	非财政拨款结余分配	
	事业支出—其他资金支出			
	上级补助预算收入、附属单位上缴预算收入、非同级财政拨款预算收入、其他预算收入中非按项目管理收入			
	其他支出—其他资金支出			提取专用结余
	经营预算收入	经营结余		
	经营支出			

表 12 - 22 医院各类会计报表汇总表

编号	报表名称	编制期
财务报表		
会政财 01 表	资产负债表	月度、年度
会政财 02 表	收入费用表	月度、年度
会政财 02 表附表 01 表	医疗活动收入费用明细表	月度
会政财 03 表	净资产变动表	年度
会政财 04 表	现金流量表	年度
	附注	年度
预算会计报表		
会政预 01 表	预算收入支出表	年度
会政预 02 表	预算结转结余变动表	年度
会政预 03 表	财政拨款预算收入支出表	年度

（二）会计报表智能生成

报表生成规则明确，易通过信息化手段达成智能化效果。报表生成最通用的规则为取对应各科目的期末数或当期发生数。对于部分报表，如净资产变动表中某些项，需要根据科目明细账分析填列。为了能够准确高效地生成报表，对于分析填列的事项，可以通过细化科目设置，增加辅助核算的方式，把需要单独取数的事项单独固定区分，这样能保证提供固化的取数规则。

会计报表生成步骤明确，规则清晰，非常适用于用机器人流程自动化技术（RPA）按月度或年度定期操作。

第七节　会计核算结果数据展示与应用

会计核算结果承担着很重要的"反映职能"，是管理功能运用的基石，通过会计核算语言的结果，运用信息化手段通过相关指标展示医院财务运行效果。

一、医院通用的经济考核指标

在《医院财务制度》、全国卫生健康年报、《国家三级公立医院绩效考核》等国家规范和报告中，对医院相关经济运行指标都有明确列示，可作为常用指标直接运用，也可根据医院实际情况增设其他指标便于考核。相关指标举例如表 12 - 23 所示。

表 12 - 23　　　　　　　　　医院各类经济考核指标汇总表

指标名称	计算公式	数据来源	反映内容
（一）收入结构指标			
1. 门诊收入占医疗收入的比重	门诊收入/医疗收入×100%	全国卫生健康年报、国家三级公立医院绩效考核指标	反映门诊和住院收入在医疗收入中的结构
2. 住院收入占医疗收入的比重	住院收入/医疗收入×100%	全国卫生健康年报、国家三级公立医院绩效考核指标	
3. 门诊收入中来自医保基金的比例	门诊收入中医保基金收入/医疗收入×100%	全国卫生健康年报、国家三级公立医院绩效考核指标	反映医院门急诊收入中，医保基金对医院的回款情况，体现医保相关制度对医院经济运行的影响程度
4. 住院收入中来自医保基金的比例	住院收入中医保基金收入/医疗收入×100%	全国卫生健康年报、国家三级公立医院绩效考核指标	
5. 医疗服务收入（不含药品、耗材收入）占医疗收入比重	（医疗收入—药品、卫生材料收入）/医疗收入×100%	全国卫生健康年报、国家三级公立医院绩效考核指标	反映体现医务人员劳动价值的收入在医疗收入中占比，体现医疗收入结构是否优化
6. 医疗服务收入（不含药品、耗材、检查、化验收入）占医疗收入比重	（医疗收入—药品、卫生材料、检查、化验收入）/医疗收入×100%	全国卫生健康年报、国家三级公立医院绩效考核指标	

续表

指标名称	计算公式	数据来源	反映内容
7. 药品收入占医疗收入比重	药品收入/医疗收入×100%	全国卫生健康年报、国家三级公立医院绩效考核指标	反映现已没有加成的药品收入、卫生材料收入在医疗收入中的占比，体现医疗收入结构是否优化
8. 药品收入（不含中药饮片）占医疗收入比重	（药品收入—中药饮片收入）/医疗收入×100%	全国卫生健康年报、国家三级公立医院绩效考核指标	
9. 卫生材料收入占医疗收入比重	卫生材料收入/医疗收入×100%	全国卫生健康年报、国家三级公立医院绩效考核指标	
（二）成本控制指标			
1. 人员经费支出比率	人员经费/（医疗活动费用＋单位管理费用＋其他费用）×100%	医院财务制度、全国卫生健康年报、国家三级公立医院绩效考核指标	反映医院人员配备的合理性和薪酬水平高低
2. 公用经费支出比率	公用经费/（医疗活动费用＋单位管理费用＋其他费用）×100%	医院财务制度	反映医院对人员的商品和服务支出的投入情况
3. 管理费用率	管理费用/（医疗活动费用＋单位管理费用＋其他费用）×100%	医院财务制度、全国卫生健康年报、国家三级公立医院绩效考核指标	反映医院管理效率
4. 药品、卫生材料支出率	（药品费用＋卫生材料费用）/（医疗活动费用＋单位管理费用＋其他费用）×100%	医院财务制度	反映医院药品、卫生材料在医疗业务活动中的耗费
5. 百元医疗收入的医疗费用（不含药品）	（业务活动费用＋单位管理费用—药品费）÷（医疗收入—药品收入）×100（不含科教经费）	全国卫生健康年报	反映创造每百元医疗收入所耗用的医疗费用
6. 百元医疗收入的医疗费用（不含药品、卫生材料）	（业务活动费用＋单位管理费用—药品费—卫生材料费）÷（医疗收入—药品收入—卫生材料收入）×100（不含科教经费）	全国卫生健康年报	反映创造每百元医疗收入（不含药品、卫生材料收入）所耗用的医疗费用
7. 百元医疗收入消耗的卫生材料（不含药品）	卫生材料费÷（医疗收入—药品收入）×100（不含科教经费）	全国卫生健康年报	反映创造每百元医疗收入所耗用的卫生材料
（三）患者费用指标			
1. 每门急诊人次平均收费水平	门急诊收入/门急诊人次数	全国卫生健康年报、国家三级公立医院绩效考核指标	反映每门急诊患者负担费用水平
2. 每床日平均费用水平	住院收入/实际占用床日数	全国卫生健康年报	反映每一实际占用床日负担费用水平

续表

指标名称	计算公式	数据来源	反映内容
3. 出院者平均医药费用	每床日平均费用水平 × 出院者平均住院天数	全国卫生健康年报、国家三级公立医院绩效考核指标	反映每位出院患者负担费用水平
（四）结余和风险管理指标			
1. 医疗盈余率	医疗盈余 ÷ 医疗活动收入 × 100%	医院财务制度、全国卫生健康年报、国家三级公立医院绩效考核指标	反映医院除来源于财政项目收支和科教项目收支之外的收支结余水平，能够体现医院财务状况、医院医疗活动费用的节约程度以及医院管理水平
2. 资产负债率	资产负债率 = 负债总额/资产总额 × 100%	医院财务制度、全国卫生健康年报、国家三级公立医院绩效考核指标	反映医院的资产中借债筹资的比重
3. 流动比率	流动比率 = 流动资产/流动负债 × 100%	医院财务制度、全国卫生健康年报	反映医院的短期偿债能力
（五）资产运营指标			
1. 总资产周转率	（医疗收入 + 其他收入）/平均总资产	医院财务制度	反映医院运营能力。周转次数越多，表明运营能力越强；反之，说明医院的运营能力较差
2. 应收账款周转天数	平均应收账款余额 × 365/医疗收入	医院财务制度	反映医院应收账款流动速度
3. 药品周转天数	｛（上年药品期末余额 + 年末药品余额）÷ 2｝× 365 ÷ 药品收入	全国卫生健康年报	反映医院从取得药品入库开始，至消耗、销售为止所经历的天数。周转天数越少，说明药品变现的速度越快
4. 卫生材料周转率	卫生材料费 ÷ ｛（年初库存卫生材料 + 年末库存卫生材料）÷ 2｝	全国卫生健康年报	反映卫生材料从入库开始，至消耗完毕周转的次数。周转次数越多，说明卫生材料流动性越强
5. 固定资产增长率	（年末固定资产原值 ÷ 年初固定资产原值）- 1 × 100%	全国卫生健康年报	反映医院固定资产的增长速度
6. 百元固定资产医疗收入（不含药品收入）	（医疗收入—药品收入）÷ 固定资产账面余额 × 100	全国卫生健康年报	反映医院每百元固定资产所创造的医疗收入

续表

指标名称	计算公式	数据来源	反映内容
（六）发展能力指标			
1. 总资产增长率	（期末总资产－期初总资产）/期初总资产×100%	医院财务制度	总资产增长率从资产总量方面反映医院的发展能力
2. 净资产增长率	（期末净资产－期初净资产）/期初净资产×100%	医院财务制度	净资产增长率反映医院净资产的增值情况和发展潜力
3. 固定资产净值率	固定资产净值/固定资产原值×100%	医院财务制度	固定资产净值率反映医院固定资产的新旧程度
4. 固定资产增值保值率	年末固定资产净值÷年初固定资产净值×100%	全国卫生健康年报	反映医院固定资产净值的增长速度

会计核算系统中完整、真实的数据是以上经济运行指标的"基石"，根据上述计算方法在系统中内置计算规则，即可直接计算出指标结果。

二、指标分析应用方法

单独的静态的指标只能体现某个时点的形态，指标要通过分析比较，才能为管理应用创造价值。一般指标有以下几种分析应用方法。

（一）计划实际对比法

在某个期间可根据管理目标选取某些指标设定计划值，如五年工作战略计划或年度预算等，然后检查计划的方式定期验证完成情况，分析完成计划的积极因素和影响计划完成的原因，以便及时采取措施，保证目标的实现。在进行实际与计划对比时，还应注意计划本身的合理性。如果计划本身出现质量问题，则应调整计划，重新正确评价实际工作的成绩。

（二）内部纵向对比法

内部纵向对比主要是指选取期间内数值通过环比、同比等方法，发现指标的动态趋势。同比方法一般可对比一个年度内各月发生情况，经常适用于收支类指标，如各月医疗收入实现趋势，费用各月发生的均衡性，项目执行的进展情况等。环比一般可对比如几年内同一时点指标的发生情况，了解医院阶段性的发展状况，为后续管理计划目标以及如何调整提供数据支持。

（三）外部横向对比法

指标分析不仅要跟自己内部进行自查比较，还要秉承"走出去"的原则，与本行业平均水平、先进水平进行对比。通过这种对比，可以反映本单位的经济管理与其他同行平均水平和先进水平的差距，查找不足，明确努力方向，进而采取措施持续进步。

三、指标分析结果展示

借助现代化的信息系统及技术手段建设数据展示平台，把上述指标与分析方法通过各类图标或图形形象展示，便于随时掌握指标分析结果。趋势分析类指标可通过折线图、柱状图等方式，比重类指标可通过饼状图等方式，对比区间、对比对象可根据管理需要设定。

第十三章 成本核算与要素监管设计要点

本章从四个方面详细阐述了医院成本核算与要素监管设计要点。首先，介绍了医院成本核算体系、相关定义、信息支撑及管理目标，强调医院成本核算要以管理目标为导向，依据相关制度和办法，借助信息化工具，融合业务和财务数据，将核算结果应用于管理，创造价值。接着，本章分别从科室成本、医疗服务项目成本、病种（DRG/DIP）成本三个层面详细介绍了相应的核算方法、信息支撑要点及管理应用，以期为读者提供详细、可操作的医院成本核算实现路径及管理应用参考。

第一节 成本核算体系与管理目标

一、医院成本核算相关定义

（一）医院成本核算定义及范围

医院成本是指医院特定的成本核算对象所发生的资源耗费，包括人力资源耗费，房屋及建筑物、设备、材料、产品等有形资产耗费，知识产权等无形资产耗费，以及其他耗费。

医院成本核算是指医院对其业务活动中实际发生的各种耗费，按照确定的成本核算对象和成本项目进行归集、分配，计算确定各成本核算对象的总成本、单位成本等，并向有关使用者提供成本信息的活动。

按照成本核算的不同目的，医院的成本可分为医疗业务成本、医疗成本、医疗全成本和医院全成本。

医疗业务成本是指医院业务科室开展医疗服务业务活动发生的各种耗费，不包括医院行政后勤类科室的耗费及财政项目拨款经费、非同级财政拨款项目经费和科教经费形成的各项费用。

医疗业务成本＝临床服务类科室直接成本＋医疗技术类科室直接成本＋医疗辅助类科室直接成本

医疗成本是指为开展医疗服务业务活动医院各业务科室、行政后勤类科室发生的各种耗费，不包括财政项目拨款经费、非同级财政拨款项目经费和科教经费形成的各项费用。

医疗成本＝医疗业务成本＋行政后勤类科室成本

医疗全成本是指为开展医疗服务业务活动医院各部门发生的各种耗费，以及财政项目拨款经费、非同级财政拨款项目经费形成的各项费用。

医院全成本是指医疗全成本的各种耗费，以及科教经费形成的各项费用、资产处置费用、上缴上级费用、对附属单位补助费用、其他费用等各项费用。

（二）医院成本核算体系

按照成本核算的不同对象，医院成本核算可分为科室成本、诊次成本、床日成本、医疗服务项目成本、病种成本、按疾病诊断相关分组（Diagnosis Related Groups，DRG）成本，如图 13 - 1 所示，其中，科室成本是开展其他几项成本核算的基础。做好医院成本核算需要在夯实科室成本核算的基础上，逐步开展其他五项。针对每一类核算的定义、方法和管理应用在后面一节中将会有详细的介绍和说明。

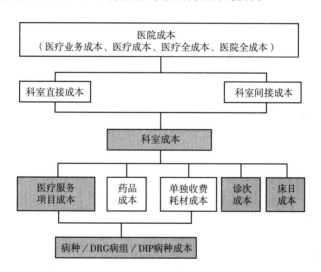

图 13 - 1　医院成本核算体系

二、组织结构与职责

为保证医院成本核算工作正常有序开展，医院应当成立成本核算工作领导小组，明确承担成本核算的职能部门。成本核算工作领导小组应当由医院主要负责人担任组长，总会计师或分管财务的副院长担任副组长，成员包括财务、医保、物价、运营管理、医务、药剂、护理、信息、人事、后勤、设备、资产、病案统计等相关职能部门负责人以及部分临床科室负责人，整个成本核算的组织架构如图 13 - 2 所示。

1. 成本核算工作领导小组主要负责审议医院成本核算工作方案及相关制度，明确各部门职责，协调解决成本核算相关问题，组织开展成本核算，加强成本管控，制订相匹配的绩效考核方案，提升运营效率。

2. 财务处是承担成本核算的职能部门，是开展成本核算工作的日常机构。其主要职责是：制订医院成本核算工作方案及相关工作制度等；确定成本核算对象和方法，开展成本核算；按照相关政府主管部门的规定定期编制、报送成本报表；开展成本分析，提出成本控制建议，为医院决策提供支持和参考。

3. 医院各部门在成本核算过程中应当提供的数据信息资料主要包括：

（1）财务处：各部门发生的在财务处直接报销并计入其成本的明细数据，门诊和住院医疗收入明细数据，各部门固定资产和无形资产数量、使用分布与变动情况、折旧和摊销数据等。

（2）组织处（人事处）：各部门人员信息、职工薪酬、社会保障等数据，以及人员考勤及变动情况等。

（3）医保办：医保相关的工作量和费用。

（4）保障部：各部门水、电、气等能源耗用量及费用；相关部门物业、保安、保洁、配送、维修、洗衣等工作量和服务费用；低值易耗品等非卫生耗材类物资的用量、存量和费用等。

（5）医工处：各部门卫生材料的用量、存量和费用及各部门的医疗设备维修费用等。

（6）药学部：各部门药品用量、存量和费用。

（7）供应室：各部门实际领用或发生费用及内部服务工作量等。

（8）病案统计室：门诊、住院工作量，病案首页及成本核算相关数据。

（9）信息部：负责医院成本核算系统的开发与完善，并确保其与相关信息系统之间信息的统一与衔接，协助提供其他成本相关数据。

（10）其他部门：其他与成本核算有关的数据。

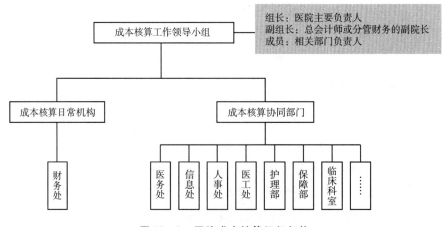

图 13 - 2   医院成本核算组织架构

医院各科室均应当设立兼职成本核算员，按照成本核算要求，协助做好本科室成本管理和控制。

三、医院成本核算信息支持

医院成本核算需要用到财务数据和业务数据，根据各类数据的来源，医院成本核算的信息支撑如图 13 – 3 所示，医院成本核算的数据来源于财务和各业务系统，在计算分摊成本和项目成本时还需要采集相关的比如时间、人数、职称等信息。成本核算系统与相关业务和财务系统的互联互通情况，以及业务和财务系统的数据精细程度，在很大程度上决定着成本核算数据的精细程度和质量高低，制约着成本核算结果的管理应用。

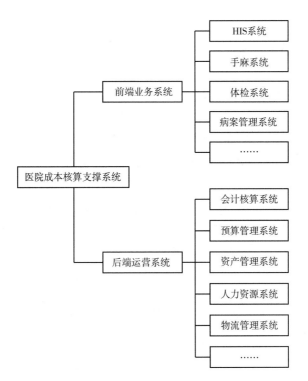

图 13 – 3 医院成本核算的信息支撑

四、管理目标

医院成本核算要以管理目标为导向，依据相关制度和办法，借助信息化工具，融合业务数据和财务数据，将核算结果应用于管理，创造价值，整个成本核算的设计思路如图 13 – 4 所示，《公立医院成本核算（规范）》和《事业单位成本核算具体指引——公立医院》中，指出医院进行成本核算应当满足内部管理和外部管理的需求，包括但不限于以下方面。

（一）成本控制

医院应当完整、准确核算特定成本核算对象的成本，揭示成本的发生和形成过程，以便对影响成本的各种因素、条件施加影响或管控，将实际成本控制在预期目标内。

（二）医疗服务定价

医院应当在统一核算原则和方法的基础上准确核算医疗服务成本，为政府有关部门制订医疗服务相关价格或收费标准提供依据和参考。

（三）绩效评价

医院应当设置与成本相关的绩效指标，衡量医院整体和内部各部门的运行效率、核心业务实施效果、政策项目资金实施效益。

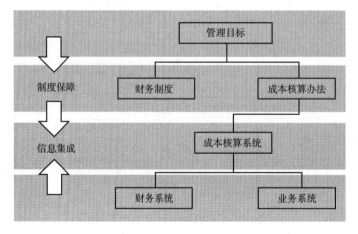

图 13-4　医院成本核算设计思路

第二节　科室成本核算、管理与信息支持

一、科室成本核算

科室成本核算是指以科室为核算对象，按照一定流程和方法归集相关费用、计算科室成本的过程。科室成本核算的对象是按照医院管理和学科建设的需要设置的各类科室单元。

二、科室成本核算单元

科室是按责任会计理论方法确定责任单位，科室单元的制定原则，科室字典不仅要考虑成本核算的需求，还要考虑成本分析、管理的需求，此外在制定成本责任单元的编码体系时，也要考虑编码内涵，一般包括：科室的分摊属性、业务属性、经济属性、管理属性等。

（一）成本核算单元分类

按照服务性质将科室划分为临床服务类、医疗技术类、医疗辅助类、行政后勤类。

1. 临床服务类（以下简称临床科室），指直接为患者提供医疗服务，并能体现最终医疗结果、完整反映医疗成本的科室；

2. 医疗技术类（以下简称医技科室），指为临床服务类科室及患者提供医疗技术服务的科室；

3. 医疗辅助类（以下简称医辅科室），是服务于临床服务类和医疗技术类科室，为其提供动力、生产、加工、消毒等辅助服务的科室，如中心供应室；

4. 行政后勤类指除临床服务、医疗技术和医疗辅助科室之外，从事行政管理和后勤保障工作的科室。

（二）成本核算单元划分原则

作为成本核算工作的基础，核算单元的划分和设置关系到收入和成本的准确性，报表结构的合理性，以及根据核算结果制定政策的针对性。所以在构建全成本核算框架时合理划分核算单元非常重要。核算单元划分基本原则如下：

1. 重要性原则：核算单元的划分应坚持"明确重点，主细次简"，便于医院划清楚成本归属。

2. 统一性原则：为了使成本核算结果具有可比性和公允性，相同职能的科室应采用同一种核算单元划分办法，便于医院综合评价。

3. 规范性原则：保证成本核算数据信息能够进行统计。

4. 稳定性原则：为保证科室核算数据的统一和延续，成本核算单元一经确立，应在一个核算期内保持稳定。

信息采集的可操作性：成本核算单元划分要考虑信息采集的可操作性，例如科室人员、设备资产、卫生材料、房屋等是否具有相对独立性，数量、金额等基础数据能否通过信息系统或者人工准确地采集与统计，使之满足成本核算的要求。

收支数据配比的合理性：核算单元成本归集要遵循一定的配比原则，有所得必有所费，所费是为了所得，两者是对立的统一。而项目成本核算以各科室开展的医疗服务项目为对象，归集和分配各项支出，计算出各项目单位成本的过程。是否配比对其影响较大。

三、基础数据采集

基础数据采集旨在通过建立统一的数据标准、采集规范，实现对成本核算涉及的数据，包括财务支出数据、收入数据、内部服务量、外部服务量、病案首页，各项资源消耗如人员经费、卫生材料消耗、固定资产折旧进行集成，提升数据合理性，进一步提升数据质量，具体规则如下：

（一）医疗收入的归集

医疗收入即医院在开展医疗业务活动中取得的收入，医院的医疗活动临床科室是医疗活动收入的直接创造者，其收入按来源分为门急诊和住院，门急诊收入根据开单科室，根据患者就诊科室归集到相应临床科室，例如，患者挂眼科门诊号，则此患者产生的费用归集到眼科门诊收入；住院业务活动取得的医疗收入按患者所在科室归集到相应临床科室，如，患者住在肝胆外科，则该患者产生的费用归集到肝胆外科住院收入；医技科室不直接产生收入，其收入按执行口径进行归集。

（二）直接成本的归集

1. 人力成本：指医院发放给职工个人的工资、奖金、各种津贴补贴、饭补、职工医疗费以及代缴的保险、公积金以及由院内自有资金发放的职工的科研、专利、课题奖励等。一般来源于人力资源或财务核算系统，按人员所在科室进行归集。

2. 药品成本：一般通过药品管理系统进行采集，按照各药库向科室患者发放药品的进价进行归集，按照发药时间进行归集，如无需明细数据，也可从总账归集。

3. 卫生材料成本：一般通过物流系统进行采集，按收费属性分为可单独收费材料和不可单独收费材料，可单独收费材料分为高值耗材和低值耗材，根据单价高低进行划分，如高值耗材为单价500元以上，患者直接使用的如：植入介入材料、心内血管支架类、心脏节律管理类、人工关节类卫生材料按领用科室归集；低值耗材为单价500元以下且收费属性为可收费的材料如血液材料、氧气、透析材料、防黏类、止血类材料等，按领用科室进行归集；不可单独收费材料包括如其他卫生材料、医用杂品等按领用时间和科室进行归集。

4. 固定资产折旧：数据来自资产管理系统，按照《政府会计制度》规定的固定资产折旧年限，根据固定资产原值按月计提折旧。

5. 计提医疗风险基金：数据来自财务核算系统，按照《政府会计制度》相关规定，根据各科室医疗收入的比例计提医疗风险基金。

6. 无形资产摊销费：数据来自财务核算系统，按照《政府会计制度》规定的摊销年限，根据各科室的实际摊销金额计入。

7. 其他费用：如办公用品、印刷费、低值易耗品等，一般通过物流系统进行数据采集，根据科室领用时间进行归集；如差旅费为各科当月报销的差旅费，按出差人所属科室进行归集；培训费为各科当月报销的培训费，按参加培训人员所属科室进行归集，一般通过费用报销系统采集，根据费用上报时间进行归集。

四、成本分摊

科室间接成本应当本着相关性、成本效益关系及重要性等原则，采用阶梯分摊法，按照分项逐级分步结转的方式进行三级分摊，最终将所有科室间接成本分摊到临床科室。

（一）分摊步骤

1. 一级分摊：行政后勤类科室的成本分摊。将行政后勤类科室成本按人员比重等向临床科室、医技科室和医辅科室分摊，并实行分项结转。

2. 二级分摊：医辅科室成本分摊。将医辅科室成本（包括该类科室直接成本和行政后勤分摊的费用）向临床科室和医技科室分摊，并实行分项结转，分摊参数采用人员比重、收入比重、工作量比重等。

3. 三级分摊：医技科室成本分摊。将医技科室成本（包括该类科室直接成本和一、二级分摊的成本）向临床科室分摊，分摊参数采用临床科室使用医技科室服务形成的收入占比，分摊后形成临床科室全成本。

（二）分摊设置

按照计入成本核算对象的方式，科室成本分为直接成本和间接成本。其中，直接成本指确定由某一成本核算对象负担的费用，包括直接计入和计算计入的成本；间接成本指不能直接计入成本核算对象的费用，应当由医院根据医疗服务业务特点，选择合理的分配标准或方法分配计入各个成本核算对象。实际业务中，科室提供的服务存在一定的指向性，在系统分摊计算时，需配置科室间的定向关系，具体分摊设置如表 13-1所示。

表 13-1 医院成本分摊系统设置

分摊级次	适用的成本项目或科室	分摊参数	计算公式
计算计入	水费	科室人数（采用"大用户"方法计算）	—
	电、气费	科室面积（采用"大用户"方法归集）	—
	物业管理费、空调费、取暖费	科室面积	—
	多重角色人员费用	工作时间（工时）	—
一级分摊	行政后勤类科室	科室人数	—
二级分摊	门诊办公室	门急诊人次	—
	挂号收费处	门急诊人次	—
	住院处、营养食堂	实际占用床日数	—

续表

分摊级次	适用的成本项目或科室	分摊参数	计算公式
二级分摊	器械科	专用设备固定资产总值	—
	病案室	出院人次	—
	供应室	消毒物品件数	—
	氧气组	氧气提供量	—
	洗衣房	洗衣件数	—
三级分摊	医技科室	收入比	—

五、系统功能设计要点

（一）基础数据管理

集成数据管理平台，对医院成本核算的数据源进行统一的采集、清洗、转换，保证了成本核算输入数据的准确性。基础数据包括成本核算所需要的收入数据、成本数据、工作量数据以及其他数据，管理功能支持数据的接口、表格导入、新增、删除、查询、统计及校验等，数据可跟踪、可记忆、可分析。

（二）科室成本核算模型

根据科室成本核算的原理，需要按科室成本要素设置各级成本分摊的分摊方法，支持特定指定的分摊规则及平级分摊。

（三）科室成本分摊计算

采集成本分摊模型中各分摊参数的数值，并按照科室成本模型设定的规则进行科室成本三级分级计算各级分摊结果，可根据结果进行成本来源的跟踪与图表分析；最后对结果数据进行审核校验，通过后进行成本发布。

（四）科室成本报表

成本报表包括公立医院要求的 14 张报表和用于成本分析的管理报表，如结余分析、工作量分析、收入分析、科主任分析，分析方法多样，如趋势分析、构成分析、对比分析等，并支持灵活地按照期间、成本级次、全院、院区、科室维度进行查询，此外提供自定义指标，指标的成本分摊级次、成本内涵都可以自定义，通过自定义报表的方式来实现医院内部对成本管理的个性化需求。

六、管理应用

（一）科室成本分析

通过结余分析、收入分析、成本分析、科室排名分析、专科分析、耗材分析等分析，可以从多个维度对科室收入、成本数据进行分析，有助于科室、职能与管理部门以及医院管理层多角度了解各科室实际运营情况。

1. 结余分析。结余分析主要分析结余、结余率等指标，以及影响结余的收入和成本情况，反映医院各科室结余情况、收入情况、成本情况、工作量情况及资源效率情况等。

2. 收入分析。门诊、住院业务分析，从评价门诊、住院业务经营结果的指标出发，逐一解读结果产生的影响因素，通过收入、工作量、次均费用与组织维度交叉分析。

收入结构分析，从收入结构角度进一步深入分析当前运营结果，聚焦影响收入的具体业务。

收入影响因素分析，通过对收入增长因素的深入剖析，定位当前影响收入增长的因素。

3. 成本分析。成本整体分析，通过成本趋势分析、结构分析、对比分析等分析方法分析医院成本现状，并支持进一步挖掘科室成本分析。

材料成本专项分析，可以使用成本趋势分析、结构分析、对比分析等分析方法分析耗占比及耗材支出情况，了解各科室耗材管控情况。

4. 科室排名分析。通过关键指标分析影响科室资源效率情况以及通过多科室对比分析科室在医院的综合影响力。

5. 次均费用分析。从门诊、住院次均费用分析患者负担情况，找到控费目标。

6. 资源效率分析。床位效率分析，通过床位周转率和床位使用效率等关键指标进行影响床位资源效率的分析。

人员效率分析，通过人均人力成本与每医师日均诊次等关键指标进行影响人员资源效率的分析。

（二）绩效考核

根据医院管理要求及绩效考核需求，将成本核算结果纳入绩效考核体系，按照月度、季度、半年、年度等不同考核周期的不同需求，纳入相应的成本指标。如结余率、百元医疗收入消耗的卫生材料等指标。

（三）成本管控

科主任通过收入成本数据，可以较为全面了解本科经济运营情况以及在医院各科室之间的排名，有针对性地采取措施优化收入结构；针对科室可控的成本，制定成本管控方案并责任到医师组，责任到医师，进行成本管控。

职能部门，如医工处通过成本核算数据，可以对比各科室耗材使用情况，分类施策制定不同的管控措施。比如，对于不可收费耗材，可以通过大量采购等方式降低采购价格，可以结合历史使用数据及与工作量的匹配情况，进行定额控制等。

（四）支撑预算

各科室当期收入、同比环比数据，结合医疗指标如门急诊量、平均住院日，可以为本年度预算调整及下一年度预算编制提供翔实的基础数据，进一步提高预算编制的科学性、准确性。

（五）决策支持

院领导通过各科室收入、成本、结余数据，可以充分了解并对比分析各科室运营情况，综合学科发展、医院战略等统筹各科室资源配置。

第三节　医疗服务项目成本核算、管理与信息支持

一、医疗服务项目成本核算

医疗服务项目成本核算是指以各科室开展的医疗服务项目为对象，归集和分配各项费用，计算出各项目单位成本的过程，不包括药品和可以单独收费的卫生材料。

依据医院的医疗业务流程和财务数据，项目成本核算通过归集项目直接费用，以成本动因作为间接费用的分配依据，采用各自不同的分配标准，追踪资源消耗过程，分配计算项目间接成本，对医院开展的医疗服务项目进行核算，可提高成本的可归属性和成本信息的客观性；精细的核算可以帮助医院准确地找到成本控制点，进行资源配置的优化；也为 DRG 成本精细化提供了数据基础；此外项目成本提供医疗服务价格调整和政府财政补偿的数据依据。

二、医疗服务项目成本核算方法

《关于印发公立医院成本核算规范的通知》（国卫财务发〔2021〕4 号）（以下简称《规范》）以及 2021 年 11 月财政部发布的《关于印发〈事业单位成本核算具体指引——公立医院〉的通知》（财会〔2021〕26 号）（以下简称《指引》），要求加强和推进公立医院规范开展成本核算工作，推动成本核算及管理的科学化、规范化、精细化，详细提出了公立医院医疗服务项目成本核算的方法，包括：作业成本法、比例系数法和

成本当量法，医院可根据自身实际情况选择合适的方法进行核算，来推动和促进成本核算结果的应用。

（一）作业成本法

作业成本法是指通过对某医疗服务项目所有作业活动的追踪和记录，计量作业业绩和资源利用情况的一种成本计算方法。该方法以作业为中心，以成本动因为分配要素，体现"服务消耗作业，作业消耗资源"的原则。提供某医疗服务项目过程中的各道工序或环节均可视为一项作业。成本动因分为资源动因和作业动因，主要包括人员数量、房屋面积、工作量、工时、医疗服务项目技术难度等参数。

与传统成本方法比较，作业成本法的优势在于：（1）以作业作为成本计算的中间媒介，消除了间接成本的计算，使得成本计算更为合理，使成本失真降到了最低。（2）以成本动因作为成本分配的指标，引导管理人员注意成本发生的原因，而不仅仅关注成本计算结果，并且，作业成本法的成本计算路径清晰，每项成本都可以回溯，这样更有利于成本分析。（3）提供了更加丰富的成本资料。它不仅提供了最终产品的成本资料，还提供了每个作业的成本资料，使成本控制点由产品深入到了作业，极大地扩展了成本控制的空间。但是鉴于作业成本资源消耗模型的填报主观性及工作量大，尤其在没有相关信息系统提供数据支撑的情况下，模型填报的数据校验时间成本较高，因此作业成本法更适用于核算医疗服务技术难度较大、流程较长、空间跨度较大的医疗服务项目。

（二）比例系数法

比例系数法即通过收入、工作量、操作时间等分配系数，将科室成本分配至医疗服务项目上的核算方法，但是这种方法如应用工作量比例分摊，会忽略了不同医疗服务项目之间资源消耗的差异，如将一次肌内注射与一次住院诊疗价值等同。如用收入比例分摊，收入等于收费标准乘以医疗服务项目工作量，等于把收费标准作为成本分摊的基础，不甚科学的医疗收费定价标准会导致不同类型项目的背离程度不同，因此核算结果同样不能反映医疗服务项目的真实资源消耗，也无法为医疗服务项目调价提供数据参考。

（三）成本当量法

成本当量法是指在确定的核算期内，以科室单元为核算基础，遴选典型的医疗服务项目作为代表项目，其成本当量数为"1"，作为标准当量，其他项目与代表项目进行比较，进而得到其他项目各自的成本当量值，再计算出各项目成本的方法。

成本当量法比比例系数法简单易行，但是项目成本当量确定的主观性很强，有可能造成个别项目计算结果不够准确，同时核算结果不能展示构成项目成本的具体资源情况。

上述三种核算方法，各有利弊，见表 13－2，在进行项目成本核算时，所选择的实施路径要因地制宜，不被具体方法所束缚，根据实际情况选择合适的方法，有信息化数据基础、科室业务流程划分清晰标准的科室，可以优先使用"作业成本法"，不具备条件的科室，可以通过"二八"法则，先归集 80% 重点资源消耗，再通过恰当合适的分摊参数分配剩余的 20% 成本，投入最小的成本换取最优的核算效果，达到项目成本核算的最优解。

表 13－2　　　　　　　　医疗服务项目成本核算方法对比

方法	数据要求及特点	核算结果的准确程度
作业成本法	依赖于规范的临床路径，复杂、耗时长、工作量大。反映真实的资源消耗	更接近实际
成本当量法	主观性较大，需要选择标准项目	核算结果依赖于标准项目的选择
成本比例系数法	以科室成本核算为基础，需要夯实科室成本核算。相对简单、易操作	反应的是项目价格与成本的比价关系，以及基于操作数量上的比价关系

三、信息系统功能设计要点

（一）基础数据管理

支持按项目成本的核算单元对收入明细数据进行查询，是否参与核算进行设置，对总收入、不纳入核算科室的总收入、核算科室不纳入核算的收入项目的收入以及参与核算的项目收入进行统计；支持提供成本数据包括人力成本、物资成本、药品成本、资产成本、风险基金、其他成本六个方面的成本数据维护功能，采集临床、医技科室的二次分摊成本数据；支持其他数据如人员工时、设备工时、面积数据维护功能。

（二）核算模型

支持按照不同的核算方法灵活配置相关的核算模型，并提供对影响成本核算结果的模型数据进行查询与分析。如作业成本法：实现对科室开展的医疗服务项目所消耗的资源关系进行定义，支持进行知识库匹配的基础上进行调整；对于不能直接归集到医疗服务项目上的成本需要采用作业成本法进行分摊计算，设置不同的成本项目在资源分配与作业分配过程中的分配动因；比例系数法：支持对科室开展的医疗服务项目所直接消耗的资源关系进行定义；对于不能直接归集到医疗服务项目上的成本需要按比例地进行成本分摊，支持收入比法、操作时间、工作量比三种方法；成本当量法：支持按项目设置当量以及分项设置当量，并计算出科室级和院级两层项目成本核算结果数据。

（三）项目成本计算

支持目标成本核算：根据医疗服务项目核算模型中定义的标准消耗量进行核算，反映医疗服务项目成本的理想目标成本情况；支持实际成本核算，依据核算模型，根据实际支出进行核算，反映在实际运行情况下，各个医疗服务项目的实际成本，实际成本与目标成本的差异就是管理提升的空间；此外，可查询与分析核算结果，提供对核算结果的计算过程进行追踪、以及同一项目不同科室间的对比及差异分析。

（四）成本报表

提供从成本收益、成本分析、成本结构、成本控制四个角度对项目成本核算结果分析报表。同时可以根据医院管理需要，通过医疗服务项目的实际成本与目标成本的对比分析，对科室人工成本效益、物资成本效益、设备成本效益进行精细化的分析，对差异大的成本项目提出预警，为医院成本控制提供数据依据。

通过对人工配置模型、材料消耗模型及设备配置模型的评估，分析直接成本构成；通过对作业动因数据、资源动因数据的对比分析，判断动因数据的合理性，分析间接成本；在此基础上即可计算成本产出项目成本核算报表，医疗服务项目成本核算报表体系包括成本分类、成本分摊、成本收益、成本分析、成本结构、成本控制等多类别多张报表进行项目成本数据分析。

四、管理应用

（一）成本分析

可视化项目成本分析图表，辅助医院成本管理决策，包括资源效率分析、全院项目成本分析、院区项目成本分析、科室项目成本分析、项目成本保本分析、目标成本分析。

（二）为优化资源配置提供数据支撑

根据同一医疗服务项目在不同科室间的盈亏情况，适当调整资源配置，发挥专科优势；根据科室开展的医疗服务项目的盈亏情况，调整资源配置，保障优势项目，摒除既无优势、又无经济效益的医疗服务项目。

（三）强化项目结果分析，优化科室作业流程，提升作业效率

医院根据项目成本核算数据进行医疗服务项目的成本及收益分析，采用比较分析法、趋势分析法对项目成本构成、成本性态等整体情况进行分析，反映医院医疗服务项目成本概况；采用量本利分析法对医院医疗服务项目的总体盈亏数额、分布、比例进行分析，并选择典型的盈亏项目进一步分析，挖掘影响项目成本的主要要素，例如开展项目人力成本过高，导致收费价格无法补偿成本投入；同时结合因素分析法，测算医疗服务价格或服务量等因素调整后的盈亏变化，最终为规范医疗服务项目作业流程、优化成

本动因、医疗服务价格调整给出合理建议。

（四）调价与补偿测算

项目成本核算数据为医疗服务项目价格调整提供依据。提供按成本收费比测算、按政策性亏损测算；并根据医疗服务价格申报模板，生成价格申报表；此外，提供调价项目对项目、医院、科室、病种调价静态影响分析功能。

通过数据分析，体现医疗服务项目收费水平与项目成本相背离的状况，在制定和调整医疗服务价格工作中发挥了重要的作用。通过对医疗服务项目测算的数据支持，重新梳理医疗服务项目价格，理顺价格与价值的关系，使医务人员价值得到更好的体现。

（五）同行比较

根据同一医疗服务项目与同行的比较，找出效率差距原因，提高科室运行效率。对于效率高的科室，给予适当的激励。

第四节　病种（DRG/DIP）成本核算、管理与信息支持

一、DRG 成本核算

DRG 成本核算是指以 DRG 组为核算对象，按照一定流程和方法归集相关费用计算 DRG 组成本的过程。

在 DRG 付费方式的大背景下，公立医院运营管理开启以"成本管控"为核心的时代。因为在项目付费时代，收入与成本是同步变化的，DRG 付费模式最大的转变是原本同步变动的收入成本开始分离，在收入给定的状况下，开展的医疗项目成为了成本支出，因此在 DRG 付费模式下，控制成本使之与收入一致变得越来越重要。而要实现这些管理目标，就需要在核算 DRG 成本的基础上通过建立疾病资源消耗模型，来实现资源优化配置。

DRG 成本是计算 DRG 病组盈亏的重要依据，DRG 病组成本管理的起点，同时也是医院绩效考核与医疗服务定价的重要依据。

二、DRG 成本核算方法

DRG 成本核算方法主要有自下而上法、自上而下法和成本收入比法。

（一）自下而上法

自下而上法是以医疗服务项目成本为基础计算 DRG 组成本的方法。自下而上法首

先计算的是每一患者成本，即通过医疗服务项目、药品和单独收费的卫生材料费的合计，归集计算出每一患者成本[1]。在计算出患者成本后，再根据 DRG 分组结果，叠加病例成本计算出每一 DRG 组的总成本，再除以该 DRG 组的病例数计算出 DRG 组单位成本。

该方法是建立在医疗服务项目成本核算的基础上，管理指导性较强，可以精确把脉标准核算路径，但同时也对标准项目成本数据的准确性有较高要求，实施难度大。此外如项目成本核算采用作业成本法，则可以通过追溯 DRG 成本清晰建立每一 DRG 组的资源消耗模型，为医院优化病组结构，规范临床诊疗行为提供了从 DRG 组整体收益到具体诊疗作业的全链条数据基础。

（二）自上而下法

自上而下法是以成本核算单元成本为基础计算 DRG 组成本的方法。自上而下法在计算 DRG 成本时分为两部分，一部分是每一患者的药品和单独收费的卫生材料费合计的药耗成本；另一部分是按照成本核算单元剔除药耗成本后，按照合理的分摊参数，如住院天数、诊疗时间等分摊到每一患者，两部分成本合计形成每一患者成本。在计算出患者成本后，再根据 DRG 分组结果，叠加病例成本计算出每一 DRG 组的总成本，再除以该 DRG 组的病例数计算出 DRG 组单位成本。

自上而下法仅需要成本核算单元成本即可，实施难度低，计算路径简单，但在进行 DRG 成本数据分析时，数据解释性和透明性会受到限制，无法为临床诊疗行为提供明确的优化方向，此外，从医疗服务成本分摊来看，并未考虑患者资源消耗的个性化，而是假定所有患者都以一个分摊动因为标准进行分摊，这与实际的诊疗行为差异较大。

（三）成本收入比法

成本收入比法以服务单元的收入和成本为基础计算 DRG 组成本，通过计算医院为患者提供的各服务单元的成本收入比值，利用该比值将患者层面的收入转换为成本，首先计算各服务单元的成本收入比值（服务单元成本/该服务单元收入）；其次，再计算患者成本，即：患者每一服务单元收入×该服务单元的成本收入比，算出患者在每一服务单元的成本，再叠加计算出患者成本。在计算出患者成本后，再根据 DRG 分组结果，叠加病例成本计算出每一 DRG 组的总成本，除以该 DRG 组的病例数计算出 DRG 组单位成本。

成本收入比法是在科室二次分摊成本基础上，将医院为患者提供医疗服务的活动划分为基本医疗活动和支持活动，建立以患者为中心的病组价值链模型，细化作业中心。在各个作业中心，医疗服务作业相似，收费项目类型相同，符合收支配比关系，在此基

---

[1]　这里需要注意的是在使用医疗服务项目叠加患者成本时，考虑到各个期间项目成本的差异，应使用院内标准项目成本核算（至少一年数据测算并修正后的项目成本数据）。

础上计算各个作业中心成本费率进而计算出每个病例及 DRG/病种成本。

成本收入比法假设医院各成本中心的成本与费用的比值固定，按照资源消耗相近的原则划分了服务单元，又本着"谁受益谁承担"的原则分摊成本，其成本核算结果较自上而下法而言，因为划分了不同的服务单元而核算结果更精确，此外，该方法较自下而上法而言，不需要进行项目成本核算即可直接通过科室成本计算 DRG 成本，核算路径短，工作量小。因此不具备精细化项目成本核算数据基础的医院采用此方法更为适宜。

上述三种核算方法各有利弊，如表 13 - 3 所示，在进行 DRG 成本核算时，所选择的实施路径可根据医院管理需要选择合适的方法。

表 13 - 3   DRG 成本核算方法对比

方法	数据要求及特点	核算结果的准确程度
自下而上法	对标准项目成本数据的准确性有较高要求，实施难度大	理指导性较强
自上而下法	实施难度低，计算路径简单	无法为临床诊疗行为提供明确的优化方向，数据解释性和透明性会受到限制
成本收入比法	核算路径短，工作量小	核算结果更精确

三、信息系统功能设计要点

（一）基础数据管理

DRG 成本核算所需要的全部基础数据的查询与统计，如病案首页、收费明细数据、病例分组结果数据等。

（二）核算模型

根据不同的核算方法定义不同的核算模型，如自下而上法需要根据基础设置中 DRG 组定义，及根据特定时间核算方案中筛选的病例，计算出科室/全院 DRG 组对应的病例成本，进而计算出科室/全院 DRG 组成本。如采用成本收入比法则需要定义服务单元及资源中心，以及服务单元与资源中心的关系设置。

（三）成本计算

可自定义不同分析期间的核算方案来计算 DRG 组成本，如采用自下而上法，则需要根据医院的实际收费数据计算科室级、院级病种实际成本；并根据 DRG 病组项目组合计算目标成本。如采用成本收入比法，则需要计算出各服务单元成本收入比、患者成本，再计算出科室级、院级两级 DRG 病组实际成本。

（四）成本报表

根据核算结果生成《规范》中要求的报表，并能提供院级、科室级、医师级、患者级的 DRG 成本的盈亏分析、成本收益、成本分析、成本结构、成本控制等维度分析。

DRG 成本计算完成后，所有的基础报表均由系统自动生成，包括结果统计、成本收益、成本分析、成本结构、成本控制五大类的相关报表。

四、管理应用

（一）盈亏分析

与 DRG 支付标准比较，根据实际盈亏，控制病组成本。通过 DRG 成本核算，提示 DRG 成本发生和形成过程，通过分析比较，找出影响成本的因素和条件，并在业务活动过程中施加影响或管控，把成本控制在预期目标范围内。

（二）效率评价

根据 DRG 成本核算结果，进行不同维度的对比分析，不同科室同一病组评价、同一科室不同医师组、同一医师组不同医师之间进行效率评价，建立基于 DRGs 的科室（医师组）绩效考核办法。

（三）绩效考核

绩效考核对"绩"与"效"同步考核，总权重、出院人数、CMI 主要代表"绩"的一面，医疗质量指标代表"效"的一面，但不全面，DRG 成本结合医疗质量，体现了价值医疗的导向，在绩效考核中设置与 DRG 成本相关的绩效指标，是促进医院高质量发展的有效措施。

第十四章　医疗服务价格监管设计要点

本章从四个方面阐述构建医疗服务价格管理信息体系的设计思路及监管要点。首先，分析了医疗服务价格管理信息体系的构建背景，汇总了医疗服务价格的政策要求，梳理了医疗服务价格管理现状，明确了该体系的建立价值与意义。其次，明确了医疗服务价格管理信息体系的构建原则、构建模式以及在构建过程中应关注的要点。最后，重点阐述了医疗服务价格管理信息体系的核心建设内容，通过"事前支撑管理体系—事中监管体系—事后分析体系"三层框架，实现医疗服务价格的全流程管理。事前支撑管理体系，主要为医疗服务项目申报提供支撑。通过医疗服务成本测算与财务成本核算自动对接，为医疗服务价格申报提供合理的成本依据。事中监管体系，以基于 PDCA 理论的医疗服务价格执行自动监测体系为核心，从医疗服务价格查询、价格调整支持以及专项检查支撑等核心功能，降低价格管理风险。事后分析体系，满足上级监管要求，从多个维度对医疗服务价格管理进行分析，提升医疗服务价格管理水平。

第一节　医疗服务价格管理信息体系构建背景

构建医疗服务价格管理信息体系既是实现公立医院高质量发展转型、推动医疗服务价格改革的政策要求，也是规范医疗服务收费、降低医疗管理风险以及提升医疗服务价格管理水平的现实需要。

一、医疗服务价格管理政策要求

伴随公立医院高质量发展转型，医疗服务价格管理工作在医院内部管理中愈发占据重要的地位。2019 年，国家卫生健康委、国家中医药管理局印发了《医疗机构内部价格行为管理规定的通知》（国卫财务发〔2019〕64 号），要求医疗机构科学管理、合理监控医疗服务成本，提升价格管理质量。2021 年，国务院办公厅《关于推动公立医院高质量发展的意见》（国办发〔2021〕18 号）要求，建立灵敏有序的价格动态调整机制，稳妥有序调整医疗服务价格，理顺比价关系，加快审核新增医疗服务价格项目。2021 年，国家医保局、国家卫生健康委等八部门联合颁布了《深化医疗服务价格改革试点方案》（医保发〔2021〕41号），方案要求规范管理医疗服务价格项目，建立规范有序的价格分类形成机制，建立灵敏有度的价格动态调整机制，强化大数据和信息化支撑作用，加强公立医疗机构价格监测评估考核，完善价格管理的支撑体系，确保价格机制稳定运行。2022年，国家卫生健康委办公厅、国家中医药管理局办公室印发了《公立医院运营管理信息化功能指引》（国卫办财务函〔2022〕126号），在医疗服务价格管理方式上，从申报定价、价格维护、价格调整、执行核查这四个方面对物价管理信息化功能提出了要求。

此外，各地价格主管部门也分别出台有关政策，要求医院建立健全价格管理信息化制度，明确相关部门和岗位的职责与权限，加强医疗服务项目价格管理信息化建设，确保软件系统完整性、规范性与安全性。强调医院的医疗服务价格管理信息系统应遵循并体现医疗服务、药品耗材价格管理规定，通过信息互联互通，规范医疗服务收费行为，切实减少价格执行中的不规范行为。医院进行医疗服务价格调整时，需加强对数据修改的留痕管理，系统必须留有调整记录，生成并保存系统操作日志，确保调整环节可追溯。医院应加强医疗服务价格电子信息档案管理，实现电子文件的存储、备份及保管。

综上，医疗服务价格管理政策逐步清晰完善，要求医院进一步构建医疗服务价格信息体系，监控医疗服务成本，提升价格管理质量，降低价格管理风险，促进政策有效落地实施，通过信息化手段，全面加强医院的医疗服务价格管理。

二、医疗服务价格管理现状

医疗服务价格管理政策性强，管理环节复杂，管理要求严格，要同时满足患者就医体验和医院收费合规性两方面需求，医院应进一步构建医疗服务价格信息体系，达到降低价格管理风险，促进政策有效落地实施的目的。但是，在现实医疗服务价格管理过程中，还普遍存在部分共性问题。

（一）医疗服务价格管理共性特征

1. 医疗服务项目价格合理性有待提升。长期以来，现行医疗服务价格制定以成本定价法或参考成本定价法为主，价值定价法为辅，医疗服务价格更多体现的是诊疗活动过程中设备、耗材等物耗成本，医务人员的技术劳务价值体现不足，未能合理反映不同医疗服务项目的技术难度、风险程度，且多年未随要素成本相应调整或调整幅度不到位。同时，不同类型医疗服务项目之间比价关系不尽合理，部分主要依靠医务人员技术劳动付出的诊疗操作类项目长期定价偏低，而部分主要依靠大型设备、卫生耗材等物耗支撑的服务项目则定价偏高，导致项目定价水平间的比价关系的合理性有待提升。

2. 新项目审批过程管理成本较高。目前，新增医疗服务项目价格从开始申报到最终得到批复，达到可执行收费状态，管理过程烦琐，时间成本、管理成本较高。医院需要组织申报材料，价格管理部门需要进行成本测算并组织专家讨论，后续要经过层层审批、网上公示、印发文件等环节，其间医院需要根据相关意见不断调整申报材料，流程烦琐、历时较长，申报管理成本较高。

3. 价格调整环节缺乏有效的信息化手段支撑。现阶段调整项目价格过程中，遵循"总量控制、结构调整"的原则，实现项目价格有升有降、总体收费水平平稳变动以及对患者医疗费用负担影响温和的目标，价格管理部门和医院要层层汇总医疗服务项目的收费记录，并测算调整价格及评估其影响。此项工作需要投入较大的人力成本，缺乏有效的信息化手段支撑。

4. 价格数据统计分析缺乏管理模型。在日常医疗服务价格管理工作中，医院价格管理人员通常需要对医价项目的发生频次、费用等要素进行横向和纵向多维度的统计和分析，这些工作需要汇总大量相关数据，数据收集时间长，数据统计工作量大，且没有成熟的分析模型和技术手段可供使用，易发人为错误，给统计分析、管理工作带来了难度，又无法满足医院运营管理决策需要。

5. 物价文件档案管理难度大。价格管理部门不断出台、补充、调整价格管理政策文件，这些规范及指导性文件是医院进行价格管理的政策依据，对任意一个项目的内容及价格的调整均需记录在案，以备今后查阅。医院实际执行价格每变化一次，也需相应备案，大量的纸质材料的保存及今后的查询、调阅都需要花费大量时间，增加管理成本，管理难度较大。

6. 外部价格检查力度持续加大。医疗服务收费及价格管理一直是价格主管部门进行行业规范化管理的核心内容，也是难点。特别是国家医疗保障局成立以来，联合国家卫生健康委启动多部门、多轮次医保政策执行及价格检查等专项治理行动。同时，医疗价格政策执行中风险点众多，医院面对外部价格检查工作压力持续增大。

（二）医院医疗服务价格管理的具体问题

1. 医疗服务收费项目内涵严格，稍有不慎易引发不规范收费。2012年版本医疗服务项目价格规范对每项收费规定严格收费内涵，作为收费的依据具有规范性，但临床诊疗工作是复杂且个性化的诊治过程，具有灵活性。在这种基础环境中，医务人员要处置大量诊疗需求，工作繁忙，稍有不慎易引发不规范行为。

2. 新增医疗服务收费项目批复节奏与诊疗技术发展不匹配。临床诊疗技术在快速迭代与发展之中，也因此，推进了诊疗技术的不断进步，医疗服务质量不断提高。目前，新增医疗服务项目价格审批环节要经过技术准入、成本测算、网上公示、印发文件等诸多环节。从现实情况分析，新增医疗服务收费项目批复节奏与诊疗技术发展不匹配，新增医疗服务项目批复滞后。

3. 医院信息系统无智能拦截功能，易造成"三单"不一致。医疗服务价格收费行为与诊疗行为密切关联。医疗收费行为背后均应有相应的临床诊疗过程性记录支撑，包括收费清单、医嘱单和报告单等。在医院现实管理环境下，临床医师工作极其忙碌，经常出现实施了诊疗行为并合理计费，但未及时完善相应的医嘱记录的情况，无法通过依靠人工方式逐一对照检查发现问题。在医院 HIS 信息系统未建立相应智能计费检查功能情况下，极易造成医疗收费清单、医嘱单与报告单不一致。

4. 价格管理无有效管理工具支持，物价自查效率低。医院物价管理人员进行价格检查时，需要从医院 HIS 系统中数以百万甚至千万份的收费记录中筛查不合理医疗收费项目。从管理效率角度出发，人工检查只能是针对性的抽查，很难做到逐一检查，不能及时发现问题，给医院带来了价格管理违规风险。

（三）医疗服务价格管理信息化建设问题

从当前公立医院医疗服务价格管理信息化环境分析，绝大部分医院医疗服务价格信息化缺乏统一规划、缺乏统一的数据标准与规范，医院大都未建立医疗服务价格管理信息系统，已经逐步建立医疗服务价格相关信息系统的医院，其系统仅能完成价格自身管理需要。关注系统性支撑医疗服务价格全过程、智能化管理的要求，主要体现在以下几个方面。

1. 未实现医疗服务价格核心业务信息化。医院现有医疗服务价格管理中的项目申报、价格调整、成本测算仍存在手工处理情况，信息化程度低，无法进行医疗服务价格精细化管理和控制。另外，物价人员仍无法脱离传统的依据人工管理的工作模式，造成医疗服务价格管理数据准确性和及时性面临极大挑战，且效率低下。

2. 缺乏物价信息基础数据规范。全国范围内医疗服务价格项目规范名称和编码不统一，大部分省份以 2001 年版本为主，部分省份使用 1999 年版本或 2012 年版本。目前，医院对医疗服务价格管理相关的项目编码、科室等核心字典数据进行了一定数据规范化，但针对其他的数据字典，包括人员编码、物资分类等缺乏统一规范。同时，医院现行信息系统缺少统一的版本控制和数据规范治理，导致数据资源无法共享，造成医疗服务价格数据口径不一致、信息不互通、资源不共享的信息孤岛，无法全面而充分地利用物价数据。

3. 核心业务未完全实现闭环管理。目前，医院医疗服务价格信息系统与 HIS 系统，物流、药品、资产等各系统间的信息整合性差，信息碎片化，未实现一体化衔接。同时，部分核心医疗服务价格业务管理未闭环，应用系统之间的流程尚未有效衔接，存在手工多头统计、重复劳动等现象。由于数出多源，数据质量难以控制，导致工作效率相对较低。

4. 缺乏有效的内控信息化手段进行过程监督。医院现有医疗服务价格信息系统建设过程中未嵌入内控管理思想，未设置医疗收费合规知识库体系，造成大部分价格管理场景尚未实现智能化控制。此外，各医院医疗价格管理业务系统数据之间相对独立，业务流程之间的衔接不够通畅，难以实现单位间医疗收费规则与经验的共享与应用。

5. 医疗服务价格数据与有效支撑经济运行决策要求有距离。医院现有医疗服务价格管理系统与业务系统相互独立，成本核算与项目申报处于半手工处理状态，数据传递时效性较差，准确性难以保障。医疗价格管理无法及时对医疗服务项目进行效益性分析，提供数据难以满足医院管理决策需要。此外，由于业务系统与财务管理系统不互通，数据覆盖不够，医疗服务价格数据分析只停留在业务数据层面，无法将价格数据与业务运行数据进行关联，逐层展开深入分析，分析结果支撑管理决策力度欠缺。

三、建立医疗服务价格管理信息体系的价值和意义

医疗服务价格管理是广大患者关切的就医热点内容，影响患者就医感受、幸福指数以及医疗卫生体制改革成效获得感。同时，规范的医疗服务价格管理是实现医院合法收入权益，获得合理成本补偿的重要渠道，医院必须按有关法律法规政策，强化信息管理手段运用，采取必要管理手段防范不合理收费行为，避免价格管理违规风险，不断提升医疗服务价格管理的水平，维护患者及医院的合法权益。

（一）助力医院高质量发展

合理的医疗服务价格事关医疗资源配置、医疗服务成本补偿、医院学科发展和对医务人员有效激励。医疗服务价格管理应实现患者就诊负担总体稳定、医保基金可持续、医院高质量发展可支撑三者之间的平衡。为实现这一目标，医院需要运用信息化手段支撑与助推。构建智能化、系统化的医疗服务价格管理信息系统有助于科学、合理确定医疗服务价格水平，在满足患者就诊需求的同时助力医院高质量发展。

（二）合理体现医务人员技术劳务价值

医疗服务价格水平是医务人员技术劳务价值的合理体现，是医疗资源配置的指针，是公立医院高质量发展的重要支撑。在遵循医疗事业发展规律的基础上，医疗服务价格应不断提升医务人员人力成本占比，充分体现医务人员技术劳务价值。强化医疗服务价格管理，要建立起体现技术劳务价值的医疗服务价格形成机制，发挥好价格杠杆作用，充分调动并激发广大医务人员的工作积极性。特别是针对新增医疗服务项目申报，医疗服务价格管理系统应提供高效、准确的申报服务支撑，进一步缩短新项目申报周期，将最先进、最前沿的医疗技术早日用于诊疗，让人民群众早日受益。

（三）支撑医疗服务项目价格科学调整

规范统一的数据口径，便捷高效的成本测算模型，能够为遴选医疗服务价格调整项目提供准确的数据；智能共享的测算模型，有助于科学合理地确定医疗服务价格调整标准；系统全面的评价指标，能够对调价后各方行为变化进行监测，从而为后续政策调整提供合理依据。

(四) 规范医疗服务价格收费行为

通过医疗服务价格管理信息系统，能够实现对医疗服务价格行为的监测和监督，维护患者合法权益。通过实施明码标价、价格公示、知情同意、费用清单、投诉接待等系列规范管理行为，建立医疗服务价格管理规范，提高医疗服务价格管理水平，降低医疗服务价格管理风险。

(五) 助力医院精细化财经管理

通过医疗服务价格管理信息系统对医疗服务价格收费行为实现事前控制、事中监督、事后审核的全流程管理，准确监测各项医疗服务项目开展情况，对执行结果进行智能化分析，构建分析模型，自动输出管理决策意见及分析报告，支撑医院精细化管理。

第二节　构建医疗服务价格管理信息体系的原则与模式

为解决医疗服务价格管理过程中的现实问题，应构建医疗服务价格管理信息体系，以信息手段规范医疗服务项目管理过程中申报、定价、调价、收费、检查、上报的各环节工作。医疗服务价格管理信息体系在设计之初应遵循规范性、统一性、全面性、实用性、完整性、安全性、可挖掘和追溯性等原则，建立包括事前支撑、事中监管、事后挖掘三大模块功能的管理模式。

一、构建医疗服务价格管理信息体系原则

医疗服务价格管理是以信息化技术为支撑，按照标准化、规范化、系统化、模型化等原则构建，满足医院收费合法合规、全面业务覆盖、数据交换共享、系统更迭升级等需要，实现智能化管理体系。为了规范医疗服务价格收费行为，支撑医疗服务项目价格调整，提升医院医疗价格精细化管理水平，在设计医疗服务价格管理信息系统时应遵循以下原则。

(一) 确保医疗服务价格数据规范性和统一性

医疗服务价格管理信息系统应遵循政府相关部门信息化建设指导文件规定、标准等行业要求，进行标准化、规范化建设。医疗服务价格数据中心的建立应遵循统一数据平台、统一数据接口、统一数据通道、统一数据管理原则，在统一的环境内为不同数据的访问、交换、使用提供支撑，实现医院内部与医疗服务价格管理相关的不同系统间相互关联、对接与数据交互，实现与上级监督系统的数据对接、交换和共享，自动传输上报数据。纵向沟通上级部门，横向沟通院内各管理部门，为构建标准、规范的医疗服务价

格管理信息系统提供坚实基础。

（二）兼顾医疗服务价格管理信息系统全面性和实用性

医疗服务价格管理信息系统应具有较强的实用性和可行性，提供医疗服务价格管理业务过程、业务管理、统计查询和决策支持等各方面的功能。同时，应用软件应充分考虑用户习惯，设置用户友好型操作界面，提供及时全面的联机帮助，保证数据更新实时有效性，提高业务处理的响应速度。

（三）保障医疗服务价格信息完整性和安全性

医疗服务价格管理信息系统设计应将确保患者收费数据隐私安全与完整放在首位，在保障医疗服务价格信息充分共享的基础上，在各个层面控制对系统的访问设置，执行严格的操作权限，充分利用日志系统、完善的备份以及恢复策略来提高系统的安全性。

（四）实现价格管理数据可挖掘和追溯性

医疗服务价格管理行为政策性较强，一旦出现问题对患者及社会公信力会造成一定影响。因此，医疗服务价格管理信息系统应通过对收费过程进行记录，对底层数据开展分析、数据挖掘，以及对价格违规行为处理进行过程性记录等功能，实现价格管理行为的可追溯。

（五）实现系统运行可靠性和稳定性

医疗服务价格管理信息系统设计时应使用可靠稳定的技术，为系统各个环节的故障分析、恢复及容错能力提供充分保障，预置突发事件解决预案确保建成的系统安全可靠，稳定性强，将系统运行风险降至可接受范围内。

（六）维护系统可扩展性和易维护性

医疗服务价格管理工作处于不断深化改革与调整中，因此医疗服务价格管理信息系统设计应具有一定的前瞻性，并充分考虑价格管理改革方向。医疗服务价格管理信息系统应充分考虑到今后收费方式的改变，不仅能够满足目前对医疗服务项目的管理，而且能够适应今后单病种付费、DRGs等收费方式的管理。医疗服务价格管理信息系统应具有较好的信息系统升级、扩容、扩充和维护的可行性。

二、医疗服务价格管理信息系统主要功能规划

（一）医疗服务价格管理事前支撑管理体系

1. 实时查询及公示功能。实时查询及公示功能支持医疗服务价格政策、工作成果等信息的发布，对现行医疗服务价格政策、项目内容、项目价格进行详细公示，以及多

种条件的查询对比，使医疗服务价格对公众实现最大程度的公开化、透明化。设置网上监督热线、举报信箱、留言板等网上投诉方式，方便患者查询。同时，也便于社会公众对医疗服务工作的监督。

2. 多元医疗服务价格申报支撑。项目申报功能需满足不同类型的项目申报。包括新增项目、特需项目、价格放开项目、美容项目、备案项目及备案耗材项目的申报。支持医疗服务项目变更、废止。项目查询功能支持医疗服务项目的具体要素查询。

3. 医疗服务项目成本测算。医疗服务项目成本测算系统与财务系统对接，自动提取成本测算所需数据，按照一定模型计算分摊直接成本与间接成本，得出较为准确的成本数据，为项目申报提供支持。

4. 医疗服务价格批量改革支撑。医疗服务价格批量改革支撑体系支持分析评估医疗服务价格调整的影响，通过统计分析各类评价指标，将调价后各利益主体的行为变化与政策调整预期进行对比评价，为合理调整医疗服务价格提供依据。

（二）医疗服务价格管理事中监管体系

1. 医院内部医疗服务价格查询。医院内部医疗服务价格查询支持项目价格查询、项目规范查询以及物价文件查询。项目价格查询支持项目查看、耗材查看、药品查看以及项目对照关系查看。在基本信息查询基础之上，提供更丰富的要素查询以及本院在用项目与现行收费标准项目的对照关系查询。项目规范查询支持医疗服务价格现行规范的目录查询，包括项目基本要素查询，以及各类项目特有要素查询。物价文件查询支持物价文件查询及下载，同时支持记录历次医疗服务项目调整文件，便于物价文件的调阅、保存和备案。

2. 医疗服务价格调整支撑。医疗服务价格调整功能模块主要支持少量具体医疗服务收费项目的调整。系统应提供拟调整项目价格的政策新文件查询，通过灵活的查询方式便捷地找到拟调整价格项目，设置新价格启用时间及旧项目废止时间，并实现上级管理人员对拟调整价格项目的准确性进行确认后，方可完成调价过程。调价过程应留有操作日志备查。

3. 医疗服务价格执行自动监测。医疗服务价格执行自动监测支持内部自我价格监测。内部监测分为日常收费项目自动监测以及专项价格监测。医院内部自动监测在形成知识库的基础上，将标准化医嘱与计价项目自动进行匹配，对医疗服务价格执行数据进行筛选、评价；医院内部专项价格监测是对某一类价格数据执行情况进行监测，如手术类、影像学检查类等特定项目。监测体系应支持监测记录，留存检查发现问题及对应问题整改记录。

4. 医疗服务价格专项检查支撑。医疗服务价格专项检查体系支持内部自查管理与外部专题检查。内部自查管理在设定自查的目标、范围、对象基础上，检查发现问题。外部专题检查主要支持医保飞行检查与上级物价管理部门的专门检查，该体系在支持检查功能基础上，还应对检查过程及整改结果进行电子化留档。

（三）医疗服务价格管理事后挖掘体系

1. 医疗服务价格管理智能分析。医疗服务价格管理智能分析体系支持医疗服务项目的全面统计分析。包括医疗服务项目的分类统计分析、成本分析、效益分析以及自定义查询统计分析。

分类统计分析模块支持收费类型、收费项目、收费来源、收费患者来源地区等维度的分析。成本分析模块支持医疗服务对医院各类资源的消耗分析，包括人力资源匹配分析、物资消耗分析等。效益分析模块可分析在执行某个医疗服务收费项目在医院使用频度、收费规模及与成本数据之间的补偿关系。自定义查询统计分析应支持根据需求选择不同要素，进行评价分析指标结果查询。

2. 医疗服务价格信息自动上报系统。医疗服务价格信息自动上报系统具备填报功能与数据上传功能。填报功能支持国卫财基本数据、监测项目的月报、季报与年报的填报，为医疗服务价格项目上报审核提供相关判断依据。

三、医疗服务价格管理信息系统技术支撑

（一）基础业务管理

1. 医疗服务价格数据采集规范。通过数据中间库的建立，实现完整、准确、及时采集明细医疗收费数据，以满足医疗服务价格管理数据要求。

2. 标准数据字典设计。依据《全国医疗服务价格项目规范（2012 年版）工作手册》文件要求，制定医疗收费数据字典编码规则。编码的主体要以全国医疗服务价格项目编码为主，再适当增加医保报销类型码、项目收费财务分类码、工伤保险类型码，并适当考虑预留码，使数据字典编码能够完整全面体现收费项目核心属性。

3. 数据库建设。

（1）数据库 E－R 模型设计。E－R 模型提供了表示实体型、属性和联系的方法，其中包含实体、属性、联系三个基本元素，将现实中的医院、物价管理部门、临床科室等实物、属性及相互之间的关系对应到三个基本元素中，通过 E－R 模型提供的方法，分析出相互之间的实际业务关系，分析出相关系统的实体属性图，描述出医院、物价管理部门、临床科室 E－R 图，将现实世界抽象成数据关系。

（2）数据库关系模型设计。将 E－R 模型设计阶段所得到的 E－R 图转换为具体 DBMS 所能支持的数据模型（即逻辑结构），并对其进行优化。关系模型设计主要包括三大内容：一是数据依赖设计；二是范式标准设计；三是关系模式规范化设计。反映在二维表中的内容有相应的机构表、用户表，更新增加医疗服务项目名称、收费代码、项目内涵信息，丰富分析模型中的分析报告展现形式。

（3）数据库及表结构设计。根据数据库的逻辑结构来选定 RDBMS，并设计和实施数据库的存储结构、存取方式，确定数据库实体属性（字段）、数据类型、DBMS 页面大小等。实现对医价数据在内存中的安排，包括索引区、缓冲区的设计；以及对所使用的外存设备及外存空间，包括索引区、数据块的组织与划分[①]等。

4. 后台管理工具。医疗服务价格管理信息系统后台管理包括系统用户管理、权限管理、系统操作日志、数据校验、数据转换、字段过滤、数据备份、历史数据管理、系统功能定制与扩展等功能，便于医院及时进行后台管理操作。

（二）数据的共享共用

1. 数据交换功能。医疗服务价格管理信息系统应实现与 HIS 系统、LIS 系统、EMR 系统等业务数据的互联，通过对 HIS 门诊、住院与医疗收费相关业务数据进行提取，借助主数据平台实现数据的对应和转换。同时，实现向医疗服务价格政府主管端数据中心数据交换与访问功能，保证数据交换的完整、安全与畅通。

2. 实现数据清洗与规范。医疗服务价格管理系统应建立数据清洗转换规则、补充缺失数据、删除错误数据、映射字典对照、科室对照、供应商对照等，完成表的结构转换，实现 HIS 收费数据与医疗服务价格管理平台数据的准确对接与转换。

3. 全面管理医疗服务价格数据。通过数据交换服务器软件，提供消息处理流程管理、消息路由管理、消息转换以及点对点和订阅或发布模式的数据交换功能；提供多种多样的连接器，包括数据库、中间件、商业应用系统等方面的服务组件。应用系统通过连接器接入数据交换平台，与包括 HIS 在内的其他系统实现交互；通过数据交换管理控制，提供可视化的系统运行监控工具，实现对系统运行状况、系统异常状况的监控，提供系统资源配置工具，实现交换服务器、连接器的动态配置，提供远程日志管理与维护和基于 B/S 结构的管理和监控功能，以及远程部署和远程系统维护功能[②]。

4. 设置医院前置机。制定接口规范，医院 HIS 和上级定价管理系统按规范交换数据。医疗价格信息系统将产生的交换信息以 XML 文档形式放置于前置交换计算机传输文件夹，向数据传输服务发送 HTTP 请求，数据传输服务将 XML 文档传输给上级价格管理部门数据中心。

第三节　医疗服务价格管理事前支撑体系

医疗服务价格管理事前支撑体系是智能监管设计的基础，包括医疗服务价格查询公

---

①　乐丁惕. 使用 Erwin 进行数据库设计 ［J］. 福建电脑，2004（09）：74 - 75.

②　邵慧莹，孙永道. 组件在电子政务异构数据交换平台中的应用 ［J］. 科学技术与工程，2007（16）：4186 - 4189.

示系统、多元医疗服务价格申报支撑系统、医疗服务项目成本测算系统以及医疗服务价格改革支撑测算系统。医疗服务价格查询公示系统满足不同用户的查询需求，实现医疗服务价格信息的共享交互；多元医疗服务价格申报系统在采集各项目申报数据的基础上，实现不同类别的项目申报功能；医疗服务项目成本测算系统通过与财务成本核算系统自动对接，实现医疗服务项目成本的自动化测算；医疗服务价格改革支撑测算系统通过测算医改对医务人员、患者以及医院等多方带来的影响，为评价医改预期效果提供依据。

一、医疗服务价格信息实时查询及公示系统

医疗服务价格管理信息系统应提供便捷、灵活、及时的医疗服务价格信息发布、信息共享、信息交互查询等功能，这些功能是信息系统的基本功能，也是服务各医疗服务价格主体的基本要求。在这部分软件功能实现应关注以下关键点。

（一）医疗服务价格信息查询功能服务对象应全面

医疗服务价格管理信息系统涵盖医院物价主管部门、医院、医院内部管理人员及患者等多个主体，需要提供一个统一的入口和信息发布、信息共享与交互的介质。因此，软件务必考虑不同主体对医疗服务价格的不同需求，分服务对象分别实现查询及公示功能。

（二）医疗服务价格信息查询功能关键点

1. 满足患者随时查询需求。系统应支持医疗服务收费项目、药品、医用材料等分类查询。医院需做好面向患者的公示，包括但不限于对医疗服务价格项目、药品、医用材料的基础信息公示，确保医疗服务项目价格公示信息的完整性、及时性与有效性。其中，医疗服务价格项目应包括项目编码、项目名称、计价单位、价格、项目内涵、除外内容、计价说明、备注、收费依据等要素。药品应包括名称（西药公示通用名）、剂型、规格、计价单位、价格、生产厂家等要素。中药饮片应包括名称、产地、等级、计价单位、价格等要素。医用材料应包括材料名称、规格、计价单位、价格、生产厂家等要素。系统应支持患者医疗服务价格费用明细查询，包括在确认患者身份的前提下在院费用明细查询及打印功能，支持患者出院费用清单自助打印。

2. 满足医院医疗服务价格政策文件查询需求。系统应支持提供上级发布价格管理文件电子化梳理过程，按照发文年度、执行范围、项目分类、项目内容、执行科室、价格水平等关键字生成支持多维度查询的物价文件；支持多关键字组合文件调阅、查询的功能，提供查询对象灵活便捷查询。系统应按照患者和医院内部不同对象设置政策文件调取权限及内容。

（三）医价管理信息交互、交流管理功能关键点

系统应支持通知公告功能：用于发布、展示医价管理工作重要通知文件；按照管理权限区分浏览权限；设立通知公告浏览接收确认机制。系统应支持价格工作动态交互功能：用于展示医院内部医疗服务价格管理工作部署、安排及动向、医院新增医疗服务项目价格展示等内容。医疗服务价格工作部署反映价格管理部门发布工作任务，统计、跟踪工作完成进度，包括发布任务、修改任务、删除任务和导出工作清单等功能。

（四）医疗服务价格公示功能关键点

系统应做好针对患者的医疗服务项目价格的主动公示功能，采取在医疗服务价格管理信息系统、医院网站、诊区大屏等不同介质联动的主动价格公示，面向广大患者与公众，实现医疗服务价格公开化、透明化，最大限度接受广大人民群众对医疗服务工作的监督。系统公示的内容包括但不限于对医疗服务价格项目、药品、医用材料等信息公示。

二、多元医疗服务价格申报支撑系统

医疗服务价格管理信息系统应支持日常新增医疗服务项目、价格备案项目、特需项目等多元项目的申报，并能提供准确的申报项目成本归集资料、便捷的线上申报资料审核、清晰明确的申报进程展示等核心工作，全面提升医疗服务价格申报规范管理与工作效率。这部分软件功能实现应关注以下关键支持点。

（一）医疗服务价格申报支撑系统功能关键点

1. 预置新增医疗服务价格项目标准信息数据集。按照本地区价格管理部门的规定，系统预置的标准信息集包括但不限于项目基本信息、相关支持信息、成本测算信息、医疗技术资料等内容的填写与上报。还应包括开展项目的医疗章节、分类等，用于生成项目编码，并填写项目名称、项目内涵、除外内容、计价单位、拟收价格、计价说明等项目要素，上传项目申请报告。

2. 输入拟申报项目支撑决策信息功能。系统应提供医院搜集的拟申报项目相关信息输入数据功能，包括外省市已开展此新增项目，可提供外省市参考价格（非必要），并上传相关证明文件（外省市项目批复、规范文件）；如项目涉及除外内容，需填写卫材名称、注册证名称、类型、规格/型号、计量单位、进价、产品使用范围、产地、主要生产商等信息，并上传注册证、发票（或报价单），如材料为进口材料，还需提交报关单。

3. 生成成本测算信息功能。系统应支持人工或自动生成申报项目成本信息功能。根据价格管理部门要求，不论采取哪种方式生成的拟申报项目成本信息，均应包括以下

要素：人员经费、卫生材料费、固定资产折旧费、无形资产摊销费、提取医疗风险基金、其他费用等内容，其中涉及使用单价1000元以上的耗材、试剂，原值10000元以上的固定资产、无形资产，需上传注册证、采购发票（或报价单，进口产品还需提交报关单），并按要求填写成本测算报告，上传至系统。

4. 支持新增医疗服务价格申报。系统应支持多种类型新增医疗服务项目价格申报，包括：创新医疗服务收费项目、医疗服务备案项目、美容项目、价格放开项目等内容。系统应支持设置新项目标准申报流程，并根据各类新增医疗服务项目的特点进行标准预置申报流程的调整。其中：备案项目一般有项目准入目录，无须填写项目基础要素信息，仅需填写拟收价格。美容项目一般有项目准入目录，当各医院诊疗过程有所差异，项目内涵和计价说明需要根据实际开展情况进行编写。价格放开项目一般有项目准入目录，只需系统备案价格，上传成本测算报告即可。特需项目定价不参考成本测算，仅需在系统内备案特需执行价格。

5. 其他申报新项目必要辅助功能。根据重要性与紧急性原则，系统应支持所申报项目优先级别灵活排序，支撑申报项目相关医疗项目准入证明、院内签署资料、院内决策资料、专利证书、相关论著、支撑课题附件、科研成果转化附件等辅助资料上传等功能。

（二）新增医疗服务项目基础数据录入审核功能

系统应建立项目申报基础数据录入规则，检验所填内容是否符合申报要求。依据国家相关要求对申报医院的基础数字进行校对，门急诊患者次均费用、出院患者例均费用、每床日费用等数据相比前一年度涨幅大于一定程度，该医院当年不允许申报。审核证明资料需校对上报资料的完整性、准确性与有效性，支持证明材料的更新保存。资质审核依据医院基本信息、医院执业许可证及相关服务证明资料，审核医院是否具备开展相应项目的资质。系统应具备申报资料设定数据准确性审核、基本逻辑性审核功能。

1. 数据准确性审核。填报拟申报项目成本数据时，系统应对数据准确性进行审核。例如，在填写人员经费时，需根据所填写的年工作日和每日工作小时数，以及国卫财基本数字表中各职称人员经费，对测算过程中填写的每小时人力成本进行校对，差额超过10%需提供相关说明，否则保存失败无法提交申请。

2. 基本逻辑性审核。将拟申报项目的申报数据与财务基本数字表，涉及各职称人员经费、门急诊患者次均费用、出院患者例均费用、每床日费用等信息进行审核。例如，依据新增医疗服务价格项目申报要求，每年医院门急诊患者次均费用与出院患者例均费用均相比前一年度涨幅大于10%，该医院当年不允许申报。

3. 上报资料完整性审核。系统应依据新增医疗服务价格项目申报要求，对各类必填项目和必须提交的资料进行检验校对，缺乏必要申报资料则提示无法提交申请。

（三）完整体现新增项目申报审批流程

系统应通过工作流控制组件实现对申报流程全面展现，从项目申报到最终审批各环节均以电子审批流形式自动流转，各关键节点操作日志可追溯，全流程电子版资料自动留存，节约项目申报批复时间。具体软件功能应包括：提供标准的申报审批公文流转流程；提供地区级统一的项目申报表单；提供规范的项目审核批复功能，并且具备自动提示功能；提供项目批复进度查询功能，并按不同部门进行权限区分；项目申报审批功能支持规划审批工作流，各医院填报统一的项目申报单后，系统以申报项目类别、申报项目优先级等内容作为划分依据，将申报申请自动流转到对应部门及负责人员。

三、医疗服务项目成本测算系统

医疗服务价格管理信息系统应按照国家规定的成本核算办法，归集拟申报医疗服务项目成本支撑数据。通过数据中心或接口程序实现财务核算成本与价格申报成本体系对接，提供准确成本数据，支撑价格调整与申报。这部分软件功能实现应关注以下关键点。

（一）实现医疗服务成本申报数据与财务成本核算自动对接

根据医疗服务成本测算规范要求，在满足医疗服务价格申报数据需求的基础上，医疗服务成本系统应建立与财务系统间的数据接口，相关参数能够及时更新，包括：人员经费、卫生材料费、固定资产折旧费、无形资产摊销费、提取医疗风险基金和其他费用，但不包括单独收费的材料。系统应支持对财务成本核算数据的分解与提取。按照成本测算要求，分解出成本测算所需末级数据，包括每小时人力成本、每人次用量等单位成本。系统应支持归集项目成本。医疗服务项目成本测算应按照确定的成本项目，分类归集至相应成本，如人员经费、固定资产折旧等。系统应支持具体项目总成本按要求归集为直接成本与间接成本，便于后续测算。在每一类具体成本测算项目中，系统需具备新增或删减功能，支持成本测算维度的扩展或缩减，以匹配不同申报项目的测算需求。

（二）自动形成成本测算模型

医疗服务项目成本核算过程既涉及与成本相关的医院收入、费用、工作量数据的采集、分摊、归集等处理过程，又涉及对 HIS 系统、物资管理、资产管理、薪酬核算等信息系统数据全面规范和梳理的过程。系统遵循物价政策和会计制度要求，在财务成本数据和医疗服务价格成本数据经过一段时间的积累后，系统应支持大数据算法，逐步形成医疗服务项目成本测算模型，对于能够完全依据历史成本测算的项目，按照成本归集数据，放入模型测算得出成本数据结果。

（三）成本数据逐级审核确认、留档备案机制

系统支持医疗服务项目成本测算完成后，复核、上报测算结果。复核人员对照测算说明，对结果进行回溯检查，确保测算结果的客观、真实、准确、全面。系统应严格执行授权审批上报流程，经手人、复核人、院级领导逐级审核，设置三级确认功能，加强医疗服务项目测算内部控制。成本资料应保管完整，将测算过程、测算结果以及审批流程进行电子化存档备查。

（四）自动生成成本测算报告并形成监测数据上报

系统应支持在医院形成准确、完整成本数据后，按照上级管理部门要求的格式自动生成成本测算报告。系统应对接上级价格管理监测平台，及时准确上报监测医疗服务项目成本数据情况，支撑不同部门利用医疗服务项目成本报表，建立医疗服务价格监测指标体系。

四、医疗服务价格改革测算支撑系统

医疗服务价格改革测算支撑体系，依据一定测算原则与方法，建立测算模型，测算待改革医疗服务项目（新项目）替代现行项目（旧项目）后对医院收入结构、对患者负担等影响度，以相应指标对医疗服务价格改革的影响程度进行量化分析，综合得出测算结果，医院据此提出价格改革建议，为后续落地医疗服务价格改革政策提供数据测算支撑。这部分软件功能实现应关注以下关键点。

（一）建立医疗服务价格改革项目基本数据集

系统应支持建立医疗服务价格改革事项基本数据集，且该数据集元素具备扩展功能。基础数据集应包括两部分核心内容：HIS 系统历史收费数据集、待改革医疗服务项目数据集。其中，HIS 系统历史收费数据集应包括 HIS 项目编码、HIS 项目名称、收费标准、收费单位、项目收费数量、执行科室、患者明细收费记录等核心内容；还应包括旧项目的财务收入分类，如病理类、康复类、精神类、中医类、手术类、检验类等类别。该部分数据应通过 HIS 系统与医疗服务价格管理信息系统对接，准确导入医疗服务价格管理信息系统；待改革医疗服务项目数据集应包括项目编码、项目名称、收费标准、财务收入分类等核心内容，该部分数据应提供数据集维护界面功能。

（二）维护新项目和旧项目对照关系

系统应具备新项目和旧项目对照关系维护功能，包括但不限于对照关系、叠加次序、分配比例、工作量拆分比例、计量单位转换比例等。支持由于新旧项目之间收费计量单位变化引起计费单位转换关系维护，实现新旧项目之间一对一、一对多、多对一、

多对多等各种关系的转化。此外，系统还应实现新旧项目之间工作量拆分比维护、叠加次序关系等各类转换关系维护。

（三）建立测算分析模型

系统应支持测算模型编辑功能，测算不同维度价格改革影响，包括：医疗收入、患者诊疗费用、患者自费或支付方式等不同主题测算模型，测算旧项目及新项目不同影响。按照测算模型建立底层数据计算逻辑，测算收入模型一般为：

旧项目收入 = $\sum$（旧医疗服务项目收入 × 分配比例）

新项目收入 = $\sum$（旧医疗服务项目工作量 × 叠加次序 × 分配比例 × 工作量拆分比例 × 计量单位转换比例）

（四）开展新项目价格影响分析

系统应支持不同维度的测算数据输出。测算收入的口径分为两大类，医院收入总体情况、医院分项情况。医院收入总体情况包括医疗收入（门急诊/住院）、本市医保患者医疗收入（门急诊/住院）、医保基金支付情况、医疗业务成本卫生材料费（可收费/不可收费材料）、患者费用相关情况等内容；医院分项情况包括全院总量、分收费类别、分科室、分病种统计等费用变化情况。

（五）测算结果输出

系统应支持自动输出调价项目使用数量、金额与结构占比、调价前后参保患者负担变化、其他调价因素影响值。医院维度应支持输出医院总收入与收入结构（财政收入、医药费用等）、医院总收入与收入结构变化趋势、调价项目因素对医院总收入与收入结构的影响值。患者维度应支持输出对本地医保和外地医保的患者费用进行分析，分析患者门诊、住院费用变化的情况；分析参保患者就医总费用与均次就医（住院、门诊）费用、同期患者可支配收入情况、同期患者就医费用占可支配收入占比、调价项目因素对患者费用负担的影响值。

第四节　医疗服务价格管理事中监管体系

医疗服务价格事中监管体系是智能化监管设计的核心，包含了医疗服务价格调整支撑系统、医疗服务价格执行自动监测系统以及医疗服务价格专项检查支撑系统。医疗服务价格调整支撑系统依据价格政策文件，实现调价过程的电子化；医疗服务价格执行自动监测系统在建立医疗服务项目收费规则知识库的基础上，与医嘱自动校验，实现价格执行自动监测；医疗服务价格专项检查支撑系统以专项检查任务包的形式，提取相关数据进行自动化检查。

一、医疗服务价格调整支撑系统

医疗服务价格项目价格调整是日常价格管理的主要工作内容。医疗服务价格管理信息系统应依据价格政策文件，完整体现价格调整的全过程，方便、快捷、准确完成调价工作，形成调价文档日志备查。这部分软件功能实现应关注以下关键点。

（一）调价文件管理电子化

政策指导性文件是价格调整的重要依据，因此医疗服务价格管理信息系统应实现对价格文件的系统化、信息化、电子化管理。系统应设置专门的物价文件管理模块完成物价文件管理，支持物价文件系统编码（唯一主索引）、文件号、发文日期、文件名、主题词、索引字等关键字信息录入，实现方便快捷地查询与应用。其中，索引关键字应支持建立三种以上备选关键字，并适当预留扩充空间，以备后续不断完善关键信息；系统应支持物价文件原文扫描和图像存储功能；系统应建立并支持与物价文件相关联的医疗服务收费项目之间的关联关系，通过医疗服务收费项目迅速查询到支撑政策文件。

（二）收费项目基础信息维护

医疗服务收费项目是医院诊疗活动的体现，是形成医疗收入的最小单元。每一个医疗服务收费项目关乎医院收入统计、病案首页收入分类、经济核算分类等各方面重要统计属性。系统应支持收费项目自身分类、门诊收费大类及子类、住院收费大类及子类、经济核算大类及子类、会计核算大类及子类、病案首页收入大类及子类等属性增加、删除及修改功能。为后续与物价管理相关统计管理工作做好数据准备。

（三）形成完整调价项目数据集

系统应支持通过添加或修改功能进行医疗服务项目价格调整过程。通过系统编辑功能，设置收费项目子类、收费会计子类、住院费用子类、门诊费用子类、经济核算子类、病案首页子类、新病案首页子类。设置收费项目关联医嘱项，医师开具医嘱项对应生成收费项价格；系统应支持新增或调整医疗服务项目和医保收费项目之间的对照关系维护，以保障医保患者结算自费或自付费用的准确性。系统还应支持收费项目别名编辑功能，为临床收费便捷输入奠定基础。

（四）留存调价日志

医疗服务价格调整系统应支持记录操作日志生成功能。该功能支持对历次医疗服务价格的调整记录，包括调整价格项目、调整时间、调整价格标准、调整人、审核人等情况，保留记录，生成调价日志，用于下发、公布和备案。

（五）调价联动价格公示功能

医疗服务价格调整系统的公示宣传功能模块应与价格查询及公示系统关联，面向患者和医务工作者两类主要群体，针对历次医疗服务价格调整进行公示，包括但不限于调整项目、调整价格、收费项目内涵、医保报销类型等要素公示。

（六）医疗服务价格调整监测功能

医疗服务价格调整系统应支持建立完善的调价项目信息监测功能，对调价项目发生服务量、形成医疗收入、调价前后患者负担变化等主要维度进行监测。在全面掌握整体数据并进行监测和科学分析的基础上，及时有效地分析价格调整对医院收入、对患者就诊负担情况的影响，评估调价合理性。

二、医疗服务价格执行自动监测系统

医疗服务价格执行自动监测系统，通过建立价格智能审核规则知识库、标准化医嘱等功能，对在院患者收费环节进行监控，实现医疗收费监管关口前移，进一步提升收费行为合规性。这部分软件功能实现应关注以下关键点。

（一）建立价格智能审核规则知识库，形成收费行为规范

1. 完善收费项目基本信息，丰富收费政策提示功能。系统应建立全面价格项目基础信息。包括项目编码、项目名称、项目内涵、除外内容、计价单位、计价说明、备注、政策依据、有效标志、医保名称、病案分类代码、病案分类名称、特殊项目标识、收费项目别名（字母导引快速锁定）、医用收费材料分类，细化价格项目基础设置。为方便、准确计算手术项目计价数量，适应手术项目加收政策要求，在价格项目设立时需进一步细化项目设立颗粒度，临床科室在执行并发症、伴随症加收计费数量时，将更方便明晰，易收易查。系统还应支持收费项目增加同学科、同类别、同部位价格项目的项目列表、项目内涵、项目价格等提示，增加建立和修订临床路径时的价格项目选择功能。

2. 梳理收费规则逻辑关系，建立收费内部控制规则。系统应支持收费规则编辑功能模块。通过梳理医疗服务收费项目计费规则，筛选出能够通过信息系统实现的内部控制规则，包括限制性别使用项目、住院日计费出院日不计费规定、不能同时收费的互斥项目、一定时间段内限收费频次的项目、限额项目、限特定科室执行项目、限儿童使用项目等内控规则。系统应支持收费规则编辑功能，对存在计费控制逻辑关系的项目进行相关属性定义。同时，将收费项目之间的逻辑控制关系嵌入信息系统建设中，实现收费信息化内部控制。

3. 建立医疗服务规则知识库，不断完善知识库体系。收费系统应具备归纳和积累

收费规则的自学习功能，不断完善收费规则知识库。建立重复收费、超频次收费等价格审核规则引擎。通过数字化审核的方式推进医院价格管理工作的精细化、专业化和智能化，实现收费监管关口的前移、高效与精准。

（二）医嘱与收费知识库自动匹配计价，源头治理不规范收费行为

医疗价格管理信息系统应建立起以医嘱为主线的管理机制，在完善的价格智能审核规则知识库的支撑下，深化从开具医嘱到检查、检验、诊疗完结再到准确计费操作过程信息流数据的一致性审核，从事中管理的角度规范收费行为。

1. 建立可收费医嘱项（套）和计价项目对照关联。系统通过与 HIS 系统底层数据关联基础配置，将临床诊疗路径规范中的可收费医嘱项目与医疗收费项目建立关联关系，实现关联关系实时动态维护，最终达到医嘱下达与收费同步完成，从而确保医嘱下达和收费行为的一致性、准确性。此外，系统还应建立收费医嘱套与医疗收费项目关联模板的维护功能，当医师开具医嘱或某医嘱套组合时，系统自动触发关联计费模板收费内容。用信息技术实现从下达医嘱，到执行记录，再到准确计费的闭环管理。

2. 医嘱执行与计费项目联机校验功能。系统应通过与 HIS 系统功能联动，实现医嘱项目执行校验功能。系统支持在提交医嘱确认执行时，将医嘱与标准化计价项目、检查检验报告结果以及收费内容进行校验匹配，对于医嘱中不合规的费用进行提示与拦截，实现对包括无医嘱支撑收费、重复收费、超标准收费、治疗次数不合理等违规情形的控制。

（三）价格执行自动监测日志存档，督促不规范收费行为整改

系统应支持自动生成价格执行自动监测日志。对于系统自动监测发现涉嫌不合规收费情况，系统应每日自动形成监测报告，提供医疗服务价格管理部门确认功能。如存在确需整改的医疗服务项目收费不规范行为，还应支持后续整改过程记录，并将不规范收费行为作为收费知识库完善的数据来源。

对于通过自动监测发现的不合理收费情况，系统应支持对特定不合规收费个案的系统追踪。创建不合规收费问题列表，列举临床科室不合规收费整改内容，并向临床科室自动推送消息，让临床科室知悉不合规收费问题点和产生原因。

三、医疗服务价格专项检查支撑系统

医疗服务价格专项检查支撑系统支持医院内部的物价自查管理以及外部医保、价格监察等部门的专题检查，并能对专项检查的过程、结果以及整改情况进行电子化记录。这部分软件功能实现应关注以下关键点。

（一）编辑价格专项检查任务包

系统支持制定医疗服务价格项目检查任务包。根据医疗服务价格专项检查的目的和执行主体的不同，分别按照内部自查管理以及外部专题检查形成对应的检查包。检查包设置的基本要素应包括：检查的目标设定、检查科室的范围、检查收费项目范畴、检查收费项目的执行时间等核心内容，明确价格专项检查的主要任务。此外，检查包还需依据检查类别提供检查频率设置、检查指标阈值，形成落实所需的检查方案。

（二）提取专项价格检查所需收费管理相关数据

系统应通过建立数据接口，从不同维度提取专项检查包所需数据，提取医院价格项目执行情况相关数据，例如：①科室开具医嘱相关的收费项目执行状态信息：执行、未执行、停止、撤销；②患者主诊断信息；③按病种分类的患者费用数据；④按费用类别（医保、自费）分类的患者费用数据；⑤检查报告、化验单；⑥会诊报告；⑦价格项目成本相关数据等，用于价格项目执行情况自查和上级管理部门检查。

（三）利用智能审核知识库自动核查，展示初步检查结果

以自动化监测体系中"医疗服务价格知识库与医嘱计价匹配"为审核逻辑，以下达医嘱、医嘱执行、计费的全流程为检查路径，按照预设的检查方案，自动进行检查，快速展示检查结果，以表格、图形等组合形式展示可能存在的不规范收费行为，供后续人为确认定性。

（四）记录人为复核结果，形成最终价格检查意见

系统应支持对自动检查结果的确认功能。对于自动检查结果，系统分为"通过"与"未通过"两种。对于"通过"的收费项目，支持人工组合查询、数据对比等功能，确认审核结果的准确性。对于"未通过"检查的项目支持人工二次校验，支持人工组合查询、数据对比等功能。在系统内人工标记、填写审核规则、形成不合规收费检查意见的核心内容。

（五）生成检查报告，留存检查全过程记录

系统根据人工复核结果确认检查结果，生成检查报告。检查报告模板要素包括：违规项目的基础信息（包括项目编码、项目名称、项目内涵、除外内容、计价单位、计价说明、备注、政策依据、有效标志、医保名称、病案分类代码、病案分类名称、特殊项目标识、收费项目别名、医用收费材料类别）、标准阈值（根据医嘱应产生的费用、知识库规定的计费频次）、违规项目、违规项目产生的科室、违规项目发生的时间、违规

项目所在的风险等级、风险提示及改进建议。检查报告生成后，系统支持电子化存档检查报告，自动将整改通知推送至负责科室，并留存后续整改记录。

第五节　医疗服务价格管理事后挖掘体系

医疗服务价格管理事后挖掘体系是分析与评价医疗服务价格动态机制实施情况的重要数据来源，也是科学决策、推进医疗服务价格改革的重要数据支撑。价格管理事后挖掘体系包括价格执行数据上报与管理分析两个层面的核心功能。通过对医疗服务价格各项数据的监测与分析，评价医疗服务价格系统调价机制成效，促进医疗服务项目价格水平及比价关系趋向合理。

一、医疗服务价格管理智能分析系统

医疗服务价格管理智能分析系统应提供多维度、组合高效的数据分析，包括统计汇总数据、多形式展现数据、深度挖掘数据等功能，实现医院精细化管理要求。这部分软件功能实现应关注以下关键点。

（一）医疗服务价格执行情况基本统计分析功能

医疗服务价格管理智能分析功能支持实时承接来自各端口传送的数据，按照使用要求与规则清洗加工数据，对数据池的数据进行多维度分析统计。支持针对不同医疗服务项目的执行情况进行分时期、分指标、分机构、分阶段、分种类等方式的分析汇总，如环比、同期比、因素分析等多种分析，分析汇总条件可进行灵活设置。

1. 系统应具备多维度统计分析功能。系统应支持常用指标的查询与分析。依据数据权限级别，授权不同数据查询范围。系统应支持查询分析结果的多种形式的展示，定制各种统计报表，绘制形象直观的统计图表，清晰地显示各种统计数据和查询数据，并支持导出打印为指定数据格式功能。系统应支持对分析模型的设定，以及相关模型分析报告生成。

2. 系统应支持医院收入组织及患者负担两个层面影响分析功能。系统应支持医院多角度分析功能，包括：医疗收入统计分析（本院各医疗保障类型患者占比、本院各收费类型费用占比、门诊次均费用水平及医院所处位置、住院次均费用水平及医院所处位置、病种收费统计分析）；社会服务量统计分析（本院门急诊人次数量、本院实际占用床日数量）；医疗服务收费统计分析（手术对应的检查、药品、耗材分析；检查对应的疾病、手术分析；药品对应的疾病、手术分析；耗材对应的疾病、手术分析）；医疗服务项目监测与分析；新增医疗服务项目统计分析；价格调整医疗服务项目分析。患者层面主要关注执行医疗服务价格对患者负担的影响分析，包括本市医保患者医疗收入（门急诊/住院）、医保基金支付情况：城镇基本医疗保险支付与患者负担分析、本市医保支付对疾病分析、不同类型患者来源地分析等核心内容。

（二）自定义查询统计功能

系统应支持价格管理人员根据需求选择日期、就诊类型、保障类型、医院名称等维度，以及医疗总费用、就诊人次、次均费用等指标多层次组合查询及分析。

（三）支持专题辅助决策分析

系统应对具体的医疗服务项目进行成本分析，建立病种收入与成本比价关系库，建立其他省份比价库。分析每个月各种疾病的发病趋势、各种检查检验趋势，以便更好地使用有限的医疗资源。提取分析一定时间间隔内检查检验重复率，避免不必要的医疗资源浪费。分析门诊住院患者疾病与年月周期是否存在一定关联。

二、医疗服务价格信息自动上报系统

医疗服务价格信息自动上报系统，应准确及时地实现医疗服务价格相关数据上报，建立内外系统数据接口、清洗转化数据、深度加工数据、完成上报目标，这是接受医疗服务价格监管的基本要求。这部分软件功能实现应关注以下关键点。

（一）建立数据接口

医疗服务价格信息自动上报系统支持与内外部系统间建立数据接口。内部系统包括医疗服务价格申报、医疗服务价格调整、医疗服务价格专项检查等系统，支持医院主动上报；外部系统包括医保、价格监督等上级主管部门，支持上级管理部门自主提取监管所需数据。

（二）提高数据质量

医疗服务价格信息自动上报系统支持对提取数据的清洗、转换，统一数据口径，确保更高的数据质量、更全面的字段。

（三）加工上报数据

医疗服务价格信息自动上报系统支持对提取数据的深度加工，满足具体的应用需求。经过深度加工的数据能够支持评价指标体系的构建，包括具体的计算方法、计算公式，并附上详细的指标内涵，确保数据的准确性、客观性与可比性。

（四）自动上报数据

医疗服务价格信息自动上报系统支持数据的上传与审核，确保上报数据的及时性与稳定性。在医疗服务价格改革的不同阶段，上报数据的节奏与数量也应有所区别：在医疗价格改革初期，可选择与改革密切相关且能体现改革变化的指标，指标不宜多但报送时间要相对密集；在改革中后期，可选择综合性指标，用于全面评价改革成效，指标更为丰富，报送时间可选定相对固定的月度、季度、年度等规律周期。

参考文献

［1］国家卫生健康委，国家中医药管理局．关于印发医疗机构内部价格行为管理规定的通知［EB/OL］．［2019－12－26］．http：//www. gov. cn/zhengce/zhengceku/2020－01/02/content_5466052. htm.

［2］国务院办公厅．关于推动公立医院高质量发展的意见［EB/OL］．［2021－06－04］．http：//www. gov. cn/zhengce/content/2021－06/04/content_5615473. htm.

［3］国家医保局，国家卫生健康委，国家发展改革委，财政部，人力资源社会保障部，市场监管总局，国家中医药局，国家药监局．关于印发《深化医疗服务价格改革试点方案》的通知［EB/OL］．［2021－08－31］．http：//www. nhsa. gov. cn/art/2021/8/31/art_104_6542. html.

［4］国家卫生健康委办公厅，国家中医药局办公室．关于印发公立医院运营管理信息化功能指引的通知［EB/OL］．［2022－04－25］．http：//www. nhc. gov. cn/caiwusi/s7785t/202204/8b32aad2325f4ed290c2ed6acf19fe3b. shtml.

［5］北京市卫生健康委员会，北京市中医管理局．关于印发北京市医疗机构内部价格行为管理规定实施细则的通知［EB/OL］．［2019－12－26］．http：//www. gov. cn/zhengceku/2020－01/02/content_5466052. htm.

［6］乐丁惕．使用 Erwin 进行数据库设计［J］．福建电脑，2004（09）：74－75.

［7］邵慧莹，孙永道．组件在电子政务异构数据交换平台中的应用［J］．科学技术与工程，2007（16）：4186－4189.

第十五章　固定资产管理要点及信息支持

随着我国医药卫生体制改革的深入推进，绩效考核全面铺开，政府会计制度改革，给医院经济管理带来重大的挑战，固定资产作为医院重要经济资源，特别是固定资产的管理对医院发展方式从规模扩张转向提质增效，运行模式从粗放管理转向精细化管理，资源配置从粗放到科学的转变至关重要。

医院固定资产是医院开展医疗活动的物质基础，也是医院资产的重要组成部分。医院固定资产具有种类多、分布广、价值差异大、使用分散、管理难度大等特点。固定资产的全生命周期管理一方面涉及业务部门、采购部门、财务部门、资产管理部门等多部门协同，另一方面，固定资产的全生命周期管理涉及固定资产投资预算管理、论证与审批、采购管理、合同管理、资产管理、财务管理等多环节联动，本章特总结固定资产精益化管理过程中的监管要点与信息支持策略，为医院提升固定资产管理的精益化水平提供思路与方法（见图 15 - 1）。

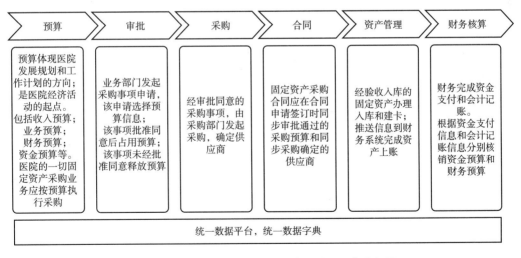

图 15 - 1　固定资产全生命周期管理控制环节流程图

第一节　固定资产管理和预算管理衔接要点与信息支持

预算管理作为现代化的管理工具，在医院运营管理中发挥着重要作用。固定资产预算是医院预算的重要组成部分，对于合理规划和科学控制固定资产配置与使用、提升医院资产运营能力和使用效益意义重大。固定资产投资预算主要包括设备、车辆和其他固定资产购置预算、基本建设预算等。固定资产投资预算是固定资产管理的起点，以控制资产规模、优化资产结构、提升资产收益、保障资产质量为出发点，通过预算手段加强固定资产精细化管理。

一、固定资产管理与预算管理衔接要点

固定资产是医院提供医疗服务的重要条件，也是医院创新与发展的重要支撑，因此，医院的固定资产投资应符合医院战略。预算管理作为贯彻执行医院战略与计划的重要管理工具，在预算的过程中，将固定资产预期的产出、效益、成本、风险系统等集中、有效地反映出来，通过合理规划和科学安排固定资产投资预算，客观评价固定资产投资预期产出与效益，有效控制固定资产投资成本与风险（见图 15 - 2）。

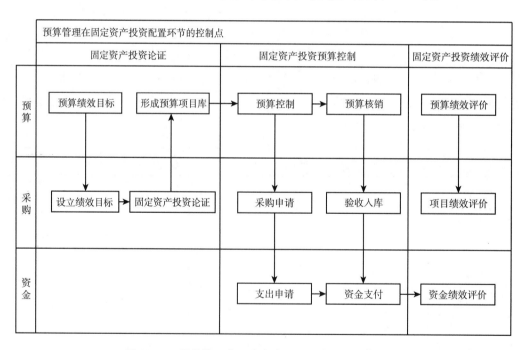

图 15 - 2　预算管理在固定资产配置环节的控制流程图

（一）固定资产投资计划与预算论证

医院固定资产投资包括设备更新、购置，房屋新建等。固定资产投资具有资金量大、周期长、风险高等特点，一旦发生就不容易发生改变，投资失效将会给医院带来重大的经济代价。医院进行固定资产投资，是否能为医院带来效益，受多重内外部因素的影响，因此，医院通过固定资产投资论证，使固定资产投资更加科学、有效和可行。固

定资产投资论证包括投资背景与需求分析、预计服务量和使用效率、预期社会效益和经济效益、可行性分析、质量和安全性分析、先进性和替代性分析等。固定资产在申报预算前，应完成固定资产投资论证，经过论证的固定资产投资项目，形成固定资产投资项目库。

（二）固定资产购置与预算控制

医院的预算体现了医院发展战略和资源配置的方向。为了贯彻执行医院的投资规划，医院运用预算管理工具对固定资产投资实施有效控制。固定资产投资的预算控制体现在四个方面，一是在预算批复环节，固定资产预算安排必须是经过论证、已纳入项目库的项目，预算安排必须符合医院发展方向和工作目标；二是在固定资产采购环节，在实施采购时，控制业务部门严格按照预算执行固定资产采购工作，实现有效的事前预算控制，防止未按计划执行和超预算执行的风险；三是在采购完成后，固定资产验收通过且符合付款条件，在固定资产采购资金支付完成时，同步实现资金预算核销；四是能通过预算执行情况，实时监控固定资产投资进度，确保固定资产投资按计划完成。固定资产购置通过上述四个环节，对固定资产投资预算的占用、使用和核销进行预算控制，以确保预算资金的使用效益和超预算风险控制。

（三）固定资产使用与预算绩效评价

固定资产投资的目的是通过固定资产有效的管理，最大限度在医疗服务过程中发挥作用，提高医院固定资产的经济、社会、技术效益。为了更好地评价固定资产投资是否符合预期目标，在固定资产投入前、投入使用中和投入使用后开展预算绩效评价工作，以监控和促进固定资产投资效益的发挥。固定资产投资的预算绩效评价分为三个环节，一是设立预算绩效目标，预算绩效目标编制包括设定预算绩效目标，制定绩效目标指标和制定指标值，按照经济性、客观性和科学性编制和论证绩效目标，并最终设立固定资产投资的绩效目标。二是在固定资产投资项目过程中，对标绩效目标实时监控项目情况，控制固定资产投资的实施偏差。三是在固定资产投资完成后，对固定资产投资的效益进行评价，一般包括产出指标、效益指标和满意度指标。通过预算绩效评价，确保固定资产投资符合医院投资战略规划，取得预期经济效益和社会效益，能够达到预期的预算绩效目标。

二、固定资产管理与预算管理衔接信息支持

（一）固定资产管理与预算管理衔接信息化的目的

固定资产管理与预算管理衔接信息化的目的是通过固定资产预算信息的共享与控制，实现对固定资产投资的预算控制。预算控制包括固定资产投资事项控制、预算金额

控制和预算单价控制等，确保固定资产投资的预期预算目标的实现。

（二）固定资产管理与预算管理衔接信息化的内容

预算系统是医院战略实施的仪表盘，也是资金使用控制的起点，为了实现固定资产投资的预算控制，将固定资产的系统模块与预算信息系统衔接，以有效实现对事中执行过程的监督和事后对执行结果的评价。因此，在系统的技术实现方面，医院应建立起预算目标执行的刚性控制，通过预算执行过程中对预算的检查与控制，针对特定的预算责任单元、预算项目、预算科目，借助预算控制参数文件、有效性控制规则等对固定资产投资的金额、资产名称进行预算检查和控制。

三、固定资产管理与预算管理信息化衔接要点

（一）信息共享

为了实现预算系统对固定资产投资的预算控制，首先实现预算系统与采购系统、资产管理系统的信息共享，建立预算、采购、资产管理三个环节资产信息标准规范。

预算管理系统的预算批复情况作为固定资产投资业务的起点，将固定资产的资产信息、资金来源、部门属性、预算编码等信息通过统一的数据平台同步至采购系统，以上信息作为采购的附属信息使用，待采购业务完成后，资产管理系统在维护固定资产信息生成固定资产卡片时，提取该项资产的资金来源、预算编码、预算部门、使用部门等字典，保持预算系统、采购系统和资产管理系统三个环节的固定资产字典标准和规范，为实现后续资产使用管理、资产折旧与资产预算绩效评价建立可追溯、可穿透查询、可自动记账的数据条件。

（二）系统控制

预算管理系统的主要功能就是实现对各项业务的预算控制，其中，固定资产投资的预算信息呈现结构化、标准化，但由于固定资产投资数量大、金额大等特点，对固定资产投资业务的预算控制尤为重要。固定资产预算的具体信息包括固定资产分类，固定资产名称，固定资产参数、单价、数量等，一经预算批复，将严格按照预算执行。因此，对固定资产投资的预算控制在预算执行环节，通过系统实现在采购时对预算项目的固定资产明细选择等功能，实现对固定资产投资事项、金额和数量的多维度控制（见图 15-3）。

1. 预算赋值。固定资产投资预算批复或调整后。
2. 预算占用。固定资产采购申请提交时占用预算。
3. 预算核销。固定资产采购完成，资金支付完成时核销资金预算。
4. 预算释放。固定资产投资审批退回。

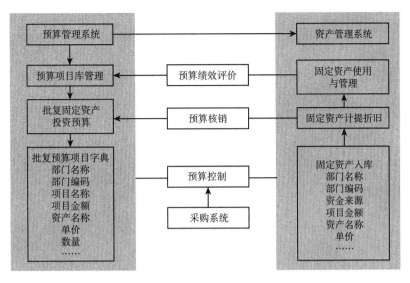

图 15 - 3　固定资产管理与预算管理信息化衔接与控制流程图

第二节　固定资产与会计核算衔接要点与信息支持

固定资产的管理是按照资产属性，对计划、采购、使用、处置等进行全过程的管理。在这个过程中，与资产价值变动有关的环节会触发会计核算的固定资产价值记录。因此，固定资产实物管理与价值管理既独立，又需要联动，密不可分。固定资产的核算是否准确，不仅影响医院资产是否安全，也会影响到成本费用的准确性。

一、固定资产的会计核算

（一）固定资产会计核算的确认与计量

1. 医院固定资产的确认。固定资产是指医院为满足自身开展业务活动需要而控制的，使用年限超过 1 年（不含 1 年）、单位价值在规定标准以上，并在使用过程中基本保持原有物质形态的资产，一般包括房屋及构筑物、专用设备、通用设备等。单位价值虽未达到规定标准，但是使用年限超过 1 年（不含 1 年）的大批同类物资，如图书、家具、用具、装具等，应当确认为固定资产。

固定资产同时满足下列条件的，应当予以确认：与该固定资产相关的服务潜力很可能实现或者经济利益很可能流入医院；该固定资产的成本或者价值能够可靠地计量。

（1）固定资产确认时间。购入、换入、接受捐赠、无偿调入不需安装的固定资产，在固定资产验收合格时确认；购入、换入、接受捐赠、无偿调入需要安装的固定资产，在固定资产安装完成交付使用时确认；自行建造、改建、扩建的固定资产，在建造完成交付使用时确认。

（2）固定资产确认要求。固定资产的各组成部分具有不同使用年限或者以不同方式为医院实现服务潜力或提供经济利益，适用不同折旧率或折旧方法且可以分别确定各自原价的，应当分别将各组成部分确认为单项固定资产。应用软件构成相关硬件不可缺少的组成部分的，应当将该软件的价值包括在所属的硬件价值中，一并确认为固定资产；不构成相关硬件不可缺少的组成部分的，应当将该软件确认为无形资产。购建房屋及构筑物时，不能分清购建成本中的房屋及构筑物部分与土地使用权部分的，应当全部确认为固定资产；能够分清购建成本中的房屋及构筑物部分与土地使用权部分的，应当将其中的房屋及构筑物部分确认为固定资产，将其中的土地使用权部分确认为无形资产。

2. 固定资产的分类。医院固定资产按照固定资产的自然属性分为房屋及构筑物、专用设备、通用设备和其他固定资产；按照用途分为医疗服务用固定资产、科研教学用固定资产和行政管理用固定资产；按照使用状态分为在用固定资产和未使用固定资产；按照资金来源分为财政资金形成固定资产、科教项目资金形成固定资产和其他资金形成固定资产；按照所有权可分为自有固定资产和租入固定资产。

3. 医院固定资产的初始计量。固定资产在取得时应当按照成本进行初始计量。

外购的固定资产，其成本包括购买价款、相关税费以及固定资产交付使用前所发生的可归属于该项资产的运输费、装卸费、安装费和专业人员服务费等。

自行建造的固定资产，其成本包括该项资产至交付使用前所发生的全部必要支出。

在原有固定资产基础上进行改建、扩建、修缮后的固定资产，其成本按照原固定资产账面价值加上改建、扩建、修缮发生的支出，再扣除固定资产被替换部分的账面价值后的金额确定。

医院通过置换取得的固定资产，其成本按照换出资产的评估价值加上支付的补价或减去收到的补价，加上换入固定资产发生的其他相关支出确定。

医院接受捐赠的固定资产，其成本按照有关凭据注明的金额加上相关税费、运输费等确定；没有相关凭据可供取得，但按规定经过资产评估的，其成本按照评估价值加上相关税费、运输费等确定；没有相关凭据可供取得，也未经资产评估的，其成本比照同类或类似资产的市场价格加上相关税费、运输费等确定；没有相关凭据且未经资产评估、同类或类似资产的市场价格也无法可靠取得的，按照名义金额入账，相关税费、运输费等计入当期费用。

医院无偿调入的固定资产，其成本按照调出方账面价值加上相关税费、运输费等确定。

医院盘盈的固定资产，按规定经过资产评估的，其成本按照评估价值确定；未经资产评估的，其成本按照重置成本确定。

医院融资租赁取得的固定资产，其成本按照其他相关政府会计准则确定。

（二）医院固定资产的后续计量

1. 固定资产折旧。固定资产折旧是固定资产在有效使用期内为取得收入而发生的成本，也是在固定资产的有效使用期内对固定资产成本进行系统合理分配的过程。

折旧是指在固定资产的预计使用年限内，按照确定的方法对应计的折旧额进行系统分摊。医院应当对固定资产计提折旧，但以下固定资产除外：文物和陈列品；动植物；图书、档案；单独计价入账的土地；以名义金额计量的固定资产。

医院根据相关规定以及固定资产的性质和使用情况，合理确定固定资产的使用年限和固定资产折旧方法。固定资产的使用年限和折旧方法一经确定，不得随意变更。

固定资产提足折旧后，无论能否继续使用，均不再计提折旧；提前报废的固定资产，也不再补提折旧。已提足折旧的固定资产，可以继续使用的，应当继续使用，规范实物管理。固定资产因改建、扩建或修缮等原因而延长其使用年限的，应当按照重新确定的固定资产的成本以及重新确定的折旧年限计算折旧额。

2. 固定资产处置。医院固定资产的处置包括按规定报经批准出售、转让固定资产或固定资产报废、毁损，对外捐赠、无偿调出固定资产，以固定资产对外投资和固定资产盘亏处置。

医院按规定报经批准出售、转让固定资产或固定资产报废、毁损的，应当将固定资产账面价值转销计入当期费用，并将处置收入扣除相关处置税费后的差额按规定作应缴款项处理或计入当期费用。

医院按规定报经批准对外捐赠、无偿调出固定资产的，应当将固定资产的账面价值予以转销，对外捐赠、无偿调出中发生的归属于捐出方、调出方的相关费用应当计入当期费用。

医院按规定报经批准以固定资产对外投资的，应当将该固定资产的账面价值予以转销，并将固定资产在对外投资时的评估价值与其账面价值的差额计入当期收入或费用。

医院固定资产盘亏造成的损失，按规定报经批准后应当计入当期费用。

二、固定资产会计核算监管要点

固定资产会计核算流程如图 15-4 所示。

（一）固定资产入账价值确认

固定资产验收入库，是固定资产产权转移的重要标志。固定资产在取得时按照成本进行初始计量。医院在取得固定资产时，随着实物资产产权的转移，同步进行固定资产价值的转移。

固定资产入账价值确认环节的监管要点，一是同步进行固定资产实物建档和固定资

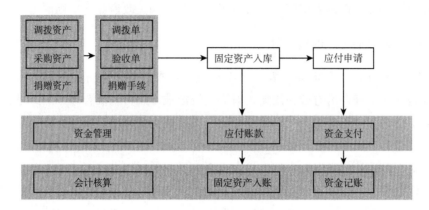

图 15 - 4　固定资产会计核算流程图

产价值建账。实物资产建立固定资产档案包括固定资产购置资料、固定资产设备资料和固定资产管理资料。固定资产建账包括固定资产价值的初始确认计量,根据固定资产验收入库信息和资产属性,按政府会计制度完成资产建账。二是合理确定固定资产折旧年限与折旧方法。折旧年限和折旧方法是固定资产成本是否准确计量的重要条件,在固定资产初始建档建账环节合理确认折旧年限和方法,系统自动按照规则计算,将提高折旧计算的准确性。

(二) 固定资产折旧核算

确定固定资产的折旧年限时,应当考虑固定资产预计实现服务潜力或提供经济利益的期限;固定资产预计有形损耗和无形损耗;法律或者类似规定对固定资产使用的限制。固定资产的折旧年限一经确定,不得随意变更。因改建、扩建等原因而延长固定资产使用年限的,应当重新确定固定资产的折旧年限。医院盘盈、无偿调入、接受捐赠以及置换的固定资产,应当考虑该项资产的新旧程度,按照其尚可使用的年限计提折旧。

固定资产应当按月计提折旧,当月增加的固定资产,当月开始计提折旧;当月减少的固定资产,当月不再计提折旧。

固定资产提足折旧后,无论能否继续使用,均不再计提折旧;提前报废的固定资产,也不再补提折旧。已提足折旧的固定资产,可以继续使用的,应当继续使用,规范实物管理。

固定资产系统按月计算固定资产折旧数据,同步将固定资产折旧数据推送给会计核算系统和成本管理系统,推送的数据信息包括资产信息、类别、折旧金额、资金来源、项目信息等,在会计核算系统生成固定资产折旧凭证;在成本系统中形成科室成本、项目成本的折旧成本数据 (见图 15 - 5)。

(三) 固定资产处置核算

固定资产处置是对长期闲置不用、低效运转、不能继续使用或因单位撤销、合并、

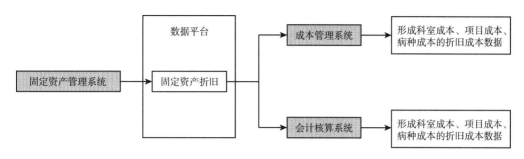

图 15 – 5　固定资产折旧环节流程图

分立而移交的设备转移或者注销设备产权。医院的固定资产处置包括无偿调拨划转、对外捐赠、置换、报废等。固定资产处置包括产权处置、实物处置和价值处置三个方面。固定资产产权的处置要按照规定程序办理，在产权处置得到财政部门、主管部门对固定资产处置的批复或者医院被授权范围内的固定资产处置已获取相关文件，作为实物资产处置和价值处理的依据。医院固定资产产权变动，财务应按政府会计制度的规定进行相应账务处理，调整资产账目。对于固定资产处置过程中取得的收入，按规定进行会计核算和上报资产处置收入。

三、固定资产管理与会计核算衔接信息支持

（一）固定资产管理与会计核算衔接信息化的目的

固定资产管理与会计核算衔接信息化的目的，主要是实现使用过程中的实物管理与价值管理同步。

（二）固定资产管理与会计核算衔接信息化的内容

固定资产系统是记录固定资产卡片信息，建立固定资产档案，反映固定资产增减变动、原值变化及折旧等其他信息的资产管理系统。会计核算系统是记录固定资产在每个管理环节资产价值变化的信息系统，也是记录固定资产使用与管理的价值结果的系统。因此，固定资产管理系统与会计核算系统衔接是实现业务财务联动的重要途径。为了实现资产实物管理与价值管理的同步，需要建立固定资产管理与会计核算的业财联动，一方面需要固定资产管理系统与会计核算系统的数据标准化，实现资产管理的业务数据与财务数据共享。另一方面需要业财数据的联动，包括根据入库、出库、转移、折旧、报废、盘点等相关固定资产管理环节自动生成业务凭证等。通过数据标准化与数据的联动，提高固定资产会计核算的效率与准确性。

（三）固定资产管理系统与会计核算系统衔接要点

固定资产的实物管理实时影响着价值管理，因此，固定资产管理系统与会计核算系

统必须建立统一的数据字典，形成统一的固定资产字典库。固定资产管理与会计核算系统的衔接，主要是根据固定资产管理系统的业务数据传递到会计核算系统中生成会计凭证。账务处理的节点包括固定资产增加、固定资产减少、原值变动、计提折旧、累计折旧调整、固定资产处置等业务，需要传递到会计核算系统进行账务处理。同时，固定资产管理系统与会计核算的总账进行对账，确保固定资产明细与总账的一致性。

1. 固定资产验收入库。会计核算系统进行固定资产建账，确保账实相符。

2. 固定资产支付申请。对已验收入库的固定资产维护发票等信息，提出支付申请，会计核算系统进行固定资产支出的账务处理。

3. 固定资产计提折旧。会计核算系统生成固定资产折旧凭证。

4. 固定资产调拨。医院内部固定资产调拨，变更固定资产的部门属性。对于院外的固定资产调拨，在调拨手续完成后进行调出方或调入方对应的账务处理。

5. 固定资产原值变动。对由于维修改造等原因发生的固定资产价值变化，在会计核算系统相应完成账务处理。

6. 固定资产盘点。通过实物盘点和账务盘点的数据对比，对固定资产盘点的结果如实在固定资产管理系统中反映，待盘点结果经程序审批通过，在会计核算系统中进行固定资产账务处理。

7. 固定资产处置。固定资产的处置需要经特定的审批程序审批，财务对审批程序的有效性审核通过后，在会计核算系统进行固定资产处置的账务处理。

第三节　固定资产与经济合同衔接要点与信息支持

一、固定资产与经济合同衔接要点

经济合同是双方或多方为实现一定经济目的，明确相互权利义务关系而订立的合同，合同体现了医院应履行的经济义务和应行使的权利。医院的固定资产涉及固定资产采购、维保等合同。

（一）固定资产采购环节与合同

固定资产采购环节主要是指按程序完成资产实物和价值从供应商到医院之间的转移。为了保障医院的权益，医院与供应商签署合同，对固定资产技术参数、包装方式、检验标准和方法、结算方式、付款条件等进行约定，同时，约定双方权利义务，约束供应商按履约时间交付固定资产，移交与固定资产有关的单据，转移固定资产的所有权。在这个环节中，合同是判定固定资产所有权是否转移、什么时候转移、是否全部转移的依据，也是判定医院什么时候履行付款义务以及以什么方式履行的重要依据。因此，合同在生效时，应将合同信息同步至固定资产管理人员、业务部门和财务部门，各部门各司其职按合同办理固定资产所有权和价值的转移（见图 15 – 6）。

（二）固定资产售后维保与合同

固定资产维修维保是保障固定资产正常运行的基础。维修维保分为预防维修维保、改善维修维保和事后维修维保。对于固定资产的维修维保，建立与固定资产对应的维修维保合同，以固定资产为对象建立资产合同台账和联查，在资产使用部门提出申请时，在资产管理系统中选择需要维修维保的具体资产名称，可以同步查看保修期内或购买保修、维保合同的合同范围和合同内容，并将维修维保的申请单、维修验收单、维修过程、零件更换、修复情况等在系统里记录。同步为资产管理部门提供设备的维修维保以及合同执行情况，为资产管理部门和使用部门提供资产维修维护数据支持决策，以提升医院固定资产的综合使用效率（见图 15 – 6）。

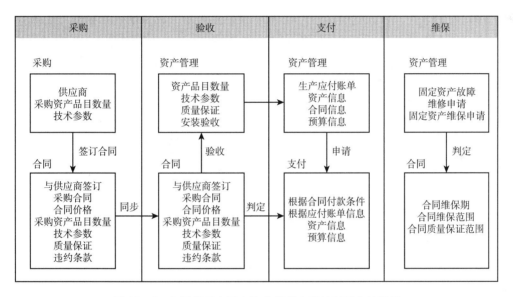

图 15 – 6　合同管理在固定资产管理中的控制要点流程图

二、固定资产与经济合同衔接信息支持

（一）固定资产与合同衔接信息化的目的

固定资产与合同衔接信息化的目的，主要是借助系统的功能，通过检索合同条款、共享合同履约信息、预警合同履约时间等为固定资产管理提供决策支持。

（二）固定资产与合同衔接信息化的内容

固定资产与合同衔接信息化的内容，主要包括固定资产合同的实施控制、固定资产合同的履行分析和售后违约责任等索赔。在合同的实施控制方面，包括固定资产的质量控制、成本控制和到货时间控制等。通过系统将签订的固定资产采购合同推送至资产管理部门，一是促进落实合同实施计划，由资产管理部门做好验收安装等各工序间的协调与统筹，有预判和针对性地做好验收安装准备。二是对合同执行进行监控，包括对购置固定资产的质量、安装条件、技术支持、付款条件等监控。三是对固定资产合同的售后责任、违约责任等进行监控。

（三）固定资产与合同衔接信息化衔接要点

固定资产与合同衔接信息化方面，首先，医院应建立合同管理系统，有效地把合同立项、合同申报、合同审批、合同签订、合同履行和合同归档等工作借助合同管理信息平台进行规范管理，实现合同管理工作由以往被动管理向主动管理的转变。其次，在固定资产采购环节将合同履行与资产验收入库环节进行系统规则联动，完成验收入库的资产才可以发起合同付款；在固定资产使用环节通过信息平台关联固定资产合同的维保期，在合同维保期内的固定资产，发生的故障、维修申请先关联合同的维保条款，控制在维保期或维保条款以外的事项才可以发起固定资产维修申请。通过系统的规则，实现资产管理工作向主动管理转变。

第四节　固定资产全生命周期管理要点

一、固定资产全生命周期管理概述

固定资产全生命周期管理，即从固定资产投资的规划、立项、预算、采购、使用管理到处置的全流程管理，从固定资产的长期效益出发，以固定资产使用效益最高和管理成本最小为目标，有效实现固定资产不同阶段的管理流程的有效衔接。同时，对固定资产全生命周期管理过程中的风险实施控制，降低固定资产投资、运行和维护成本，优化固定资产投资效益。

二、固定资产全生命周期管理存在的风险

（一）固定资产管理制度不完善

医院固定资产管理制度包括固定资产价值管理和实物管理全流程的管理规范，如固定资产账簿登记制度、固定资产卡片管理制度、固定资产维修保养制度、固定资产出租出借管理制度、固定资产定期盘点制度、固定资产交付验收制度等。固定资产管理制度缺失或不完善，一是会存在资产管理责任不清，归口管理部门不明确，固定资产的使用、保管不当，造成固定资产非正常损失；二是会导致固定资产管理松懈、缺乏固定资

产准入流程、审批松懈和盘点流于形式等，存在使用管理不规范和账实不符的风险；三是未建立科学的资产交付验收制度，如未建立基本建设部门、资产管理部门、资产使用部门、监察审计等部门共同实施固定资产的交付使用和验收，导致验收存在风险。

（二）固定资产配置不合理

固定资产投资论证与医院发展规划脱节，固定资产配置论证不充分，对所需要设备的类型、数量、规格等参数未进行充分论证，尤其大型设备、进口设备等未按规定进行专家论证和评审，导致固定资产利用不高等风险，造成固定资产闲置与浪费。

（三）固定资产核算不准确

一是固定资产信息不准确。固定资产管理与合同管理脱节，固定资产入账的品种、规格、数量、技术要求及其他内容与合同不符，导致固定资产信息不准确。二是固定资产辅助核算不准确。固定资产的信息未建立资产管理系统与财务系统的联动机制，固定资产购置的资金来源、分类、部门等手工录入，存在会计核算不准确的风险。三是固定资产核算不及时。实物资产的管理与价值管理不同步，医院资产报废按规定报经上级部门同意后，有关批复材料并未及时提交给资产会计；或不具备使用条件的固定资产报废不及时处理，并未得到及时核销，影响固定资产价值的真实性，使账面价值的固定资产大于实际总资产。

（四）固定资产管理信息化程度待加强

医院固定资产管理涉及多部门、多流程、多维度信息，需要经过有序收集、标准化分类处理和准确、及时、可靠的信息反馈，因此，医院固定资产全生命周期管理的信息化程度是固定资产精细化管理的基础。如移动医疗设备追踪管理系统、资产盘点与库存管理系统等，通过资产管理信息化水平的提升，实现数据标准、统一、有序，将有效预防固定资产核算不准确等风险。

三、固定资产全生命周期管理要点

固定资产全生命周期管理是更为全面、系统的资产管理体系。构建固定资产全生命周期管理体系需要根据固定资产实物管理特点，将固定资产管理相关环节的制度和流程进行整合和完善，实现固定资产效益最大化。本部分总结固定资产全生命周期的管理要点，为合理配置资产，高效管理、使用和处置固定资产，保障医院固定资产安全完整，提高固定资产的使用效益提供依据。

1. 建立固定资产全生命周期管理机制。固定资产的传统管理模式下，医院的部门分工明确，同时，部门之间的独立性也尤为明显。固定资产的采购部门、财务部门、资产管理部门、资产使用部门各自有自己的管理体系，部门更关注局部效益。而在全生命周期管理模式下，医院各部门需要以医院发展战略为导向，协同运营，更关注医院发展的长远利益。因此，固定资产全流程管理的核心是要落实全流程管理的责任，部门权责既要体现战略导向和目标协同，也要统筹考虑医院整体利益与各部门利益。建立固定资产全生命周期管理机制，一是建立责任明确、流程规范、符合固定资产全生命周期管理规律的制度体系。二是健全固定资产全生命周期管理的机制，以制度为基础，按照多部门协同，多流程联动的原则，建立医院内部统一组织和分工协调工作机制，各部门之间既有明确分工又有紧密联系，信息共享，管理和使用紧密结合，有监督有反馈，保持医院固定资产技术状态良好，效能得到最大程度的发挥。

2. 完善全生命周期管理流程。医院固定资产全生命周期管理是对现有流程进行整合优化，实现对固定资产管理各个环节的控制与管理的过程。固定资产全生命周期管理，是技术管理与经济管理相结合的全面动态管理。因此，如何建立科学、完善、现代化的管理流程，使固定资产的取得、使用、维护、处置等环节之间系统协调是全生命周期管理的要点。一是建立与固定资产管理制度相适应的管理流程，建立基于固定资产分类的一体化分工管理流程，明确医疗、科研、教学、管理等使用固定资产的管理权责与流程。二是建立固定资产全生命周期的闭环管理。对固定资产的论证、预算、采购、安装验收、日常维护保养、使用效率、报废处置等进行全过程管理。通过全生命周期的流程追踪固定资产每一时刻的所处位置、价值状况、使用性能和利用状态等。

3. 加强固定资产全生命周期管理信息技术支持。固定资产全生命周期管理的信息技术支持，是固定资产精益化管理的重要手段。该信息技术支持，需要将固定资产全生命周期管理的各个方面集成为一个规范化的体系，形成科学、高效的资产管理系统，使资产管理工作得以高效地组织和实施。一是实现信息共享，从静态管理转向动态跟踪和分析，达到固定资产物质形态与价值形态管理相统一的目标。二是简化日常事务处理，快速高效地处理固定资产管理中的各类账表和查询统计，为固定资产投资和技术改造提供经济分析和论证依据，提高固定资产投资的科学水平。三是完成固定资产投资从规划、采购、使用到处置全过程的系统化控制，强化流程联动的监管与风险控制。

四、固定资产全生命周期信息化支持

（一）信息化支持目的

医院固定资产全生命周期管理信息化，是通过信息化手段实现固定资产全生命周期管理的多部门协同、多流程协同，借助信息技术手段完整、准确、及时地反映固定资产信息情况，动态管理固定资产配置、使用、转移、处置，在各个职能部门内共享固定资产信息，为固定资产内部控制实现制度化和规范化提供强有力的技术保障。

（二）固定资产全生命周期信息化内容

1. 信息共享。基于固定资产的全生命周期，构建将各个环节囊括在内的信息化管理模式。建立统一的数据平台，涉及固定资产管理的相关部门可以借助于客户端管理共享不同终端的信息和资源，依托信息共享实时掌握固定资产数据，进行设备使用、维保等决策，为固定资产管理提供参考依据。

（1）统一固定资产信息管理。固定资产全生命周期管理的基础是固定资产信息管理，使用条码技术，将固定资产编码、分类、属性等身份标签实现系统与实物的身份标识。以此固定资产身份标识为唯一编码，通过数据平台共享至预算系统、会计核算系统、设备管理平台等应用系统与端口。

（2）共享固定资产使用信息。如固定资产采购的资金来源信息、预算信息，使用部门信息、使用年限、使用状态、工作量等，便于科室可以较好地了解固定资产运行情况。

2. 多系统的控制规则与联动。固定资产的全流程管理涉及预算系统、采购系统、资产管理系统、合同管理系统、成本管理系统等，不同系统之间在统一信息字典的基础上，建立系统控制和交互规则，实现系统管理上的规则控制。围绕固定资产新增、固定资产变更、固定资产维护、固定资产处置等业务，将固定资产新增到处置的整个流程的使用管理与价值管理数据记录下来，形成固定资产使用与管理的报表数据。基于以上系统管理流程，实现实物与系统中资产价值的联动对应，资产信息实时共享和资产全生命周期在线联动，账、卡、物实时保持一致，充分发挥资产全生命周期管理在提升固定资产使用效益和降低固定资产使用成本方面的作用。

第十六章　无形资产管理要点及信息支持

无形资产作为确保医院高质量发展的资产重要组成部分，加强对无形资产的科学管理，强化对无形资产的保护和利用，实现无形资产价值最大化，对有效提升医院运行效率和效益发挥至关重要的作用。

医院的无形资产分为狭义无形资产和广义无形资产。狭义的无形资产一般是指依据会计准则确认的会计意义上的无形资产，包括著作权、商标权、计算机软件、专利权、专有技术、特许权、土地使用权等。广义的无形资产则将所有可以为医院创造经济利益的无形的经济资源纳入定义范围，包括医疗技术、品牌形象、管理体系等。

目前，医院无形资产管理的范围主要是狭义的无形资产，其配置、使用、维护、升级等，与固定资产管理方法基本类似。对于技术、品牌、管理体系等广义意义上的医院无形资产，医院还需要进一步提高重视程度、规范和明确相关管理内涵以及借助信息化手段实施更加完善合理的管理措施。

第一节　无形资产与预算管理衔接要点与信息支持

一、预算管理概述

"凡事预则立，不预则废"，医院的高质量发展必须凸显全面预算管理落实的重要性。全面预算管理，顾名思义需要贯穿在医院整体战略规划及具体的管理控制环节之中，从而有效推进医院运营管理效能的实质体现。全面预算管理体系的建立健全，对于医院内部运行机制的完善、资源配置的优化、运行效率的提高、成本的有效控制等均能起到助推作用，进而有力保障医院发展目标与战略规划始终在同一轨道，助力医院高质量发展。医院全面预算是一个综合性的财务计划，包括业务预算、资本预算、财务预算。医院预算管理的主要环节包括预算编制、预算审核和批复、预算执行、预算调整、年度决算、预算绩效考核。

二、无形资产预算管理的管控要点

（一）完善无形资产预算管理制度

当前国内医院已基本或逐步开展全面预算管理工作，医院首先要建立健全预算管理制度，并进一步细化无形资产预算管理相关规定。用制度来约束预算管理工作的开展和工作人员的预算行为，确保医院整体预算目标的顺利完成。

（二）无形资产在预算管理各环节的管控要点

由于无形资产类别繁多，在医院内部各类无形资产实际归属不同部门管理，因此无形资产在预算管理各环节也存在与其他资产不同的管理模式。

1. 预算编制。包含各业务科室根据本科室下一年度工作计划，编制无形资产外购或研发预算，重点提供项目可研分析及预算金额。预算申请根据无形资产分类，提交至各类无形资产归口管理部门，各归口部门汇总预算需求后提交各自管理委员会论证审批，筛选排序后提交财务部门进行预算编制。例如，软件系统预算归口信息中心管理，业务科室提交预算至信息中心，信息中心汇总全院科室软件类预算提交院信息管理委员会逐项论证审批，依据重要性原则对所有项目进行筛选并进行排序，形成软件类无形资产预算报医院财务部门编制预算。

2. 预算审核和批复。无形资产预算草案提交至医院预算主管部门，由其审核汇总、综合平衡，并编入医院全面预算方案，经医院预算管理委员会审议，医院决策机构通过后上报财政主管部门审核批准。

3. 预算执行。在预算年度中，各业务科室要严格执行经批复的预算，按轻重缓急分批启动预算项目，无形资产管理部门定期对预算执行情况进行跟踪监测，并对预算差异较大的情况进行分析和上报。

4. 预算调整。当原有的无形资产预算不足以满足需求时，应由原申报预算的业务部门提出调整预算的申请，交由医院预算管理委员会审议，医院决策机构审批决议是否通过该项预算调整事项。

5. 预算绩效考核。预算年度终了时，财务部门对无形资产管理部门预算总体执行情况进行考核评价，同时无形资产管理部门也应组织开展年度预算执行情况分析工作，设计考核方案对预算执行结果、业务工作效率等情况进行考核，确定预算差异、分析差异原因、落实差异责任，并将预算绩效考核结果作为后续资源配置、相关评比的重要依据。

6. 特殊需求处理。除年度计划外，对于医疗（含教学、科研）部门紧急情况或工作急需的无形资产，应启动应急预案，走特殊处理流程，满足医院实际工作需要。项目资金由归口管理部门报财务部门在年度预算调整时或者在医院预算预留资金中予以安排。

三、无形资产管理系统与预算管理系统的衔接

当前医院为提高运行效率，加大对医院内部各领域各环节的信息化投入，逐步实现院内各信息系统的互联互通，实现数据共享，提升管理效能。

（一）无形资产管理系统与预算管理系统的衔接

无形资产管理系统是医院资产管理系统中的一个重要模块，为保证对无形资产全生命周期的有效管理，必须将无形资产管理系统与医院的 HIS 系统、合同管理系统、预算管理系统、成本核算系统、财务核算系统、绩效系统、OA 等系统做到无缝对接，实现无形资产的电子化、数字化、网络化管理和调度利用的快速运转，确保无形资产的集中统一管理，进行全方位监督，实时记录无形资产历史情况，动态跟踪资产的来源及去向，评价资产的利用率，发挥资产的最大效益。

无形资产管理系统与预算管理系统的衔接体现在以下几个环节（见图 16 - 1）：

1. 无形资产预算申报环节：无形资产归口管理部门应组织分管的无形资产预算申报编制工作，通过"二上二下"的流程在预算管理系统形成年度无形资产预算。

2. 无形资产采购环节：为保证预算的刚性，在无形资产采购环节开始前应进行预算确认，财务部门根据批复的预算对采购申请进行确认，采购部门根据确认书开始采购流程。

3. 无形资产付款环节：财务部门对购入的无形资产根据合同约定进行付款，同时登记预算执行信息。

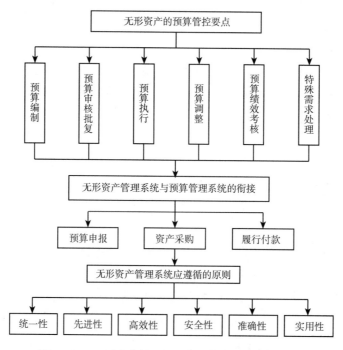

图 16 - 1　无形资产管理系统与预算管理系统的衔接

上述环节的一系列工作在医院预算管理系统及无形资产管理系统应联动体现，一次操作可达成两系统共享数据信息，作为无形资产管理部门人员可以通过预算管理系统的信息实施过程监控，同时完成预算管理及无形资产管理工作的不同要求。

（二）无形资产管理系统应遵循的原则

1. 统一性。医院无形资产信息系统必须统一规范、统一标准，字段统一使用国家标准，符合国家关于资产信息系统的管理规范，以保持数据的标准统一。

2. 先进性。无论是对资产软件系统的设计还是对硬件网络的设计，均应根据医院需求选择适合医院的国内外先进成熟的技术、手段、方法和设备。

3. 高效性。无形资产信息系统要充分满足国有资产监督管理的要求，数据处理快速、分析统计自动化，支持多机并行运行。

4. 安全性。无形资产信息系统要有可靠的安全体系，不间断地运行、容错、可追踪，不被非法授权修改和破坏，保证数据的可靠完整。

5. 准确性。保证数据可靠准确，使实物、账务、报表数据准确可靠。有利于无形资产台账的记录、数据集合分析等。

6. 实用性。系统符合实际需要，它不能过于简单而失去准确性，又不能过于烦琐而应用困难。对于不同层级医院的管理需求，可以与无形资产信息系统运维公司共同探讨共性功能与有代表性的个性化功能设计（见图 16 - 1）。

第二节　无形资产与会计核算衔接要点与信息支持

一、无形资产会计核算

（一）医院无形资产会计核算的确认与计量

1. 医院无形资产的确认。无形资产是指不具有实物形态而能为医院提供某种权利的资产。包括专利权、著作权、版权、土地使用权、非专利技术、商誉、医院购入的不构成相关硬件不可缺少组成部分的应用软件及其他财产权利等。

2. 医院无形资产的初始计量。外购的无形资产，按照实际支付的价款计价；自行开发并依法申请取得的无形资产，按依法取得时发生的注册费、聘请律师费等支出计价；接受捐赠的无形资产，按捐赠方提供的资料或同类无形资产估价计价；商誉除合作外，不得作价入账。

在医院会计实务操作中，大部分的无形资产以外购形式进入医院，无形资产的入账按照采购合同及发票价格入账即可，会计核算时主要关注一次性付款和分期付款两种付款方式下不同的会计处理，一般情况下一次性付款做无形资产的确认，分期付款要根据实际情况做预付款和无形资产确认处理。

针对医院内部自行研究开发的无形资产，依据政府会计准则相关要求，应当区分研究阶段支出与开发阶段支出。因此，医院自行研究开发项目研究阶段的支出，应当于发生时计入当期费用，会计核算时应该收集以及审核无形资产开发支出，作为无形资产入账依据。

（二）医院无形资产后续计量

1. 医院无形资产摊销。根据最新修订的《医院财务制度》，无形资产从取得当月起，在法律规定的有效使用期内摊销，法律没有规定使用年限的按照合同或单位申请书的受益年限摊销，法律和合同或单位申请书都没有规定使用年限的，按照不少于十年的期限摊销。

医院在会计核算中，面对无形资产使用寿命的研判，需要结合实际情况多方面考虑，如法规、合同、受益年限、竞争、医院对该无形资产的预期使用情况、根据该无形资产生产的产品的寿命周期、相关技术和工艺的发展情况、与该无形资产相配套的其他资产的预计使用年限等。无法预估无形资产为医院带来经济利益期限的，应当视为使用寿命不确定的无形资产。

一般来说，医院无形资产的寿命可以从合同权利或者其他法定权利确认，并且合同或法律会有明确的使用年限规定，其使用寿命不应超过合同性权利或其他法定权利的期限。合同性权利或其他法定权利得以续约且不用付出大额续约成本时，续约期应纳入医院无形资产的使用寿命。使用寿命未在合同或相关法律中明确规定的，医院应当综合多方面因素加以研判，确认相关无形资产能为医院带来经济利益的期限作为使用寿命。综合研判后仍无法合理确定相关无形资产可以为医院带来经济利益期限的，最终可将其作为使用寿命不确定的无形资产。

需要引起注意的是，无形资产相关技术专利的高速更新会带来越来越高的贬值风险。因此，医院应该根据准则要求，至少应当于每年年度终了对使用寿命有限和使用寿命不确定的无形资产的使用寿命进行复核，以确定情况是否继续支持对其使用寿命的界定。

2. 医院无形资产处置。医院按规定报经批准出售无形资产，应当将无形资产账面价值转销计入当期费用，并将处置收入大于相关处置税费后的差额按规定计入当期收入或者做应缴款项处理，将处置收入小于相关处置税费后的差额计入当期费用。

医院按规定报经批准对外捐赠、无偿调出无形资产的，应当将无形资产的账面价值予以转销，对外捐赠、无偿调出中发生的归属于捐出方、调出方的相关费用应当计入当期费用。转让无形资产应当按照国有资产管理规定处理。

医院按规定报经批准以无形资产对外投资的，应当将该无形资产的账面价值予以转销，并将无形资产在对外投资时的评估价值与其账面价值的差额计入当期收入或费用。

无形资产预期不能为医院带来服务潜力或者经济利益的，应当在报经批准后将该无形资产的账面价值予以转销。

二、无形资产会计核算管控要点

（一）无形资产入账价值确认

就医院而言，外购无形资产对资产价值的确认比较清晰，但是对医疗技术、医院品牌及自主研发的无形资产在价值确认时存在标准不一、方式不一的问题，因此这类无形资产由于无法准确计量，基本难以在医院账务中体现。医院应结合政府会计制度要求制定医院内部此类无形资产价值确认标准，合理确认资产价值。

（二）无形资产摊销

医院对于无形资产的摊销基本采用年限平均法，医院一般会按照这个方式分期进行分摊。但不同类别无形资产其使用周期还是存在很大差异，尤其是软件类资产随时面临被替代或淘汰的风险，一旦摊销时间过长，就会出现该项无形资产虽然已被处置但摊销仍在继续的情况，从而导致无形资产成本的虚增。在实际工作中应注意无形资产摊销年限要充分考虑合同年限、会计制度年限、常规使用年限，医院应综合多方面因素研判选择其中较短年限确认为摊销年限。

（三）无形资产资本化与成本化的确定

为保证医院国有资产不流失，无形资产后续计量作为无形资产的后续管理环节应该纳入医院资产管理的加强管控范畴。对于后续支出，要科学区分资本化和成本化，资本化支出要计入无形资产成本，重新计算摊销年限和金额。对于无形资产对外投资要正确评估投资价值，避免价值评估过低造成国有资产流失，无形资产的披露是对无形资产管理情况进行考核的依据，医院应当重视对无形资产信息的披露，保证披露信息的真实、完整和及时性。

依据政府会计准则，医院自行研发无形资产的会计核算应区分研究阶段和开发阶段。研究阶段的支出应成本化，计入当期费用；开发阶段支出需要分情况处理，最终形成无形资产的支出才能资本化，计入无形资产成本，未形成无形资产的支出应计入当期费用。自行研发的无形资产项目尚处于研究阶段，或者不能有效界定此支出应资本化还是成本化的，只要按法律程序已申请取得无形资产的，该无形资产的入账价值就按照依法取得时支付的注册费和聘请律师费等费用核算。

三、无形资产管理系统与会计核算系统的衔接

（一）无形资产管理系统与会计核算系统衔接目的

为了更加及时、准确地体现出医院资产管理的同步性，无形资产管理系统与会计核

算系统实现信息化衔接是医院管理所需要加强考量和推进的必要工作。

（二）无形资产管理系统与会计核算系统衔接内容

无形资产管理系统生成的业务台账数据过渡到会计核算系统中进行账务处理，需要将无形资产的增减、原值变动、计提摊销、累计摊销调整以及处置等账务处理节点做到双系统的准确对接。同时，无形资产系统与会计核算的总账进行对账，确保固定资产明细与总账的一致性。

1. 无形资产管理系统与会计核算系统的生成凭证环节衔接。

（1）加强无形资产管理与会计核算衔接的理念。资产管理的意识需要进一步从管理层到一线工作者深入推广并且扎根于医院管理的细节之中。由医院资产管理部门牵头，参与无形资产管理系统与会计核算系统之间的衔接设计，充分试验并梳理无形资产管理流程的合理性与会计核算衔接的准确性。

（2）设计并优化无形资产管理及会计核算流程体系。落实无形资产管理各个环节的核算凭证生成。结合《政府会计制度》《医院财务制度》等要求，应将无形资产的采购、验收、领用、调拨、清查、处置等各个环节制单生成凭证。为了进一步提高资产管理的效率，发挥无形资产管理系统的效能，应设计凭证生成接口，将无形资产管理系统中生成的台账凭证自动转接到会计核算系统中，实时生成会计财务凭证以及预算凭证。

（3）加强资产管理人员以及财务核算人员综合能力培养。打破资产管理工作与财务核算工作之间的固有思维壁垒，互相要能够共同深入资产管理以及对应会计核算业务的学习与理解，提升整体工作人员的综合素养与技能。结合资产管理制度以及政府会计制度的要求，厘清无形资产管理的整体流程，从医院资产管理实际出发，以期提供出更加及时、准确、真实的医院无形资产信息，提高医院资产管理质量。

2. 无形资产管理系统与会计核算系统的自动对账环节衔接。无形资产管理系统需要将国家《政府会计准则》《医院财务制度》等作为规则与标准的依据，建立医院自身标准化、统一化的医疗无形资产台账管理体系，可利用相关的数据模型建模，加强医院无形资产资源全面整体统筹规划（见表 16-1）。

表 16-1 无形资产管理台账

部门分类	台账模式
资产管理部门	总账、一级明细账目、二级使用明细账目
资产使用部门	卡式管理，定期核对账实相符情况

基于无形资产凭证自动生成在无形资产管理系统与会计核算系统之间的衔接实现，达成无形资产管理系统形成的明细台账与会计核算系统记录总账之间的一一对应，互相交叉验证，既提高了账务处理的准确性，也提高了对账效率，同时也有利于及时核销无

形资产资源的状态。

（三）无形资产管理系统与会计核算系统衔接要点

无形资产管理对于医院总体资产管理有着实时的影响，为了确保无形资产管理系统与会计核算系统的顺利衔接，需要设立统一标准的无形资产字典库。

1. 无形资产入账环节。会计核算系统对相应无形资产进行建账会计处理，与无形资产管理系统保持账实相符。

2. 无形资产计提摊销环节。会计核算系统每月及时生成相应无形资产摊销凭证，无形资产管理系统及时跟进无形资产尚可使用寿命及资产账面价值变化。

3. 无形资产处置环节。医院无形资产的处置应依照相关法规制度履行严格完整的审批手续，否则不能随意处置。在审批通过后无形资产的处置，会计核算系统根据无形资产管理系统提供的处置信息，及时确认无形资产处置账务处理。

第三节　无形资产与经济合同衔接要点与信息支持

合同管理是维护医院经济利益和经济秩序的重要保障，医院必须规范合同管理相关工作。无形资产是医院资产的重要组成部分，近年来医院对无形资产的投入及自身通过研发及发展创造的无形资产价值在不断增长，医院应逐步加强无形资产保护意识，防止医疗技术、医院品牌等无形资产流失风险，通过对无形资产的有效利用，为医院创造更多的增值收益。

一、无形资产与经济合同的衔接要点

（一）无形资产合同的签订

无形资产合同的签订要严格遵循医院合同管理规定，按照规范程序进行，依法订立的无形资产合同受法律保护。注重知识产权类无形资产的保护意识，医院使用此类无形资产对外投入及输出必须签订有效合同，明确约定相关合同条款。

（二）无形资产合同期限

无形资产合同订立时应当明确无形资产使用期限。对外投资的无形资产要明确投资期满被投资方继续使用医院无形资产的违约责任。购入的无形资产要在合同使用期限内进行摊销，若合同规定有效期限长于法定有效期，摊销周期应选择期限较短的时间。

（三）合同中无形资产估值确认

1. 以医疗技术、医院品牌作为投入或输出的合同，对此类无形资产的估值应根据投入的质量及数量、投入的周期进行相关成本测算，合理确定此类无形资产估值，在合同中予以明确。

2. 以医院研发的专利、专有技术对外转化时应根据成本、收益、市场需求等因素合理确定转化价格，同时在合同中应明确转化周期。

（四）无形资产合同特殊条款的约定

1. 软件系统类无形资产合同必须约定保密条款。医院信息系统涉及医院业务全过程，软件公司掌握医院大量的运行数据及病患资料数据，必须在合同中明确保密条款、违约责任，确保医院信息数据安全。

2. 医院与软件公司或其他第三方共同开发的无形资产应明确约定双方的权益比例、权益获取方式等。

二、无形资产管理系统与合同管理系统的衔接

（一）无形资产管理系统字典库维护

1. 无形资产基础信息库维护。对无形资产信息实行全要素管理，对全院无形资产登记造册，形成统一的无形资产基础数据，便于数据的统一及分类设置，主要包括资产名称、资产编码、资产类别、管理部门、使用部门、使用周期、供应商、资质信息等内容。

2. 资产分类。根据国家及医院内部制定的分类标准将医院全部无形资产实行三级分类管理。一级：无形资产；二级：软件、专利权、土地使用权等；三级：HIS 系统、HRP 系统……

（二）无形资产管理系统与经济合同管理系统的衔接

医院无形资产管理系统应实现与医院其他各类信息系统的自动对接。无形资产购置类合同从申报环节进入合同管理系统，经审批（预算、合规审核）后进入招标采购环节，招采环节结束后开始合同执行环节，无形资产根据合同约定条款完成，经验收合格后转财务按照合同付款并入账核算，在无形资产管理系统同时产生相应资产信息，后续分期摊销，价值减少直至处置完毕，如图 16 - 2 所示。

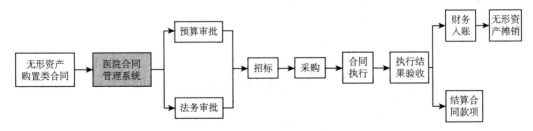

图 16 - 2　无形资产管理系统与经济合同管理系统的衔接

第四节　无形资产全生命周期管理要点及风险控制

一、资产全生命周期管理概述

（一）资产全生命周期管理含义

资产全生命周期管理是指以医院长期经济效益为着眼点，根据医院发展战略，采取一系列的管理措施，统一管理医院资产的规划、购建、运维、退出的全过程，是在满足安全、效能的前提下追求资产全生命周期效益最优的一种科学管理理念。

（二）资产全生命周期管理特征

1. 全过程性。资产管理需要考虑资产从取得到退出全生命周期的长期性，而不是暂时的、阶段的，这也是不同于其他管理最突出的一个特点。

2. 全员性。作为创造效益的物质基础，资产管理涵盖面广泛，各个部门、各级单位包括全体员工，都在参与资产的管理与运营。

3. 全方位性。资产管理运营效益的评价，这种效益性应该是统筹经济效益、安全效益、社会效益等因素的效益最优化或最佳化。

（三）资产全生命周期管理要求

医院资产全生命周期管理的总体要求是对资产规划、购建、运维、退出的全过程进行统一综合管理，实现资产相关各级管理层级及操作层级与资产业务管理的"贯通与管控"，实现资产物流、价值流、信息流"三流合一"的全过程集约化管理。对信息化的具体需求体现在搭建全生命周期的资产管理信息管理平台，为医院提供"全过程、全员、全方位"管理的信息化解决方案。

二、无形资产全生命周期管理存在的风险

（一）无形资产管理制度不健全

医院内部未能建立健全无形资产管理规范，对无形资产管理缺少严格的制度约束，导致无形资产管理质量不能够切实提升。目前医院对专有技术的管理意识尤为缺失，大部分医院未建立相关管理制度。医疗行业是知识密集型的高技术性行业，医疗专有技术对于医院的核心竞争力来说又是重中之重，但由于未建立相关管理制度，导致相关专有技术被以技术交流等名义使用或者转让出去，给医院造成严重损失。

（二）无形资产管理部门不明确

医院各类无形资产分属不同管理部门，管理分散化，管理职责不清晰，管理侧重不同，管理水平不一，缺乏集中统一的系统化管理。

（三）无形资产使用效益缺乏有效的评估

医院对无形资产投入前的效益评估及使用后的绩效评价明显不足，对无形资产的后期管理较为松懈。目前医院对于信息化投入意识明显加强，每年均投入大量资金来加强医院各环节的信息系统建设及进一步优化升级。但在投入前的效益评估缺乏细致的可行性分析，在系统上线后，缺乏使用效果的评价及使用周期的监管。

（四）无形资产估值及账务处理问题

医院无形资产目前以外购为主，一般涉及软件或信息系统开发的购置，除此之外则是接受捐赠、无偿调入和置换取得的无形资产，比如土地使用权等，相对来说，上述的无形资产入账价值较为清晰明确。

但是涉及诸如医院的医疗水平、医院品牌、学科人才等无形资产，当前仍是不能暂估价值入账；并且，医院品牌在面向外部进行输出和使用时，缺乏明确的收费标准用于估值；以及医院自行研发的无形资产，例如临床专利技术、医疗器械、临床药物的研发等入账价值目前依据的是成本法和公允价值来加以确认，在入账时仍面临估值方面的障碍。因此，今后还需要从政策、权属和日常管理等方面进一步明确相关的规范。

（五）无形资产管理信息化程度不高

目前医院对于固定资产管理基本上依靠完善的信息化资产管理系统，对于固定资产的全生命周期管理能够做到全程的有效管控。但对于无形资产，医院基本上没有专门的信息系统支持管理。

三、无形资产全生命周期管理要点

（一）建立健全无形资产管理制度

制定并完善医院无形资产管理制度：明确管理组织架构，制定包含无形资产全生命周期各环节的管理要求，落实无形资产管理、使用部门的职责、任务。

（二）无形资产管理组织架构搭建

无形资产管理业务主要包括规划、购建、运维、退出4个阶段，整体过程包含项目规划、方案评估、招标采购、投入运转、资产台账、财务核算、资产处置等业务。在搭建无形资产管理组织架构的过程中，要注重协同衔接好与投资项目管理、资产采购管理、经济合同管理、财务成本预算管理等其他管理业务之间的工作，从而有助于实现无形资产一体化管理。

搭建职责分工明确的组织架构对无形资产管理的全生命周期管理，起到至关重要的作用。无形资产管理组织架构：由医院资产管理部门统一牵头管理全院各类无形资产，负责无形资产信息的登记、审批、绩效评价、估值、处置等业务。按照无形资产类别设立医院无形资产归口管理部门，例如软件系统由医院信息处分管、技术产权由科技处分管、医院商誉由院办分管等，各归口管理部门负责无形资产投入前的配置需求、效益预测以及日常使用运维工作。招标采购部门负责无形资产的招采环节工作。财务部门负责无形资产的预算管理、合同管理、账务核算相关工作。

（三）无形资产使用效益评估

医院高质量发展离不开信息化支撑。作为医院无形资产的重要组成部分，各类信息系统的构建和升级将有效提升医院运行效率，提高医疗管理质量。因此，近年来各级医院不惜花重金打造医院信息化水平，智慧医院建设，HIS、LIS、PACS系统的升级改造，电子病历系统等级提升，数据集成平台、医院运营管理平台等，资金投入越来越大，做好这些无形资产投入的绩效评估尤为重要。无形资产使用效益评估不同于固定资产，在评估指标、评估方式上有所不同，许多投入无法具体量化产出，需结合实际运行效果、运行周期进行定性评判。对存在的问题及时提出解决办法，避免投入损失。

（四）建立医院成果转化管理机制

强化医院专利等知识产权无形资产的转化，需要建立相应的制度作为保障与支撑。

明确成果转化各个工作环节的岗位职责与分工，加强相关工作的定期检查与产权保护管理，分时段汇总成果转化与产权保护工作进度及成效，采取适当绩效考核方法激励并监督工作人员及时完成所分配工作。

医院如有开展对外技术合作，在推进相关工作中要注重技术专利合作协议与合约的审查与评估，首要确保合作是否安全合规。医院内部管理应当对非职务发明成果加强审查核验，严格审核相关申报人员的资质资格，非职务成果发明应配合相应证明支撑，规避职务徇私。

医院应加强科研成果转化保密意识，建立成果转化保密机制，严格把控科研数据、科研技术资料以及医疗档案等归档、借阅，制定保密制度，必要时需签订保密协议。

（五）无形资产管理信息系统

以医院HRP系统为核心将无形资产管理系统与相关业务模块或系统深入集成，通过集成实现协同式管理。做好无形资产管理系统与 HIS 系统、预算管理系统、合同管理系统、财务核算系统、成本核算系统、OA 系统等相关信息系统的衔接。实施数据标准化管理，实现院内数据互联互通，资源共享。

伴随医院高质量发展的要求，无形资产在医院资产总量中所占比例在不断增加，良好的品牌形象也可以提升医院的社会公信力和核心竞争力。医院必须加强对无形资产管理的重视程度，完善相关管理制度，运用信息化管理手段全面提升医院无形资产全生命周期的管理，更好地适应现代医院精细化运营管理的要求（见图 16 – 3）。

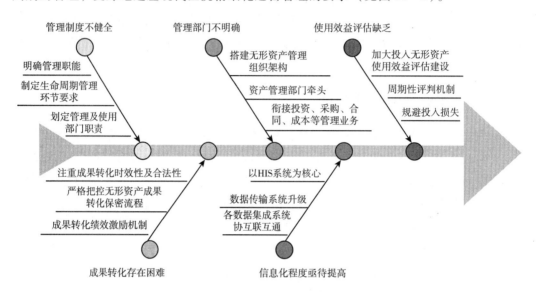

图 16 – 3　无形资产全生命周期管理要点及风险控制

四、无形资产全生命周期管理信息支持

无形资产全生命周期管理的信息化支持，是指通过资产信息化管理系统对无形资产从购入、摊销到处置的整个生命周期进行全方位记录和管理，动态跟踪资产的来源及去向，提高资产的利用率，发挥资产的最大价值效益，避免国有资产流失，全面提高管理效率和水平，降低管理成本。完整的无形资产全生命周期管理系统应涵盖无形资产的计划、采购、入出库、使用、处置等管理环节。

计划环节，系统应当记录无形资产需求论证、收益评估等信息；采购环节，系统应当记录采购审批、论证招标、合同签订、设备安装、质量验收等信息，并将该信息与合同系统相关联；入出库环节应将该无形资产的详细信息全部补充完善，并登记资产使用科室、成本核算方法等管理信息，该信息应与财务、绩效等系统相关联；调配环节，系统应当记录无形资产的流转情况，包括业务科室提交转移申请、管理科室转出审核、接收科室转入接收确认的详细情况，该信息应当与财务、绩效等系统相关联；使用环节，系统应当记录无形资产的维护、升级以及后续投入信息，该信息应与维保、财务、绩效系统相关联；处置环节，系统应当记录无形资产处置申请、鉴定、批准、实物处理、账务核销的全部过程，该信息应与合同、财务、绩效等系统相关联。同时，无形资产管理系统还应具备必要的查询、报表、打印、数据上报等基本功能。

（一）推广无形资产全生命周期管理理念

无形资产全生命周期信息化管理体系建设与医院内部资产管理信息化建设紧密相关，需要得到自上而下的重视与配合。由院领导召集组织，设立医院资产管理的总体目标，资产管理部门牵头协调无形资产信息化建设的各个环节，结合专项会议、现场调研、资产管理培训等方式全层面加强医院各部门对于无形资产管理全生命周期信息化的理解与落实，培养具有无形资产管理专业素养的医院人才梯队。

（二）推动无形资产全生命周期管理信息化全面覆盖

无形资产管理系统要覆盖到无形资产的全生命周期之中，自确认入库、计提摊销、处置核销等环节要将信息管理应用其中，并在设计和使用过程中注意无形资产管理环节的衔接，以期达成无形资产完全利用和掌握的效果。

（三）优化医院无形资产全生命周期信息化管理系统

医院无形资产管理信息系统是基于医院自身发展需求和经济条件综合评判是需要外购还是自行开发。但无论以外购还是自行开发的方式形成的无形资产管理系统，都需要在运行中不断更新和改进以更加适应医院资产管理要求，以无形资产全生命周期管理的需求和亟须解决的问题为导向，功能设置要不断完善全面，运行过程要注重安全、流畅以及稳定，同时要注意实际操作过程的实用性与功能性的兼容，保证无形资产全生命周期信息共享得以及时有序更新实现。

第十七章 采购管理与信息联动设计要点

第一节 采购数字化转型概述

一、采购概述

（一）概述

采购涉及货物、工程和服务，覆盖范围广，是占医院总支出较大比例的项目。此外，购买的耗材、药品和医疗设备直接影响患者权益，最终影响医疗服务质量。为确保医院采购管理的有效性，医院不仅要制定完善的规章制度，还要确保采购监管制度的有效落实，并建立和完善相应部门的工作系统，同时建立科学的采购程序，进一步完善医院内部控制和监督机制。

（二）采购组织机构

医院一般采用归口管理方法，按照决策权、执行权、监督权分立的原则，并结合医院实际情况，科学规范地设置物资采购管理机构并明确相关的职责权限。

医院采购工作应建立采购管理领导小组，并组织招标采购中心（以下简称"招采中心"），医院货物、工程、服务相关职能管理部门（以下简称"职能管理部门"），医院申请采购计划和领用需求的部门（以下简称"申购部门"）和医院财务、审计、法务、纪委监察等部门，分别履行采购业务中的相应职能。

采购管理领导小组主要职责为全面领导医院的采购与招标工作。负责审定医院采购与招标工作的相关规章制度，决定医院采购与招标工作中的重大事项。

招采中心为医院采购与招标工作的业务支撑部门，其主要职责为研究拟定医院采购与招标工作的相关规章制度。负责政府采购相关政策的执行和实施集中采购工作。组织采购及招标项目，审核采购项目的资料，确定采购方式等。无招采中心的，相应职责由职能与管理部门负责。

医院相关职能管理部门负责采购与招标的前期和后期工作。其主要包括各管理部门根据管理职能负责接收医院各临床业务科室的采购需求，并组织采购论证等。负责采购项目的采购需求文档编制工作。

医院各临床业务科室、其他业务支撑科室可根据工作需要提出申购计划和需求。应依据采购管理制度提供本科室采购与招标年度计划，并在采购实施过程中提供采购项目的功能需求及技术参数，协助解释质疑，提供采购与招标项目的资金来源及落实证明资料。

医院纪委监察、审计、财务等部门为医院采购工作的监督部门，监督部门根据各自职责分工对医院的采购与招标活动进行监督，切实履行监督职责。监督部门可采用现场监督或随机抽查的方式开展监督工作。

法务部门负责对医院采购工作提供法律咨询，协调处理采购工作中法律事务，对合同的合法合规性进行审查。

二、医院采购管理现状

（一）涉及所有科室，种类繁杂，数量极多

采购面向医院全部科室，需要采购的物资种类繁杂、数量极多。涉及物资包括：工程建设类、办公基础设施类、综合医用品类、药品包装材料等。每个大类下还包含了小类，每个小类下又细分数万种产品。每个产品都有其不同的用处和特性。

（二）采购管理的精细化要求越来越高

医院的采购管理逐渐从较为单纯的成本控制，逐步转换到基于医院总体发展战略与多学科建设模式视角下的采购，采购管理开始与医院的整体战略密切结合。采购抉择需要考虑材料或技术是否与医院的整体战略、学科发展相匹配，是否符合在医院所关注的技术应用上集中资源的发展理念。

基于预算管控的采购业务的开展在各个环节均需要与预算相结合。复杂的业务关联、相互对接、预算控制、关联查询等在实现信息化管理之前是不易实行的。在信息化中需要对每一个环节进行详细的对接设计，实现一体化的管理是采购管理信息化系统设计的重要要求。

（三）缺乏一体化采购管理系统

各大医院目前采购管理工作的信息化水平不高，缺少一体化的采购管理系统。尽管部分医院有采购管理系统，但其作用仅是类似 OA 系统的审批流程管理，而不能深入采购业务流程，将预算、采购计划、采购实施、采购招标过程等全流程多系统进行一体化管理。

（四）采购计划落实不到位

有些医院没有全面和明确的采购计划，没有采购清单。由需求科室提出采购后临时

执行采购决策，不能通过信息化系统统一管理采购，无法做到统筹管理。

（五）预算控制不到位

由于缺乏一体化采购管理系统，容易产生预算管控风险。比如某些采购要求或参数不详细，某些没有对供应商进行全面审查和评估等。

三、采购管理数字化转型思路和主要目标

2012 年财政部出台《全国采购管理交易系统建设总体规划》和《采购业务基础数据规范》。2019 年，在深化采购制度改革方案中，财政部提出运用云计算、大数据等新技术打造全国采购基础数据平台。

采购数字化转型需要统筹规划、精准施策。转型过程中需要数字化的前提和基础，是实现人、机器、标的和技术的互联互通，即推进建立采购主体、客体、行为、程序模式的数字体系，目标是实现采购多元化、个性化价值，实现采购效率、效益、效能统一。以采购数据要素为核心和基础，通过制定数据标准，提升数据质量，完善数据治理，实现数据赋能。同时在业务方面，不仅从监管角度出发，或是从传统的防范供应商、采购人、专家等角度出发，而应秉持开放的心态、协同的能力和共享的精神，激发各方主体、区域、地方、项目方参与和能力塑造的积极性。

1. 秉承优质高效、诚信守法原则，维护采购经办人的合法权益，以提高各业务人员的专业能力为前提，严格控制工作过程质量，提高工作效率；

2. 依靠科学化、合理化的采购制度和监管制度，有效避免采购过程中的违法操作；

3. 通过汇总各科室分散采购需求，实现集中采购，提高议价优势，通过合理引入供应商进行竞价议价谈判，有效降低采购成本；

4. 通过信息化手段规范采购流程，完善合法、合规的招标业务流程，加强审批流程控制和数统计分析，强化对采购业务的管控与监督；

5. 统一协作对接，使对接业务更加规范，确保供应商质量，逐步提高供应商整体水平；

6. 优化采购流程，实现采购部门与供应商在线协同，保证沟通的高效、准确，减少事务性工作，减少人为差错，实现无纸化办公。

采购数字化建设工作的主要目标是通过数字化建设，在采购执行机构内部将业务操作流程纳入系统管理，合理规范采购行为、简化手续、提高效率。实现采购工作从预算编制、采购计划审批、采购实施、信息公开等全过程无纸化信息传递，畅通财政部门、采购单位、采购中心、采购代理机构的信息交流渠道，并在此基础上进行线上采购、签订合同、支付资金、线上监管等全流程管理，大力降低采购成本，提高采购工作的透明度和客观公正性。采购数字化建设整体架构如图 17－1 所示。

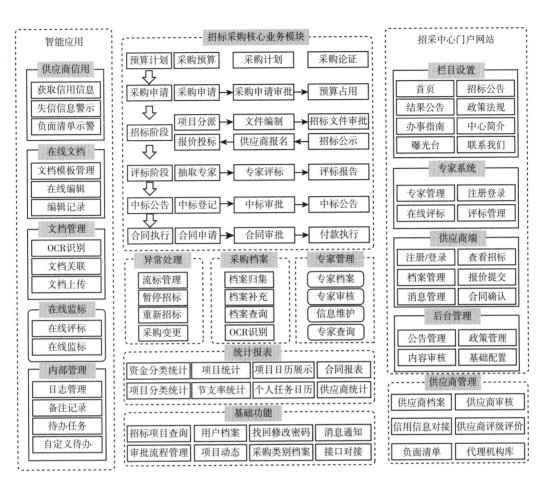

图 17 - 1 招标采购整体架构图

第二节 采购主数据信息化建设要点

一、采购主数据系统建设的必要性

(一) 有效提供数据支持

对采购相关业务数据进行管理能够更准确、更全面、更及时地反映经济客观现实和需求，有效推进采购改革发展。在采购领域，主数据管理体现了采购各类主体对采购政策、采购管理、采购项目、采购问题的反映与互动，为采购改革发展提供了更加真实、全面、及时、客观的事实和素材。

(二) 有效提升采购效能

能够为采购人、供应商、代理机构与评标专家挖掘数据价值、调节自身行为、进行协调配合和参与采购竞争提供极大便利，提高采购各方主体共同参与的协同性和采购效能。

（三）有效提高决策科学性

数据反映出整体而不是局部，可有效分析数据之间的相关关系，避免了传统依据抽样样本数据而带来的分析结果的片面性，使采购监督管理部门能够更加客观地捕捉现状和预测未来，提高决策的科学性。因此，数据管理在采购领域具有广阔的应用前景，充分利用数据对采购制度改革发展和采购信息化建设具有至关重要的意义。

（四）有效推进采购信息公开

《采购法实施条例》最鲜明的特点就是极大程度地强调了信息公开，对采购项目信息的公开提出了更高要求，加大了采购信息公开的力度，扩充了信息公开的范围和内容，更加注重信息公开的响应时间。这为推进采购信息公开提供了新的政策依据，也为数据发挥作用提供了前提和机会。

二、采购主数据信息化设计要点

（一）权威性

主数据作为最重要的数据资产之一，它的设计并不面向业务系统，而应该保持相对的独立，它服务于但又高于使用主数据的业务系统。

（二）全局性

主数据是超越部门与流程而存在的，为满足跨部门业务协同而建立的，可以认为是相关职能部门业务过程的"最大公约数"。

（三）共享性

主数据是在两个或多个系统之间需要共享的数据。因此主数据必须应用一种能够被各种异构系统所兼容的技术架构。

（四）扩展性

主数据在设计的时候，需要考虑未来做扩展的可能性。因此主数据数据项定义时应当遵守开闭原则，即对扩展开放对修改关闭，凡是已经定义的主数据数据项原则上不应当再次修改。

第三节 采购预算、计划及信息支持

一、采购预算编制

（一）实施采购预算管理的必要性

随着医院管理制度的不断完善，预算管控越来越向精细化管理发展，全面预算管理制度要求下，医院的采购业务也需要在全面预算管理制度的管控下开展。

全面预算管理是落实医院战略最为核心的抓手，因此要开展医院的采购业务与预算管理细化衔接则成为医院政府采购业务场景下最为关键的落脚点。在预算编制过程中要考虑医院整体战略的落实。在此前提下，采购业务场景中做到凡采购必问预算。

基于预算管控的采购业务开展全流程均需要与预算管理流程有机结合，从整体的业务流程出发管理采购业务。年度采购计划的编制需要与全面预算的编制相结合，从医院整体战略出发，在预算编制中落实采购计划的资金预算。

（二）预算编制流程

采购预算的编制应充分结合"二上二下"的预算编制流程，将各类型的采购需求编制相应预算额度，采购预算的编制需要采购相关部门密切配合。在"二上二下"的预算编制中，采购预算还应关注以下事项：

1. 收集采购需求。采购预算编制中，应首先集中上报采购需求年度采购预算项目。在使用需求科室与归口管理部门之间对所采购的标的达成初步共识，并在其基础上制订预算额度。

2. 采购论证。采购部门或需求部门应对采购项目组织充分的前期论证和调查，以保证项目的必要性和可行性。参数设置应经过集体论证，并留存论证材料，方便在后续流程中参照执行。

3. 经费信息。采购预算编制中，应在项目充分论证的基础上，确定经费来源及额度信息。

4. 应急采购额度。采购预算需要考虑到应急采购的需求。在年度预算编制周期中应参照往年应急采购的实际执行金额及当年情况合理估计年度应急采购额度。

（三）采购预算编制业务特点

采购业务预算的编制要充分考虑到不同类型业务的特点，预算编制流程、控制方式等结合采购需求进行编制。

医院工程项目具有工期长、投资规模大、程序多、涉及面广、专业性强的特点。工程类采购的预算应由基建相关部门组织有关设计、施工、监理等外部单位以及医院内部需求使用部门，共同拟定项目预算。

医疗设备采购类项目的预算是采购类预算的重要组成部分。在预算编制过程中需要结合医院规划确定设备采购计划。按设备单价分类管理，价值较高的设备应在预算中按单台件编制预算。设备采购类预算应在预算编制过程中提供采购必要的材料，应提供论证材料说明设备的经济效益、社会效益、科研价值等。医疗设备的采购通常可能有关联的耗材，预算论证中应予以关注。

预算编制周期通常为一个年度，在实际执行设备采购的预算时往往会遇到市场情况的变化，如医疗设备升级换代、原型号停产等事件发生，因此设备采购类预算的控制原则应按相应项目的目标进行，允许在采购时按最新市场情况适时做出相应调整。在开展采购时，即便相对预算管理中具体信息有所调整，但是整体预算的目标不应变化，同时应保留预算中的全部材料，在采购过程中对比查询，避免出现预算信息出现重大不符而无法查询事件始末的情况。有些设备的采购周期较长，应保留采购整体流程中各参与部门的修改记录，对关键修改应进行相应的审核，避免不同部门之间出现信息不对称的情况。

二、采购计划管理

采购计划是依据年度预算并结合实际需求而发起采购的起始流程。根据不同的业务类型，由需求使用科室或者归口管理部门发起。采购计划发起后，在后续业务流程中通过多部门配合确定采购需要的技术参数、需求文件、采购方式等，并通过相关部门的审批。

不同的采购业务管理模式以及归口部门不同，大体上发起科室分为两类，一类是由需求科室发起采购计划，主要针对一些与需求科室主要业务紧密相关的采购需求，相对职能部门，需求科室对具体需求了解更清晰。这类采购业务的采购计划由使用科室负责发起。第二类是由职能归口部门发起的采购计划，主要针对专业性较强，与需求科室的主要业务有所区别的采购业务，例如工程类采购、医疗设备信息等。在预算编制后，则由职能归口部门负责发起采购计划及后续流程。

采购计划经审批完成后，汇总到职能归口部门。职能归口部门将各科室提交的采购计划汇总后提交采购申请。在采购申请中需要对采购计划中需要采购的商品进行汇总打包，同时，对采购需求信息、技术参数要求等进行审核修正。修正应由需求科室确认，并且保存相应文件，方便对比查询。

第四节　采购立项及信息支持

一、采购需求

采购业务的实施需要设置采购业务实施方案的单据，用以处理采购业务实施过程中所需要的信息以及审批审核流程。采购实施过程中需要确定的信息内容如下：

1. 调研情况。采购业务实施中需要提供本次采购申请的需求调查情况，如调查方式、调查对象及调查结果等；如未调查需要填写未调查原因。

2. 标段设置。在实施中需要确定采购过程中的标段的情况。将采购计划中确定需要采购的商品合并为招标项目中的标段信息。标段中的标的信息需要与采购计划相关联，同时也需要与最初的预算信息关联，以保证随时可以查看到预算的执行情况，并进行预算控制。每一个标段需要维护标的信息、技术要求、商务要求等。技术要求和商务要求应依据原采购计划中的采购需求相关信息，避免采购内容与项目偏离。

3. 合同范本。采购实施时需要根据采购信息情况，确定合同类型，如买卖合同、建设工程合同、技术合同、物业服务合同、委托合同、其他合同等。需要在实施中指定合同主要条款，通常采购合同可以与法务等相关部门协调，确定合同的范本，并在后续采购中使用合同范本。

4. 定价及竞争范围。采购实施中需要确定采购时的定价方式以及选择定价方式的依据，如固定总价、固定单价、成本补偿或绩效激励等。采购实施过程中需要确定采购的验收方案、风险管控措施、分包要求等相关内容。

5. 供应商资格要求。需要明确每一个标段的供应商资格条件。

二、采购立项

采购实施方案确定后，即可对采购需求进行立项。采购实施单审批后分派负责人，由负责人根据采购需要进行采购立项。需要采购项目负责人汇总实施单中的材料并编制采购文件。各类信息及文件补充完成后招标项目及招标文件提交到审批流程。

在采购立项时主要需要确定以下信息：

1. 标的信息。需要在立项中确定本项目采购包含哪些商品或服务，标的信息中需要明确采购商品或服务的名称、数量、单位等。采购项目中可能存在一个项目有多个标段（包），不同标段可能包含不同类别的商品。例如设备/软件类的采购项目中可能包含一定的维护服务的包，在采购项目中不同属性商品的采购要求可能有所区别。由采购项目负责人根据管理需要，可将采购实施中确定的标段从不同的采购实施方案中合并后立项。

2. 采购预算。在立项时需要关联查询预算，需要明确每个采购项目的预算，并在项目的每一个标的中设置采购金额上限防止出现超预算的情况。

3. 采购方式。根据医院采购管理制度及相应的采购需求，确定采购方式。在制度规定的采购方式下，目录内限额以上的项目按相应方式采购，其他项目医院归口管理部门可根据需要自行组织采购或委托招标代理机构实施采购。

4. 评标标准。采购项目立项中应确定此项目的评标标准。在评标时根据评标标准进行打分。打分表一般采用综合评分法（也可根据项目采用其他的方法），评分因素主要包括价格、技术、商务等，其中价格得分根据公式自动计算。

技术因素分为：技术响应、技术先进性、实施计划及安装调试方案、培训及售后服务方案等。

商务因素分为：商务部分响应程度、授权、质量保证、业绩、投标文件编制等。

5. 招标项目编号。招标项目立项时可确定项目编号，项目编号规则可根据单位需求确定，一般可由信息化系统根据项目信息自动生成。项目编号可以包含年月度信息、采购类目等。

三、文件编制

政府采购文件应对采购计划中的采购需求文件进行整合。采购实施单据中可能包含多个采购计划中的采购需求，需要有针对性地编制采购文件。在后续的招标或其他采购方式中采购文件将作为招标文件或其他采购文件的重要内容。

采购需求实施及立项中需要对本项目中的每一标段编制需求文件。不同采购类型的商品或服务需求文件的要求有所不同。一般应明确对货物或服务的需求，申报采购文件中应明确功能需求、采购数量、技术要求、预算来源及依据等内容。主要信息包括：采购商品或服务的名称、数量、功能需求、技术参数、安装及服务要求、初步询价及依据、验收及维保要求、付款条件、合同要求及特定的资格条件等内容。编制文件时应保证货物和服务项目采购文件的合法性、合规性、准确性、合理性、完整性。

四、采购审批

采购项目立项审批根据医院采购管理制度和经费审批权限执行，一般包括需求使用科室及其领导审批、职能归口部门审批、监督部门审批等，各环节审批通过后形成确定稿招标文件。

审批流程如图 17 - 2 所示。

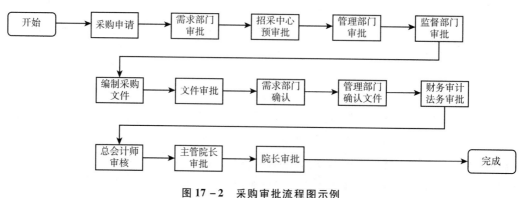

图 17 - 2　采购审批流程图示例

第五节　招标采购方式及信息支持

依据采购管理制度，确定需要招标的项目需要按招标流程实施采购。

一、招标方式确认

招标方式分为公开招标、邀请招标。公开招标是指招标人以招标公告的方式邀请不特定的法人或者其他组织投标。公开招标，又叫竞争性招标，即由招标人在报刊、电子网络或其他媒体上刊登招标公告，吸引众多企业单位参加投标竞争，招标人从中择优选择中标单位的招标方式。按照竞争程度，公开招标可分为国际竞争性招标和国内竞争邀请招标。邀请招标，也称为有限竞争招标，是一种由招标人选择若干供应商或承包商，向其发出投标邀请，由被邀请的供应商、承包商投标竞争，从中选定中标者的招标方式。

招标方式确定后，招标人根据项目实际情况和自身条件，可以自主选择招标代理机构进行委托招标。如具备自行招标的能力，按规定向主管部门备案同意后，也可进行自行招标。

需要有特殊资质的项目或者采购金额较大或者项目复杂的项目建议委托招标代理机构招标。招标代理机构更加熟悉相关法律法规、各项规章制度、政府相关规定，这些是保证招标规范化的前提。

二、招标文件编制

招标文件的质量直接决定了招标投标活动的质量，招标投标活动的质量直接决定了采购项目的质量。为确保招标活动能够满足采购项目的进度、质量、投资、安全等目标，招标人务必要重视招标文件的编制。

信息化需要满足"准备—编制—校对—审核"招标文件编制各环节的管理需求。招标文件编制过程中，各环节的人员均可以针对招标文件进行批注，不同部门不同岗位人员可以从不同的角度提出修改意见。最终审批完成后，需要将招标文件返回给招标项目负责人汇总各审批人的修订意见修改招标文件。招标文件的多次修改以及批注部分均需要保存历史版本，供后续查询各版本的变化以及批注内容。需要说明的是，招标文件中采购需求相关的技术参数要求等部分需要需求部门、归口管理部门等进行审核确认。避免后续采购不能满足实际需求的情况出现。

三、招标公告发布

招标人采用公开招标方式的，应当发布招标公告。依法必须进行招标的项目的招标公告，应当通过国家指定的报刊、信息网络或者其他媒介发布。招标公告应当载明招标人的名称和地址，招标项目的性质、数量、实施地点和时间以及获取招标文件的办法等事项。

四、供应商报名投标

招标公告发布后供应商可报名投标。采购信息化支撑中应提供供应商在线报名、投标的功能，在线投标功能也为电子投标提供了基础支持。

供应商的投标功能可以在网站中提供相应功能，提交投标信息及相应的附件。在线投标的设计应考虑到电子标和非电子标的相应情况，对于非电子招投标的情况下，网站的投标功能是作为辅助功能，可以提高业务效率，实现信息化管理，但是因为招标流程整体是线下投标，因此应设计线下流程相互配合。

对于电子招标的项目，网站的设计应遵从《电子招标投标系统技术规范》。电子招投标功能中应提供标书的制作工具，对于投标文件中各章节建议可实现与标书中相应章节进行书签关联。

五、开标及评标

评标是招标投标活动中十分重要的阶段，评标是否真正做到公开、公平、公正，决定着整个招标投标活动是否公平和公正；评标的质量决定着能否从众多投标竞争者中选出最能满足招标项目各项要求的中标者。

组织开标时，首先需要在专家库中抽取专家。在专家抽取时，会在所选择的类别范围内抽取。抽取专家时可以设置回避名单，避免抽到项目相关人。抽签时随机获取专家并形成抽签记录。抽签记录中应包含抽签时间、抽签操作人员、专家姓名等。

抽取专家后，在开标阶段首先需要对线上投标的标书进行解密。解密后，评标专家等项目组成员可以在权限范围内查看到招标项目的信息。

评标过程中专家对投标的供应商进行综合评判并打分。其中价格分数应由信息系统根据标准自动计算，专家仅需要对专家评分表中其他信息进行评分。评分完成后，系统应可以自动计算出综合得分。

评标结束后，项目负责人应将评标相关材料上传到信息系统进行存档。包括专家签字表、评标报告或评标过程中的相关材料等。

六、中标结果及审批

信息系统应可以根据中标结果自动确定中标候选人。项目负责人可以根据项目情况增加中标人数量等，确定提交中标结果到审批环节。

中标结果登记时，如果供应商在负面清单则应提示用户此供应商在负面清单，需要谨慎操作。系统应可以点击查看供应商负面信息的详情。

确定中标结果后，应提交中标结果到审批环节由相应人员进行审批。

七、中标公告发布

评标结果审批完成后，由招标项目负责人起草公告。信息系统应支持自动根据不同类型的项目应用中标公告模板，需要招标项目负责人修改并确认公告内容。中标公告拟定并审批完成后发布到门户网站、院网站等公开平台。

对于由代理机构组织的招标则由代理机构提供中标结果并上传材料，代理机构可自行添加中标公告后发布到门户网站。

八、招标资料移交

招标完成后，需要将招标资料存档，并把资料移交到档案管理部门保存。档案移交时应包含招标项目过程中各类材料。在信息系统设计时，需要可自动归档各类信息形成电子档案。档案移交过程，需要接收人在系统中确认接收并形成记录。

九、招标流程风险防范应用

业务流程中风险控制。系统业务流程各环节的设计均考虑避免采购风险。安全性风险防范是投标流程中最为关键的功能，信息泄漏可能会造成严重后果。

首先系统需要提供投标内容及加密功能，供应商投标时应可单独设置密码对投标文件及其附件进行加密，并且应遵从安全性原则防止设置重复密码、简单密码等。

在投标文件上传前应在用户端本地进行加密，防止在传输过程中发生信息泄漏。

供应商报名信息也应该进行保密，系统应防止人员查看具体报名的供应商的具体信息。在开标前，仅可查看报名供应商的数量，以判断数量是否满足开标条件。

供应商信用风险，系统建立供应商"黑名单"并可对接第三方信用系统，自动查询供应商负面信息。对于有风险的供应商，系统在各环节均可主动发出提示，以避免采购后供应商不能履约的风险。

采购流程保密要求，采购流程中从最初的需求、采购文件，到招采过程中报名报价信息，再到供应商报价投标及后续评审的信息均实行严格的保密制度要求，任何查看均需要在权限范围之内。任何查看、下载等操作均记录系统日志，以避免信息泄漏。

专家或代理机构的随机抽取，对于采购流程中确定评审专家或者代理机构或其他需要保证公平的环节均通过严格设计的抽签功能流程执行，保存系统全部操作记录，并通过系统保证公平公正，避免风险的发生。

第六节　非招标采购方式及信息支持

一、竞争性谈判

竞争性谈判的采购方式在采购执行时同样需要设置采购评审小组。与招标采购类似，在采购实施方案中应编制竞争性谈判文件，根据采购商品的属性可以使用不同类型的模板编制本次采购的需求。在采购实施方案中应进行预算控制，防止超预算采购。

供应商应当在文件要求的截止时间前，将响应文件密封送达指定地点，谈判过程中，小组要求供应商澄清、说明或者更正响应文件应当以书面形式作出。

在评审完成后需要将评审报告及结果审批完成后，通知供应商并签订合同完成后续的采购过程。

二、单一来源

单一来源采购，是指达到了限额标准和公开招标数额标准，但所购商品或服务的来源渠道单一，或属专利、首次创造、合同追加、原有采购项目的后续扩充和发生了不可预见紧急情况不能从其他供应商处采购等情况。

单一来源的采购，在组织实施时需要需求使用部门或者职能归口部门提出采购计划，并进行审批。在采购计划中，需求使用部门或职能归口部门，应提供采购所需要的基本需求和文件。

单一来源采购论证通过后，则需起草单一来源采购公示公告。经论证或公示无异议后，相关部门组织实施。采购完成后，将相关单据归档并移交到档案管理部门。

三、询价

采购立项中将采购方式确定为询价采购后，则按相应的流程执行采购实施方案。在采购实施方案中应编制采购相应的采购文件。在采购文件中应包括采购需求内容，并应当对采购项目的价格构成和评定成交的标准等事项作出规定。询价小组根据采购需求，从符合相应资格条件的供应商名单中确定不少于三家的供应商，并向其发出询价通知书让其报价。采购人根据符合采购需求、质量和服务相等且报价最低的原则确定成交供应商，并将结果通知所有被询价的未成交的供应商。

四、其他采购

当采购金额较小时，依据采购管理制度可由需求部门直接组织分散采购。在采购计划提交并经审批后确定采购方式为分散采购时，则由相应部门执行采购。采购过程的重要材料及采购结果需要在采购信息系统中完成登记并形成档案存档管理。

第七节　采购一体化系统建设要点及信息支持

一、招采门户网站建设要点

采购信息化建设应包含规划对外开放的招采门户，或者在医院门户中设置招采相应的模块内容，以满足招标业务与单位外协作的需求。通过招采门户网站发布公告，并且面向医院外部的供应商、招标代理、院外评标专家等单位或角色，并且可依托门户网站建设自助业务办理系统。

招采门户网站应包括的栏目有：首页、采购招标公告、成交结果公告、政策法规、办事指南、单位介绍、联系方式等。栏目的设置可根据单位具体情况考虑。

门户网站应提供供应商端、招标代理端以及专家端的登录方式。需要提供注册功能，并与采购管理的信息化系统对接，实现单位内部的管理与外部合作单位的一体化流程管理。并且为电子招标系统建立业务基础。

二、供应商管理系统设计要点

供应商管理是采购业务的重要一环。供应商基本信息的管理是提高采购效率、降低采购成本、保证采购质量的重要基础。供应商管理业务流程如图 17 - 3 所示。

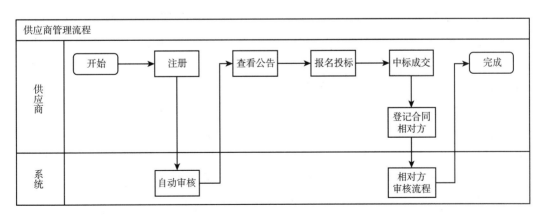

图 17 - 3　供应商管理业务流程图

供应商在招采门户网站中注册账号，注册后系统进行信用对接，并自动审核；注册登录后可进入到查看公告，并报名投标等；评标后如果有中标成交，则需要供应商作为合同相对方管理。如果已登记相对方，则不需要供应商登记信息；相对方信息登记后进入相对方的审核流程。

招采门户网站可向供应商提供注册功能，新注册的供应商进入供应商档案。当有成交之后需要供应商补充并增加到中标供应商档案中。在供应商档案中管理供应商信息。

供应商信息除了基础的信用管理，还应组织对供应商进行年度的审核评价。组织年度评价，可通过采购管理系统发起评价，抽取部分供应商，由需求科室或归口管理部门分别对采购项目对应的供应商进行打分评价。

供应商可以通过信息系统实行分级管理，优质供应商可以优先合作，而对于评价较低的供应商可以实行降级，限制其与单位的合作项目。对于评价时有履约问题的供应商可以提前采取措施，防止采购项目不能实施。

三、招标代理机构管理系统设计要点

招标代理机构被遴选后纳入招标代理机构管理系统，招标项目在选择委托代理时应在招标代理库中进行抽签决定，招标代理机构应具有相关的资质并在相关机构备案。

招标代理机构的主要业务包括：为招标人编制招标文件，审查投标人的资格，按程序组织评标，监督合同的履行，对招标人进行购后服务等。这些业务可在招标代理机构管理系统中有所体现。

四、专家库管理系统设计要点

对于采购评标专家可建立专家库，在评审项目时应从专家库中随机抽签或者按要求选取。抽签时根据所评审的项目，确定本次评审所需要的专家，抽签时在相关分类的专家内进行随机抽签。

评标专家信用档案应作为评标专家年度考评与动态管理的重要依据。信用档案通过采购管理系统详细记录评标专家的有关信息，包括其个人简历、聘任证书及评标次数、迟到和未出席评标活动次数及原因、培训及考核情况、业务能力和评标表现、不良行为记录、被投诉次数和原因及调查处理结果等。依据网络化和计算机辅助系统，对专家表现进行自动计分、评价，从而加强对评标专家实时监控和动态管理。

每次评标结束后，监督人员应根据监督情况对评标专家表现进行日常考核，并将考核情况记入每位评标专家的信用档案。评标专家年度考评最终得分为日常考核平均分、年终考核分、表扬奖励加分和出勤率得分等考核项目得分的总和。

第十八章　经济合同管理与信息联动设计

公立医院合同管理复杂程度高、专业性强、协同部门多、业务环节多，管理涵盖合同起草、审批、生效、履约、完结的全生命周期，其信息化建设既包括合同签订前的线上审批流转、合同签订后的履约跟踪与档案文书保管等，也包含与预算管理、收支管理、采购管理、资产管理的协同衔接。基于"管理制度化、制度流程化、流程表单化、表单数据化、数据信息化、信息智能化"的思路，建设医院合同管理信息系统，支持合同信息共享及合同履约控制，实现对合同"全生命周期"的动态监管，提高医院运营效率，防范潜在风险。

第一节　经济合同全生命周期管理与信息化建设

一、合同管理目标

经济合同管理是公立医院重要的经济管理事项之一，也是加强内部控制、防范运营风险的重要举措。公立医院建立科学完善的全生命周期合同管理体系，最终实现流程优化、管理科学化、标准化和程序化。主要目标包括：

1. 遵循公平原则确定各方权利义务，明确违约责任，规避违约风险；

2. 规范合同内容，优化管理流程；

3. 建立监控机制，督促各方积极履约；

4. 建立合同档案管理体系，确保合同档案的安全性、完整性、规范性，实现合同信息化全生命周期闭环管理；

5. 建立合同保密管理机制，严格合同信息使用的权限和范围。

二、合同管理体系设计

合同管理体系的建设是一项系统工程，需要从组织架构、岗位职责、管理制度、业务流程、管理工具、业务表单等多个维度进行设计，并明确不同维度的设计要素（见表 18-1）。

表 18－1　　　　　　　　　　　　合同管理体系设计

设计维度	设计要素	
组织架构	归口管理、分级管理、协同管理、内外联动	
岗位职责	承办专员岗位职责	合同归口管理专员岗位职责
	承办部门负责人岗位职责	业务分管领导岗位职责
	相关职能部门（医院办公室、医务部、护理部、院感部门、科研教学部、后勤保障部、设备科、信息科）负责人岗位职责	总会计师岗位职责
	法律顾问岗位职责	法人岗位职责
	内审负责人岗位职责	印章管理专员岗位职责
	财务部门负责人岗位职责	合同档案管理专员岗位职责
管理制度	经济合同管理实施办法	项目招标采购程序
	采购论证管理制度	项目管理制度项目变更审批制度
	采购项目评审制度	经费审批及报销制度
	全面预算管理实施办法	档案管理制度
	合同签署、收货验收付款制度	成本核算制度
	维保类项目采购制度	预算考核方案
	政府采购投诉管理制度	重大经济项目使用效益考核制度
业务流程	项目可行性论证流程	合同履约流程
	项目入库及预算管理流程	合同归档流程
	项目调研、招标流程	项目评价及持续改进流程
	合同审批签订流程	
管理工具	范围基准、工作分解结构（WBS）词典等范围管理类工具	PDCA、过程决策程序图等质量管理类工具
	沟通需求分析、偏差分析等沟通管理类工具	类比估算、作业成本法等成本管理类工具
	投标人会议、需求调研会议、公开挂网等采购管理类工具	组织结构图、岗位说明书等人力资源管理类工具
	标准化模板、项目进度表、甘特图等进度管理类工具	风险评估、风险预警等风险管理类工具
业务表单	可行性论证报告	安装验收报告
	医疗机构预算编制表	工程竣工验收单
	年度医院财务支出预算表	工程结算造价审核定案表
	预算书	余款支付通知单
	投标报价书	电子汇款审批单
	结算书	网上银行电子回单
	合同（补充协议）审批表	会计凭证
	改扩建工程项目需求单	合同档案移交清单

续表

设计维度	设计要素	
业务表单	信息公开信息审查表	合同档案目录
	标准化合同	成本报表
	送货通知单	会计报表
	安装单	运营分析报告
	设备运行评价表	年度财务报表审计报告
	项目入场（送货）通知单	年度内部控制审计报告

（一）合同管理组织架构设计

针对经济合同管理，公立医院应建立归口管理、分级管理、协同管理、内外联动的组织架构，具体包括：

1. 实施三层级合同归口管理，包括合同归口管理部门、合同业务项目归口管理部门、合同项目相关业务归口管理部门。各部门按归口职责制定管理制度，编制合同标准范本，定期检查和评价合同管理中的薄弱环节，采取控制措施，确保规范管理、高质实施、高效执行。

2. 建立合同分级授权审批和签署机制，明确各岗位授权范围、期限、职责、一般授权与特殊授权界限，严格审批流程，规避未经授权或越权审批风险，加强对重大合同的监管。

3. 建立合同管理部门间沟通协调机制，科学合理配置资源。聘请律师参与合同模板的拟定，对合同合法合规性把关，引进会计师事务所对合同业务审计。

4. 通过内外联动筑建风险"防火墙"，各部门各司其职，高效合作、相互牵制，分岗设权、分事行权、监控有力，促进医院经济活动有序、高效开展。经济合同管理的组织架构如图 18 - 1 所示。

（二）合同管理制度和岗位职责设计

除了组织架构设计外，医院还需通过合同管理制度明确合同管理机制、管理原则、管理方法以及管理机构设置，保证"有法可依、有法必依、有章可循"。在相关制度的基础上嵌入全过程管理理念，明确合同相关部门、岗位职责和各环节的管理要求（见表 18 - 2）。

（三）合同管理业务流程设计

经济合同全生命周期管理流程涉及多部门协同，需要建立有效的信息沟通机制，统一业务规范、执行标准、任务表单，及时、完整、准确地进行信息收集、处理和传递，打破信息壁垒，实现跨部门高效协作、内部控制有效实施。合同管理业务流程分为通用流程和合同履行异常情况下的流程。其中，经济合同管理通用业务流程如图 18 - 2 所示。

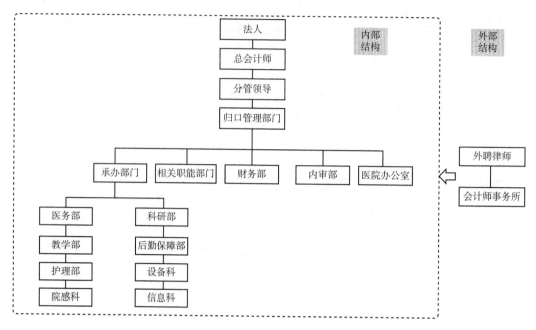

图 18 - 1　经济合同管理组织架构

表 18 - 2　　　　　　　　　　　　　　合同相关部门、岗位职责

部门、岗位	岗位职责
合同归口管理部门	建立健全合同管理制度及流程； 优化合同管理内部控制，协调合同管理各环节工作，开展合同管理的培训； 定期检查、评价、优化合同管理中的薄弱环节； 组织制定合同标准范本； 组织合同履约完毕的评价、持续改进工作； 审查合同电子化归档工作
相关职能部门（合同项目相关业务归口管理部门）	协助拟定合同条款； 协同实施合同； 协助解决履约异常问题； 评价合同实施效果
法律顾问	在法律范畴内出具意见，规避法律风险
内审部门	全过程监督合同管理实施，有权介入调查合同管理各环节，审查合同条款与需求调研一致性；监控合同签订、履行、付款的时效性； 审查合同签订审批程序的完备性、授权签订的效期和效力； 审核合同的主体合格、内容合法合规、满足需求、条款适用、权利义务对等明确、要素完备、整体思维严谨等； 监督合同依法履约，对违反法律法规行为及时指出并制止
合同专用章管理部门	建立合同专用章使用制度； 审核合同审批手续完备性、签署人的授权，加盖合同专用章
合同档案管理部门	制定合同档案管理制度、流程； 档案管理专员对档案资料分类汇总，编制纸质版、电子版档案目录； 办理档案借阅手续

续表

部门、岗位	岗位职责
承办专员	申报项目预算，跟进预算进度； 合同签订前期，掌握合作方的经营资质、资信、履约能力、授权信息等，收集合同业务相关资料； 协助部门负责人组织需求调研、启动采购招标流程； 比对投标书、需求调研表、调研结果，使用合同标准范本订立合同初稿； 发起合同签订审批流程，根据审批意见修改合同初稿； 根据需要办理合同公证、鉴证及备案； 合同电子化归档； 跟进合同履约情况、及时反馈； 组织成本和质量控制、分析评价； 跟进合同合作履约情况，出现异常及时汇报处理，收集履约争议信息，启动违约处理程序； 承办合同中止、终止、续期、变更、撤销（解除）、失效、作废事项
承办部门（合同业务项目归口管理部门）负责人	审核年度项目预算； 制订合同标准范本； 独立组织采购需求调研、专家投票、需求审查工作，保证调研过程公开公平，防止让渡利益； 分析标的物价格、市场行情，与合作方洽谈合同收付款条件； 处理合同全流程中需要解决的问题； 按政府采购相关规定完成招投标工作； 在授权范围内签订合同、到期合同续签； 组织监控合同履约，及时与合作方协商、与律师沟通违约处置，提请调解、仲裁或诉讼； 组织合同中止、终止、续期、变更、撤销（解除）、失效、作废事项
业务分管领导	根据相关部门意见审批； 经授权审批权限内签订合同
总会计师	组织建立合同管理体系，建立健全合同管理制度及流程； 参与重大经济合同、经济协议的研究、审查； 会签重大经济合同、经济协议
法人	根据相关意见实施审批； 签订合同或授权签订合同

合同履行异常情况处理流程主要包括：

1. 承办部门查明原因、收集资料提出可行性建议；

2. 承办部门向相关职能部门、监督部门通报；

3. 承办部门向业务分管领导、院长汇报；

4. 承办部门及相关职能部门共同处理；

5. 合同各方达成一致意见，签订补充协议或启动合同纠纷处理程序。

（四）建立合同管理监督机制

除了合同管理体系六大维度的设计外，公立医院还应强化合同管理内部监督，确保

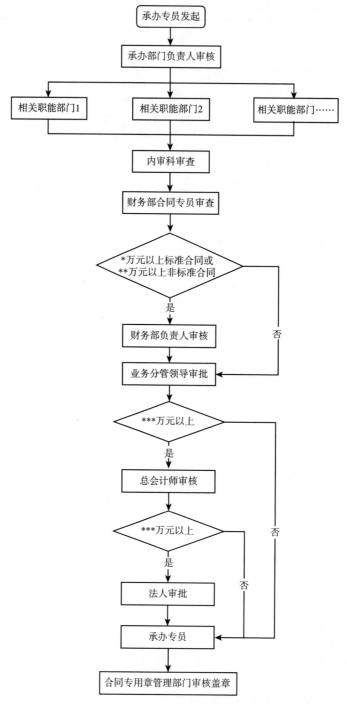

图 18-2 经济合同通用流程图

日常和专项监督并行，具体方式主要包括：

1. 评价合同管理的内部环境是否健全完善、风险评估机制是否执行、信息沟通机制是否有效，问责机制是否推行；

2. 发挥内部审计监督职能，评价合同论证、签订审批、履约验收等工作，利用信息化手段实时记录合同全生命周期流程，监管机制透明、高效；

3. 聘请会计师事务所对合同管理实施外部审计评价，堵塞漏洞，规避合同风险。

三、全生命周期合同管理信息系统

（一）建设全生命周期合同管理信息系统的必要性

在"管理制度化、制度流程化、流程表单化、表单数据化、数据信息化、信息智能化"的建设要求下，公立医院合同管理体系的设计需要实现信息化落地，以解决线下纸质合同或传统合同管理系统的弊端，主要包括：

1. 线下合同管理模式，部门合作协同性待提高、流程不够畅顺、监控不够得力、工作效率较低，合同管理诸多环节存在信息孤岛，互联互通程度不高。

2. 传统合同管理信息系统，各业务系统缺乏交互，合同履行过程无法便捷获取条款及实施情况信息，容易出现执行不及时的问题，增加合同违约风险。信息系统未实现互联互通，导致预算申请审批、项目采购、签订、履行、会计记账、项目后续管理、合同持续改进等环节不能共享合同基础信息，影响工作效率。

（二）合同管理信息系统顶层设计

为解决上述问题，公立医院需要利用信息化手段重构业务流程，细化业务环节，建设嵌入现代医院管理理念、融合风控手段的合同全生命周期管理信息系统，对合同进行全流程全方位管理，实现与全院各相关系统信息共享，提高信息整体化、智能化水平，其顶层设计如图18－3所示。除了基本的信息系统建设外，还需要有机融合互联网＋、物联网、人工智能、OCR识别、集成平台等信息技术，实现业务管理规范化、平台化、智能化、无纸化；预警监督一体化、自动化、立体化；档案信息结构化、集中化、共享化。

（三）合同管理信息系统内部流程设计

合同管理信息系统的功能主要有：项目管理模块调用查阅合同资料，追踪合同的项目质量、进展，实时获取相关联业务信息，及时跟踪管理合同履约情况，实现合同履约阶段全过程监控；对合同验收、结算、违约管理等环节风险智能预警，对可预知潜在风险主动规避。

在顶层设计规划下，合同管理系统内部信息流如图18－4所示，主要包括：合同前期工作的立项、招标、文本拟定、审核审批、签署；合同中期工作的履约、补充或变更、解除、结算；合同后期工作的归档、纠纷管理、效益分析。

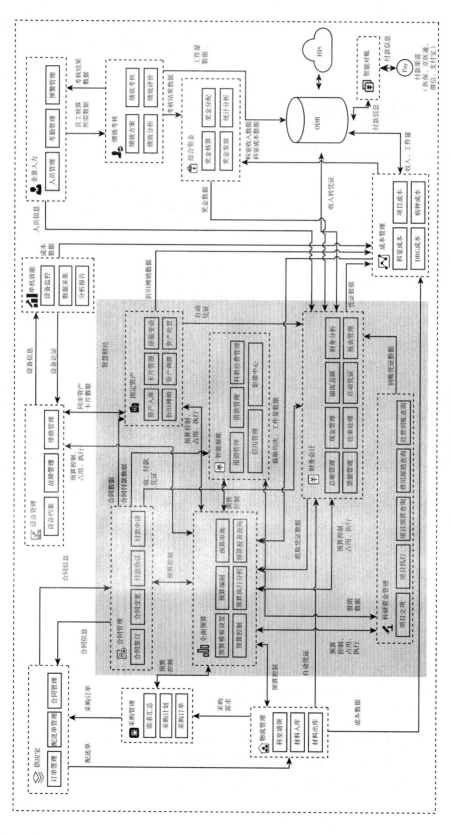

图 18 - 3　合同管理信息系统顶层设计图

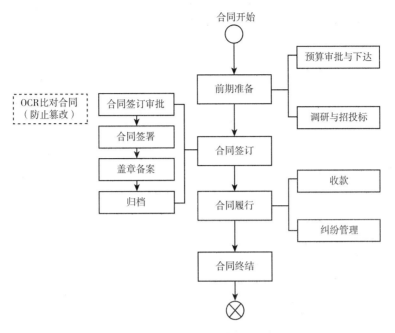

图 18 - 4　合同管理信息系统内部流程设计图

（四）合同管理信息系统外部关联流程设计

同时，其他关联合同管理信息系统的业务信息系统可以导入合同结构化信息、查阅合同电子化资料。项目履行过程中，系统在各界面提供合同360视图全景展示，关联合同全部的电子资料，业务履行情况信息也同步到合同管理信息系统，实现系统间"一次录入、全程共享"，保障了数据的一致性和完整性。

公立医院应实现合同管理信息系统与内外部其他信息系统的互联互动，构成合同管理信息系统集成平台，建设具备灵活性、可嵌入新制度、新规则的全生命周期管理信息系统（见图 18 - 5）。

在内外关联系统的选择上，公立医院应以"人、财、物、管理、信息"为关键资源要素，建立与预算、人力资源、供应链、物流、固定资产、科研、智能报销、会计核算、医院档案、资金对账、成本核算、设备维修维保、设备定位与效能监测、单机效能分析等管理信息系统相融合的合同管理信息体系，实现资源共享，助力业务协同管理。与合同管理信息系统实现对接的系统与内容如表 18 - 3 所示。

此外，公立医院还应运用集成平台信息技术，采用手机 APP、互联网＋、物联网、OCR 识别、RPA 等信息手段，实现基础信息、附件资料一次录入、多环节共用、同步关联，动态追溯管理立项、结项。

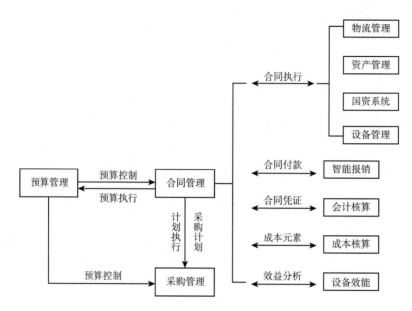

图 18 – 5　合同管理信息系统外部关联系统设计图

表 18 – 3　　　　　　　　　　　合同管理系统外部关联系统表

对接系统	对接内容
预算管理信息系统	遵循"无预算不支出、有预算不超支"原则，自动识别合同项目预算控制情况，以供考核
供应链信息系统	与供应商在线交互，共同完成合同审定、证件备案和变更管理，共享采购计划及送货信息，实时追踪合同履约情况
物流管理信息系统	采用二维码追踪高值医用耗材、定数包模块管理低值医用耗材的入出库及使用情况，实施溯源管理
设备管理信息系统	由合同信息系统自动生成安装验收单、维修工作单、三级保养计划单、计量检测计划单、设备调拨单、设备报废单等，实时在线追踪设备全生命周期管理情况，系统集成设备质控管理模块，实现精细化管理设备
成本核算、设备定位与效能监测、单机效能信息系统	采用物联网传感技术，采用综合态势图展现设备实时位置、当前工作状态，统计分析设备工作量、使用效率、使用效益等信息，为设备调配、购置、绩效评价提供科学、可靠的依据
固定资产管理信息系统	自动识别合同信息系统的结构化信息，同步调取采购资产中标通知书、合同文本条款等影像信息，智能生成符合财务手续要求的入出库电子单据，实现"信息多跑路，员工少跑腿"，减少重复录入，实现零差错
HIS、资金管理、智能报销、会计核算等信息系统	通过 OCR 智能识别技术实现数据一键式填报、核验，降低工作量，提高数据准确性；手机 APP 审批实现远程办公，突破空间、时间限制，提升收、付款效率；自动生成会计凭证，提高账务处理质量和时效
医院电子档案管理信息系统	实现档案电子化分类管理，永久存查，消除纸质合同丢失、毁损带来的风险，提高档案查询的便捷性和效率

总之，全生命周期合同管理系统赋能人以价值、赋能业务以速度、赋能数据以洞察，打造智能化生产力，为医院提供一个立体、穿透的全局合同视野，业务、流程、职责、数据可视化，综合态势实时显示合同履行重要信息，便于识别潜在风险、采取应对措施、减少风险损失。提升操作合规性，将工作人员从量大重复、费力耗时的日常工作中解放出来，释放人力价值和创造力，优化人员结构，提质增效。

第二节　经济合同管控要点与信息支持

公立医院合同管理还应以合同风险管控为核心，实行全流程管理。针对合同管理各业务环节流程、查找关键风险控制点，采取有效的风险控制措施，并将规则嵌入信息系统当中。

一、经济合同管理主要风险点

根据《行政事业单位内部控制规范（试行）》及《公立医院内部控制管理办法》，梳理合同管理流程，找出关键环节风险点（见表18-4）。

表18-4　　　　　　　　　　　　　合同管理主要风险点

风险类型	风险内容
合作方的资质风险	忽视对合作方的主体资格和履约能力审查工作，存在潜在风险
合同谈判风险	谈判人员能力、经验不足，缺乏法律、财务、专业技术知识； 谈判人员泄露信息，存在廉政风险
合同内容风险	合同内容与相关法律法规发生冲突； 合同要素不完整、表述不严谨，导致医院合法权益受损
权限及印鉴风险	未按规定流程审核； 越权签订合同； 合同签订后被篡改； 印鉴使用不当导致合同无效
合同履约风险	合作方未按合同约定履行义务； 我方未严格按合同验收； 对合同条款未明确的事项没有及时补充协议； 合同纠纷处理不当； 未达合同约定的条件收、付款； 违反合同条款，未按合同规定期限、金额或方式收、付款
合同存档风险	未按档案管理要求存档； 档案保管条件未达管理要求； 合同档案保管不善导致合同泄密

二、合同管理各流程风险控制措施

（一）合同签订前期工作实施与控制

合同签订前期工作，着眼于事前风险防范管理，确保双方在协商一致的情况下签订合同，避免合同履行期间产生纠纷，从而提高合同签订的有效性，具体的流程与控制措施包括：

1. 项目申请、论证、预算。在合同项目采购前期，需要从必要性、合理性、科学性、可行性等方面充分论证和分析，避免重复建设、盲目购置和资源浪费，并经过医疗装备/信息/后勤等管理委员会审定后项目入库。为基于预算实现有效控制，还需要利用信息化手段实施全面预算管理，经过自下而上、自上而下多次平衡，各部门紧密配合，共同完成年度预算编制，并按规定经过预算审批流程，实现合理配置资源，有效控制成本，使有限资金发挥最大价值。

2. 合作方资质审查。在合同签订前期还需要审查合作方资质，掌握其资信情况和履约能力信息，降低违约风险。具体而言，需要审查合作方（拟签约方）法人等级证书、资质证明、授权委托书等资料，必要时通过发证机关查询证书的合法性、真实性；获取拟签约方的财务报告、历史经营记录、业绩，持续关注其资信变化，评估财务风险和信用状况。合作方审查控制要点见如表18-5所示。

表 18-5 审查合作方的控制要点

审查合作方主体资质的控制要点	
审查主体	审查内容
法人	审查营业执照、历史业绩、信誉状况，资质等级
非法人单位	审查所归属的法人单位的资格及授权
外方当事人	是否合法存在；是否为法人
自然人	是否具有相应的民事行为能力
保证人	主体资格的合法性、担保能力
代立合同的代理人	代理人身份和代理资格

审查法定代理人的授权书的控制要点	
订立合同主体	审查内容
以公司名义订立的合同	签字人应是公司法定代表人或由其授权的委托代理人
以分公司名义订立的合同	签字人应当是分公司行政主要负责人或由其授权的代理人
代理人、被代理人订立的合同	审查代理人、被代理人的身份证明、工作单位、联系方式，审查代理权限的范围、时效等信息

续表

审查合作方主体履约能力的控制要点	
调查方式	审查内容
信息调查	通过注册资料、历史背景、经营状况等信息调查，考查合法性、公司控制与共同控制情况、规模和贸易方式
	通过运营状况、财务报表、银行账户、税务登记、社保记录、历史成交记录等信息调查，考查支付能力和信用情况
	通过对工商变更、诉讼、抵押及破产等公共信息调查，考查合作方的安全性
实地考察	考察合作方履约能力

3. 合同调研与招标。本着医院利益最大化、合作共赢以及坚持"公平、公正、择优、效益"原则，医院需要对合同的合法合规性实施调研，必要时聘请外部专家参与。根据项目需求关注标的数量、质量、技术标准、价格、履约期限及方式、违约条款、争议解决办法、合同变更或终止条件、维修维保方案和升级更新、重要备件耗材的后续采购情况。加强调研保密工作，书面记录、妥善保存重要事项参与调研人的主要意见，降低合同舞弊风险。

（二）合同签订及审批工作实施与控制

合同签订审批控制要点是合同要素审查、权限控制及审批时效。合同管理信息系统提供的功能支持包括：定义采购、协议供货、维保服务等多种合同模板；合同拟定、签订审批、签署、备案、履行、结算、归档等所需的电子文本及附件共享；灵活配置合同整体流程；合同预警、到期提醒等信息管理。相关流程与控制措施如下：

1. 合同拟订。由合同归口管理部门组织、承办部门制订、相关业务部门参与、内审与律师协同，共同建立合同模板库，由基建工程、设备采购、设备维保、物资采购、信息软件采购、信息软件维保、房屋租赁、服务类等不同业务类型的合同标准范本组成。原则上，频发性合同全部条款标准化，偶发性合同部分条款标准化，降低监管成本，提高工作效率和质量。

合同管理信息系统具有范本定义、变更、复制、审核、发布、停用等功能。系统可根据业务类型自动生成与之匹配的标准化范本，承办部门按投标书或调研结果在线完善合同内容，节约重复起草合同的时间。合同条款控制要点如表18-6所示。

表18-6　　　　　　　　　　　合同条款控制要点

要素	控制要点
标的	审查是否合法； 名称是否确定； 根据不断变动的现实条件，是否可能给付，明确合同效力
质量	明确质量标准化封存样品； 高质量要求的标的物须明确检验机构、标准、方法； 约定质量异议期限

续表

要素	控制要点
数量	明确约定计量单位或标准
定金	与违约责任同时存在时，优先适用定金，不足补偿损失时，方可使用赔偿条款
违约金	明确适用定额或定比例形式
合同解除	协商解除：当事人协商一致，可以解除合同； 约定解除：当事人可以约定解除合同条件，当条件成立时解除； 法定解除：因不可抗力导致不能实现合同目的；存在违约行为致使不能实现合同目的
争议解决	仲裁：排除诉讼管辖；约定要具体明确； 诉讼：尽量以我方所在地法院作为解决诉讼管辖法院，如履行地、甲方所在地； 检验、鉴定机构：选择双方认可的质量、技术品质的检验、鉴定机构
买卖合同中卖方的义务	交付标的物的义务：实际交付标的物；提取标的物的单证；必要的有关资料；交付期限；交付地点；交付质量要求；包装方式
合同格式	是否用合同标准范本； 标准化合同预留的空白填写项目内容是否符合法律法规、是否与固有条款逻辑一致、不能留白
合同形式	口头合同为限定金额以内，货、款即时结清

2. 合同签订审批。合同签订过程中的控制措施主要包括：

（1）建立合同分级审批权限机制。根据合同业务类型与额度，在信息系统嵌入审批权限和流程，合同审批流程开启后，各审批环节按照预设流程环环紧扣有序承接，遏制合同倒签现象，规避越级审批风险。对非标准化合同范本设定预审流程，承办部门与合作方初步达成一致时，同步提请相关部门从专业角度完善合同，缩减合同定稿时间。合同审查主要内容如图 18 - 6 所示。

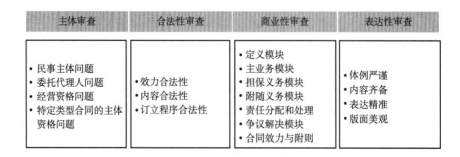

图 18 - 6　合同审查主要内容

在合同签订过程中，合同管理信息系统具有线上提醒、审批、变更功能，并能够保存和追踪审批结果与电子文本修改痕迹记录，明确责任，提高会签效率。系统可通过 OCR 识别技术采用深度神经网络智能比对盖章版纸质合同影像文档与定稿合同电子版一致性，防止合同被篡改，替换人工核查工作。合同管理系统还支持手机 APP 审批，突破时间与空间的限制，实现互联网＋移动办公。

（2）合同签订时效控制。采用"串联""并联"相结合审核方式，对于层级分明的合同实施"串联"审核；对于业务条款涉及多职能部门的则实施"并联"审核。同时，在合同管理信息系统内嵌时效管理功能，明确相关责任人审批时限，实施时间预警控制，自动生成合同审批时点报表，超时纳入绩效考核。

（3）合同用章控制。对于合同用章，同样需要采取相应的风险控制措施，具体控制要点如表 18 - 7 所示。

表 18 - 7　　　　　　　　　　合同用章控制要点

控制要点
建立合同用章制度，合同用章仅限合同专用章或法人公章
合同审查审批手续完备、纸质合同签署完成，方可盖章
合同涂改处、附件、类目清单需加盖章
原则上乙方先于甲方盖章

（三）合同履约阶段工作实施与控制

合同履约阶段是合同双方实现合同目的的关键环节。在这一环节，需要注意的控制要点包括：

1. 对方不当履约，在约定或法定期限内督促履约。出现违约，及时采取必要措施；
2. 行使不安抗辩权、同时履行抗辩权等权利；
3. 关注诉讼时效；
4. 合同变更须签订书面协议；
5. 合同转让需履行相关法律程序；
6. 合同解除条件成就时，履行通知等法律程序。

合同履约阶段的信息系统控制措施主要包括：

1. 验收入库管理。合同管理信息系统对接设备、固定资产和物流信息系统，共享合同结构化信息及电子化资料，自动生成设备台账、验收安装单；验收责任人无须人工查找合同档案，由信息系统获取合同配置清单，快速验收。从设备管理信息系统获取验收安装单的验收人、验收时间等结构化信息，从合同管理信息系统获取设备/物资的基本信息类结构化信息，资产会计仅需审核，即可在固定资产信息系统自动生成入出库单。

2. 收付款管理。合同管理信息系统对接资金对账平台，根据收款合同的项目类型、应收账款、收款节点、责任人自动预警，提醒责任人按时足额收款，防止漏收、错收。

设备管理信息系统办理验收手续实时触发合同管理信息系统支付计划更新，自动与智能报销信息系统对接，报销申请时自动带入项目预算、报销事由、验收、入出库、已付进度款、本次应付款、合作方账户信息等结构化信息，以及合同可行性论证报告、调研资料、送货单、验收单据、培训记录、合同文本及附件等电子化资料，避免数据多次录入，节省收集报销手续资料的时间。系统核销预算、自动生成会计凭证，合同管理信息系统关联查询、实时追踪，实现往来款项事前预防、事中控制、事后质控，防止重支、错支。

信息系统内嵌 OCR 影像技术智能识别发票的号码、代码、购销方、金额、日期等全票面信息，实时连接国家金税工程系统核验发票真伪，规避一票多报风险，具有自动汇总发票金额功能，解决人工加总工作量大的问题。

智能报销信息系统与银行综合业务系统对接，无须人工登录网上银行就可以实现一键转账同步打印银行回单，自动生成出纳银行账。信息手段确保审批手续完备、支付金额与审批金额一致。

3. 合同变更管理。对于合同约定不明确的内容，需要与合作方协商签订补充合同。此时，合同管理信息系统支持补充合同关联主合同，合同结构化信息自动更新，并且保证变更过程可追溯。

4. 违约和纠纷管理。如果发生合同违约及纠纷的情况，则需要根据不同的表现形式，采取适当的应对措施。具体的合同违约和纠纷管理控制要点如表 18-8 所示。

表 18-8　　　　　　　　　　　合同违约及纠纷管理控制要点表

合同违约管理			
违约行为	违约救济方式	风险点	控制要点
不能履行； 迟延履行； 不完全履行； 拒绝履行	强制履行； 解除合同； 赔偿损失； 支付违约金； 恢复原状等其他补救措施	未按合同约定的时间、金额支付价款； 逾期交付、提取标的物； 未按约定的方式、地点、数量、质量等履行合同； 未尽到通知、保密、协助等附随义务； 对方违约时，未采取合理措施防止损失扩大； 未考虑可得利益损失赔偿； 我方未行使违约救济权利	完善合同管理制度； 关注合同履行进展，发现异常采取措施，行使代位权、撤销权等法定权利； 及时搜集和保存证据； 充分行使民法典和合同赋予自身的权利
合同纠纷管理			
纠纷管理方式	控制要点		
协商和解	分清责任；及时解决		
调解	请求法院强制执行调解协议书		
仲裁	请求法院执行仲裁裁决；一裁终局		
诉讼	关注诉讼时效		

（四）合同档案管理工作实施与控制

为实现合同的全生命周期管理，还应当建立合同档案管理信息系统。档案管理信息系统可根据经济活动业务类型，对合同档案自动分类、自动编号归档。按保密原则在信息系统中设置查看权限、借阅流程，记录归档记录调阅情况，动态监控，杜绝合同文档丢失、信息泄露风险。

在合同档案管理工作环节存在的风险点包括：合同合作方可能行使撤销权；合同争议存在诉讼时效；与其他未履行完毕的合同可能存在关联。对此，公立医院可以采取的控制手段包括：建立完善的合同档案管理制度；严格执行合同原件交接手续；纸质档案归档后，原则上借阅仅限电子档。

第三节 经济合同管理预警要点与信息支持

除了上述合同管理全流程的控制措施外，合同预警管理也是落实内部控制的有效措施，防范风险的重要手段。公立医院需要建立动态风险预警管理体系，以风控为导向，向全方位、立体化方向拓展风险预警系统的外延和内涵，实现风险预警系统信息化，完善关键风险指标体系，提升风险预警能力。经济合同管理预警包括预警监测与识别、预警提醒、预警风险评估和预警管控四个环节。

一、预警监测与识别

传统合同预警采取静态管理的方式，未能实现动态预警，只是被动应对风险。全生命周期合同管理信息系统引入动态管理理念，跟踪监控履约过程，智能提取合同要素结构化信息，比对实际履约情况，实时预警风险，生成履约风险台账，主动应对风险。预警类型如表18-9所示。

表18-9　　　　　　　　　　　　　　预警类型表

	预警类型
时效预警	针对需时效管理的工作，信息系统按需灵活设定预警时间，提前检索同类待办业务自动比对规划时间，实时预警。责任部门根据预警提醒及时处理，监管部门根据超时履约报表实施质控考核
趋势预警	信息系统与HIS、LIS、PACS等系统对接互联，自动获取实际工作量信息，比对预测，生成阶段性趋势图，业务科室分析未达目标原因，持续改进，促成目标
资质预警	信息系统与供应链信息系统对接，自动生成预警报表，按需灵活设定预警期限，对即将到期的医用耗材"三证"和代理授权书，系统自动提醒供应商上传更新证件，院方审核，确保采供合法合规
合同到期预警	需持续采购合同，信息系统按需灵活设定时限，到期预警，提醒续约或启动采购流程

二、预警提醒

合同管理信息系统根据合同类型设置近期、逾期预警模式，相关人员可以实时收到手机短信、手机APP端信息弹框、电脑端桌面待办事项信息推送、自主设置条件查询预警报表，进而对预警事项进行及时处理，规避违约风险。

三、预警风险评估

基于项目目标识别风险，分析风险成因、特征、风险之间的相互关系、发生概率、对项目目标影响程度，排序风险等级，奠定风险管控基础。

四、预警管控

基于预警风险评估，构建履约风控机制，实施风险承受、风险规避、风险分担、风险降低的管控策略。重要事件向上一级报告，重大事件越级报告，特别重要的重大事件预警建立应急处置机制。考核部门定期监控评价关键指标、风险管理有效性，持续风险管控。

第四节　经济合同管理持续改进

精益医院的建设理念要求医院的管理活动实现持续改进，经济合同管理也不例外。对此，公立医院可从以下三个方面入手，推动经济合同管理的持续改进。

一、精准对标、靶向施策、持续改进

合同管理以问题为导向，公立医院可运用 PDCA 循环、品管圈（QCC）、SMART 原则、根本原因分析法（RCA）等质量管理工具，制定改进措施，精简环节、优化流程、提高效率、提升风控能力。

二、多方联动，共筑内控四道关口

将内外监督与自查自纠相结合，承办部门和相关职能管理部门构筑内部控制第一道关口，从内控评价、风险核查、质量控制管理和文化建设四个方面推动持续改进（见表 18 - 10）；财务部门为第二道关口，对可行性论证、合同签订审批、合同履约等工作实施财务监督；内审和纪检监察部门构筑第三道关口，内审部门监督合同管理全流程，纪检监察部门监督合同廉政风险，履行问责职能；会计师事务所为第四道关口，审计合同工作。

表 18 - 10　　　　　承办部门和相关职能管理部门持续改进表

承办部门和相关职能管理部门的持续改进	
内控评价方面	内控评价与日常管理结合，以评促改，明确一线工作人员、部门负责人整改优化的职责
风险核查方面	加强廉政风险自查工作管理，防范员工"一类风险事件""违规事件""屡查屡犯事件"的发生
质量控制管理方面	完善质量管控机制，建立各类合同项目归口部门质控考评指标体系，发挥运营助理、质控员职责，落实质量风险指标监测、计量、评估、报告，纳入考核，持续改进
文化建设方面	通过"引进来送出去""线上线下相结合"培训方式，提高人员专业技能和履职能力

三、技术赋能，积极利用数字化技术

对于合同信息化建设起步晚的公立医院而言，合同管理仍局限于工具化、流程化、标准化的基础信息管理水平。对此，医院可积极部署合同管理信息系统，运用人工智能、大数据、虚拟化技术信息化手段，向智能化、智慧化发展，实现流程信息化、信息共享化、共享协同化。利用更多的智能化技术持续改进合同管理，提高管理效率和精度，让工作人员从基础性的工作中解放出来，创造更核心价值。

第十九章　绩效评价与管理应用设计要点

随着人口老龄化加速，医保DRG/DIP付费制度改革加快落地推行，特别是疫情不确定性带来的医院运营成本增加，医院经济运行压力凸显，绩效国考揭榜公立医院"亏损面在扩大"，公立医院高质量发展成为人们关注的焦点和热点。2021年国务院办公厅《关于推动公立医院高质量发展的意见》（国办发〔2021〕18号，以下简称《意见》）公布，2021年发布《公立医院高质量发展促进行动（2021—2025年）》（国卫医发〔2021〕27号）。适逢《关于印发公立医院高质量发展评价指标（试行）的通知》（国卫办医发〔2022〕9号，以下简称《评价指标》）发布，《评价指标》紧密围绕公立医院高质量发展要求进行设计，并与全国二级和三级公立医院绩效考核等工作有机结合，按照指标精练、可操作、可衡量的原则，制定了党建引领、能力提升、结构优化、创新增效、文化聚力五个方面的指标。针对内部改革涉及诸多方面的内容，其中完善薪酬分配体系，既是关键也是难点。

第一节　薪酬体系优化与绩效评价

一、公立医院薪酬体系现状

《评价指标》在公立医院绩效考核"人员经费占比"指标基础上，进一步提出对"固定薪酬占比"的评价。公立医院要建立更加科学的薪酬分配体系，进一步突出保障功能，体现医务人员岗位价值、知识价值；同时不断完善绩效考核机制，突出工作业绩、实际贡献、服务质量等，鼓励探索创新。医院应以维护广大职工和患者的根本利益为宗旨，建立兼顾保障性和激励性的考核体系。

（一）公立医院薪酬制度变迁

在我国，医务人员的薪酬制度主要经历了4次调整，随着调整逐渐引入竞争和激励机制，医务人员属于专业技术人员，其薪酬包括两部分，固定薪酬和浮动薪酬。为突出薪酬的激励作用，充分调动工作人员积极性，使工作人员的薪酬与其岗位职责、工作表现和工作业绩相联系，浮动薪酬主要与业绩和实际贡献相关。但与国外混合薪酬支付方式不同的是，固定薪酬所占比例较小，浮动薪酬所占比例较高。

随着近些年各家医院对绩效的逐步改革，绩效部分体现了医务人员的工作业绩和业务能力，打破了"大锅饭"的现象，能够对医务人员起到激励的作用。但部分公立医院可能存在趋利化的趋势，加上医疗行业信息高度不对称，可能存在医务人员为创收开"大处方"的现象。大部分医院浮动薪酬往往是固定薪酬的好几倍，一定程度上导致薪酬制度可能失去导向的作用。

（二）合理薪酬制度的重要性

建立合理的薪酬制度是深化医药卫生体制改革的迫切需要。新一轮医药卫生体制改革以来，各项改革工作取得了明显进展和初步成效，各地对医疗卫生机构收入分配机制进行了积极探索。随着医改的深入推进尤其公立医院改革的不断深化，迫切要求医疗卫生机构建立新的运行机制，加快完善与管理体制、补偿机制、人事制度等相适应的薪酬制度，理顺政府与市场、公平与效率、投入与产出等关系，切实维护医疗卫生机构公益性。

完善医务人员薪酬制度是调动其积极性的重要举措。新中国成立以来，特别是改革开放以来，我国医药卫生事业取得了举世瞩目的成就，以全球 2%～3% 的医疗卫生资源维护了全球近 20% 的人口健康，其中医务人员以较低的人力成本做出了巨大奉献。展望未来，解决人民群众看病就医需求，需要吸引更多优秀人才投身医疗卫生事业，进一步发挥广大医务人员主力军作用。薪酬是激励医务人员的有效手段之一，合理的薪酬制度有利于保障医务人员的生活待遇，在全社会倡导尊医重卫的良好风尚，激发医务人员工作积极性，促进人才队伍可持续发展。

（三）提高固定薪酬占比

有调查数据显示，公立医院医生的浮动薪酬通常是固定薪酬的 3 倍左右，即固定薪酬只占全部薪酬的 25%。这一占比显然离公立医院固定薪酬占全部薪酬 60% 的目标差距很大。薪酬水平差异理论的五个薪酬分配要素为：技术难度、知识经验、职业风险、工作负荷、职责范围。医学学制长，成为执业医师的门槛高，毕业后的终身培训，相对较长的工作时间，再加上肩负治病救人的重任，是高风险的职业，医务人员理应获得相对稳定且较高的固定薪酬。

在德国、新加坡、英国等国家，固定薪酬高于浮动薪酬，即使是在美国，固定薪酬也是与浮动薪酬相接近。固定薪酬的支付方式有利于获得高质量的产出。因此，在混合支付方式下，固定薪酬所占比例不宜过小。此外，固定薪酬所占比重过小，可能会造成医务人员对医院情感上的不稳定，缺乏归属感，不利于医务人员队伍的稳定。

二、绩效评价体系促进薪酬调整

（一）三级公立医院绩效考核的制度要求

为全面贯彻落实党中央、国务院重要决策部署，国务院办公厅《关于加强三级公立医院绩效考核工作的意见》（以下简称《意见》）以习近平新时代中国特色社会主义思想为指导，全面贯彻党的十九大和十九届二中、三中全会精神，实施健康中国战略，建立健全基本医疗卫生制度，加强和完善公立医院管理，落实公益性，调动积极性，引导三级公立医院进一步落实功能定位，提高医疗服务质量和效率，推进分级诊疗制度建设，为人民群众提供高质量的医疗服务。

《意见》坚持公益性导向，引导三级公立医院进一步落实功能定位，提高医疗服务质量和效率。坚持属地化原则，国家做好顶层设计，地方结合经济社会发展情况具体实施。坚持信息化支撑，保证考核结果真实客观。通过绩效考核，推动公立医院在发展方式上，从规模扩张型转向质量效益型，提高医疗质量；在管理模式上，从粗放管理转向精细管理，提高效率；在投资方向上，从投资医院发展建设转向扩大分配，提高待遇，促进公立医院综合改革落地见效。

《意见》提出，2019年在全国启动三级公立医院绩效考核工作，2020年基本建立较为完善的三级公立医院绩效考核体系。一是建立科学的考核指标体系。包括医疗质量、运营效率、持续发展、满意度评价4个方面共55个指标，其中26个指标为国家监测指标。二是建立统一的考核支撑体系。提高病案首页质量，统一疾病分类编码、手术操作编码和医学名词术语集，完善满意度调查平台，建立考核信息系统。三是建立规范的考核程序。分为医院自查自评、省级年度考核、国家监测分析3个步骤，明确了时间节点和责任主体。

作为三级公立医院，面临国考的任务和要求，需要对照绩效考核指标体系，在国家要求的时间节点，完成对上一年度医院绩效情况的分析评估，将上一年度病案首页信息、年度财务报表及其他绩效考核指标所需数据等上传至国家和省级绩效考核信息系统。医院需根据绩效考核指标和自评结果，调整完善内部绩效考核和薪酬分配方案，实现外部绩效考核引导内部绩效考核，推动医院科学管理和高质量发展。

（二）绩效评价体系设计原则

紧密围绕公立医院公益性，通过德尔菲法等方法选择更能有效体现公益性的关键性指标，以引导公立医院回归公益性，更好地服务病患。

依据国家和省三级公立医院绩效考核政策要求及医院战略目标，通过对医院全面质量管理的情况进行深入的调研，并经过综合分析，找出医院实际执行情况与国家考核要求存在较大差距考核指标。针对医院业务及管理的不足，采用多样化的考核方式，采取质量考核与目标考核灵活配置形式制定符合医院的整体质量、目标考核方案，规范、细化管理，以院内绩效引导、激励，提升管理水平。

通过对医院运营数据分析，从调整收入结构和病种结构、控制运营成本、人员结构出发，制定覆盖质量、效率、教科研、指令性任务等多方面、多级架构的 KPI 绩效考核体系，满足医院在降本、增效、优化结构的综合考评指标（见图 19-1）。

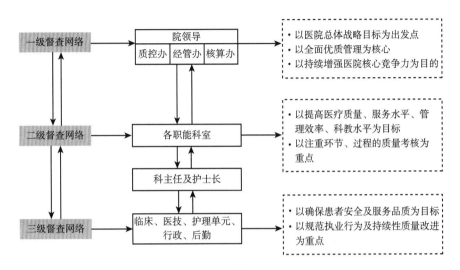

图 19-1 关键业绩指标考核方案

1. 目的。

（1）深化医院绩效分配制度改革，实行医院综合目标管理规范化。

（2）充分发挥医院职能部门在医院的管理、安全、服务等工作中的作用。

（3）为医院建立合理高效的工作约束与激励机制。

（4）建立一支高素质医疗管理团队，提高工作效率、医疗质量和服务质量，获得医院社会效益、经济效益双丰收。

2. 原则。

（1）实事求是是做好质量考核的第一要义。质量考核一定是建立在医院各科室基本工作现状的基础之上，通过全面调研，了解科室情况，充分尊重事实。

（2）客观公正是做好质量考核工作的基础。对科室工作的质量考核指标，要力求用客观可量化的数据。

（3）公开透明是质量考核顺利实施的保证。对科室质量考核一定要做到公开透明，加分点与扣分点有理有据，才能让人心服口服。

（4）注重实绩，有针对性是做好高质量考核方案的良方。医师、护理、医技工作不同，内外科、门急诊性质各异，因此在做质量考核方案时一定要有针对不同类型科室的个性化方案，考核才真正有意义。

（5）考核对象全面化、考核指标多维度。

第二节　绩效分配与运营持续改进

一、绩效分配体系的顶层设计

医务人员是医疗服务主体，绩效分配关系医务人员的切身利益。人员经费占比评价的不仅是规模数量，更是结构质量。《意见》对公立医院改革薪酬分配制度，落实"两个允许"提出了明确要求。落实到院内，对绩效分配的改革实际是科室和职工利益调整，牵一发而动全身，改革的成功实施绝非易事，需要各方面的保障。因此，必须由医院"一把手"亲自实施，否则难以推进。绩效改革要基于医院战略导向，做好顶层设计，明确改革任务和目标；深入分析改革的优劣势、重难点，科学全面设计改革方案，并进行精细化测算，实施过程中注重调研、访谈、沟通，稳步推进。

从顶层设计角度，以医院战略目标为导向，以工作量评价为基础，以质量和成本控制为支撑，建立完整的绩效架构，通过工作绩效、运营绩效和管理绩效构建院科以及个人的综合评估、考核管理体系。

以综合目标管理考核为龙头，以中层干部管理考核为核心，以全体员工工作考核为基础。

工作量核算要体现"多劳多得""优劳优酬"和"兼顾公平"的原则，对于医疗责任重、医疗风险大、医疗技术难的医疗项目给予更多的工作量，同时兼顾院内相对的平衡。

区分不同岗位、不同职位的工作差异，绩效核算中体现按岗位核算、按项目核算的精神，更好地衡量不同岗位、不同职务人员的工作价值与服务贡献。

遵循公平公正的原则，设置分配项目与权重，将科室奖金分配到个人。

医护奖金分开核算，支持护理垂直管理。

将科室奖金与科室服务量结合，利用绩效指标导引科室发展方向。

兼顾科室业务扩充与成本控制。

结合项目成本及 DRG/DIP 相关指标，优化绩效考核指标，提高医院整体运营效率。

二、绩效分配体系的设计要点

（一）确定范围

通过分解薪酬结构，确定浮动绩效核算范围，确定绩效方案涉及范围。

1. 确定人员范围：包括医、护、技、教、研、行政后勤管理职系，按统一原则，总体测算，医、护、技与行政管理等分步实施。

2. 确定分配范围：实行院科二级管理，科室主任一级纳入医院统一考核统一分配，二次分配由科室自行制定方案，医院可给出参考方案和指导原则。

（二）确定原则

在医院整体战略的指导下，确定绩效改革总体原则。明确各项原则的优先级别，为后期方案指明方向。主要包括：战略导向原则、平衡发展原则、循序渐进原则、激励性原则、合规性原则、公平性原则等。

（三）测定总额

尊重历史，根据对历史数据进行的前期分析，通过数学建模等方法进行测算，使测算结果在尊重历史的基础上符合预期。

确定各系列的实际编制情况与规定编制是否匹配，确定各系列员工的平均收入是否符合当地市场及医院实际价值需求。解决因业务发展而导致各系列奖金存在不均衡的问题，并向重点发展扶持的科室倾斜。

（四）评估价值

科室与岗位价值评估：根据需要，合理使用如海氏评估、十要素法等工具进行科室及岗位价值评估，并将价值评估结果进行应用。

（五）选择方法

绩效核算方法选择：医、护、技、行政后勤采用不同的绩效核算方法。

（六）信息支撑

信息化系统工具支撑：绩效所需各类数据自动采集。绩效核算高度自动化，重点考核指标实时监控。为后续的运营分析打好数据基础。

（七）设计体系

设计全方位的绩效考核体系：除月度绩效外，设置阶段性目标考核（如季度、半年、年度等）方案，有针对性对科室进行考核，形成多元化的综合目标绩效管理方案，促进医院战略目标的实现。

三、持续的运营分析改进

绩效分配体系的建立不是终点，恰恰是医院运营分析改进的起点。通过绩效分配体系的建立，医院运营发生了哪些变化，是否朝着方案规划的目标前进，这应是绩效方案制定者最为关注的事情。因此，需要选取具有代表性的指标，定期分析绩效改革前后各项指标的变化。同时，也为方案的调整提供数据依据。

通过选取关键指标建立分析模型，从信息系统中抽取相关数据，校验数据的准确性。按照绩效方案设定的关键指标、战略目标的目标值，确定对比分析的标准。从绩效改革后取得的数据中抽取指标实际数据与目标值进行对比分析。围绕基础指标、医院核心竞争力、医院经营健康指数等多维度展开，从中发现问题，并找出优化方案。

医院内部薪酬改革，应鼓励多劳多得和优劳优酬。一方面，积极扭转原有与药品、耗材挂钩的薪酬"毒瘤"，有效控制"过度医疗"，向更合理地体现医疗卫生人才知识价值和劳动价值的"阳光收入"转变；另一方面，以绩效考核为重要管理指挥棒，衔接高质量发展引导，从原有"绩效分配"向结合目标管理的"考核体系"建设转变，小绩效里融合了管理思维和管理目标。

以"考核体系"撬动全面高质量发展。增加科室价值评价体系和岗位价值评价体系，建立学科发展的相关评价。这部分的绩效评价是给医务人员"固定薪酬"的补充，是结合了医院高质量发展远景设定的体系。其中科室价值评价可以通过"工作风险、服务能力、学科建设"等方面建立和医疗、教学、科研、管理相结合的评价体系，以长效目标激励医院各学科建设以及医教研协同发展，从而促进医院高质量发展。

第三节　绩效评价关键指标设计示例

一、指标选择

在考核指标选择上，首先要以公益性指标为导向（见表 19 - 1）。

表 19 - 1　　　　　　　　　　公益性指标及权重示例

一级指标	二级指标	三级指标	综合权重
公益性指标	医疗服务质量（0.278）	治愈好转率（0.364）	0.101
		危重患者抢救成功率（0.258）	0.072
		院内感染率（0.105）	0.029
		入院与出院诊断符合率（0.184）	0.051
		年每百床医疗纠纷案件数（0.089）	0.025
	医疗服务效率（0.123）	日人均门诊人次（0.165）	0.020
		日人均急诊人次（0.165）	0.020
		专家门诊日均治疗人次（0.101）	0.013
		平均住院日（0.350）	0.043
		病床使用率（0.219）	0.026
	医疗服务费用负担（0.185）	门诊患者均次费用（0.500）	0.093
		住院患者均次费用（0.500）	0.093

续表

一级指标	二级指标	三级指标	综合权重
公益性指标	社会满意度（0.156）	门诊患者满意度（0.387）	0.061
		住院患者满意度（0.387）	0.061
		职工对医院满意度（0.226）	0.036
	公益卫生服务完成情况（0.185）	年提供公共卫生服务次数（0.556）	0.103
		年公共卫生突发事件救援次数（0.444）	0.082
	医院创新能力（0.073）	每百人发表核心期刊论文数（0.328）	0.025
		每百人科研成果奖励数（0.411）	0.029
		各类培训人数与职工总数比（0.261）	0.020

其次，不同系科室因工作性质、面对的病患情况大有不同，考核指标也会不同。但是同一个医院，考核大方向和原则基本一致：规章制度、科室管理、医德医风、业务工作、效益和科研。

如医院影像系统的科室质量考核指标为：报告规范、及时、准确；预防医疗纠纷和医疗不良事件预案；严格遵守操作规程，无人为设备损毁，做好设备使用记录；医疗质量符合医院质量管理要求；B 超、心电图、放射做到 24 小时值班；危急值管理符合制度要求；继续教育参与率 100%、合格率≥85%；院内业务学习参与率≥80%。

二、考核周期

考核指标根据医院的信息化系统和考核需求，对每项指标进行分析，区分考核到科室和个人指标，同时根据考核指标的重要性，设置考核指标的周期，区分考核到月度、季度、半年度、年度的指标。

三、分值设计

为了保证医疗质量考核的公正、公开、透明性，考核实行指标量化计分制度。为每一项考核指标设定分值，工作质量达标得分，不达标不得分（见表 19-2）。

表 19-2 检验科考核设计方案示例

序号	工作目标	评分标准	分值	得分
1	报告规范、及时、准确	有一项未做到扣 2 分	10	
2	预防医疗纠纷和医疗不良事件预案	有一次未及时、准确做到扣 5 分	10	
3	严格遵守操作规程，无人为设备损毁，做好设备使用与维护记录	造成设备人为损坏的扣 10 分；无设备使用与维护记录扣 5 分	10	

续表

序号	工作目标	评分标准	分值	得分
4	大型 X 线机检查阳性率 > 70%，CT 检查阳性率 > 75%，MRI 检查阳性率 > 80%。查看大型 X 线机检查阳性率、CT 检查阳性率及 MRI 检查阳性率记录	无统计扣 5 分；1 项不合格扣 2 分	10	
5	B 超、心电图、放射做到 24 小时值班	有一项不合格扣 2 分	10	
6	过敏反应抢救制度及执行情况；要求抢救药品种齐全、有效，摆放合理。抢救绿色通道畅通	无过敏反应抢救制度扣 5 分；抢救药品每缺一种或发现一种失效扣 2 分；抢救药品摆放不合理扣 2 分。抢救绿色通道不畅通扣 2 分	10	
7	继续教育参与率 100%、合格率 ≥85%	各项每下降 1% 扣 2 分	10	
8	普通 X 线甲片率 ≥70%，CR、DR、CT、MRI 甲片率 ≥95%	每下降 1% 扣 2 分	10	
9	废片率 ≤1%	每增加 1% 扣 5 分	10	
10	科室耗材结余比例控制在 ≤5%	1. 结余比 ≤5% 得 10 分 2. 每增加 1% 扣 5 分	10	

四、分类方案

为了使医疗质量考核更具针对性，首先按照工作性质对科室进行分类，然后再对不同类型的科室做出相对应的质量考核方案（见表 19 - 3—表 19 - 10）。

表 19 - 3　　　　　　　　　　外、产科综合目标及考核方案示例

考核指标及分值		扣分细则	扣分
制度落实（20 分）	科室制度健全，有科室工作计划及总结（4 分）	1. 有计划、总结得 4 分 2. 缺一项扣 1 分	
	患者对科室的满意度 ≥95%（4 分）	1. 患者对科室的满意度 ≥95% 得 4 分，每下降 1% 扣 1 分 2. 每发生一起非医疗性投诉扣 1 分，扣完为止	
	遵守医院各项规章制度，按时完成医院布置的各项任务，院周会传达率达 100%（4 分）	1. 遵守各项规章制度得 4 分，对于非医疗违规行为每查实一次扣 1 分 2. 发现科内收受红包，药械、试剂、药材回扣，当事人扣年终奖，科室扣 5 分 3. 每发现一次未完成扣 1 分；扣完为止	
	科室耗材结余比例控制在 ≤5%（4 分）	1. 结余比 ≤5% 得 4 分 2. 每增加 1% 扣 1 分	
	科室有突发事件应急预案（4 分）	1. 有预案得 4 分 2. 医护人员知晓情况（1 人不合格扣 1 分）	

续表

考核指标及分值		扣分细则	扣分
主要指标 （40分）	入出院诊断符合率≥95%（2分）	1. ≥95%得分 2. <95%不得分	
	平均住院日≤10天（2分）	1. 平均住院日≤10天得2分 2. 平均住院日＞10天不得分	
	病床使用率≥85%（2分）	1. 病床使用率≥85%得2分 2. 病床使用率＜85%不得分	
	药品收入占业务收入比例≤38%（2分）	1. 药品收入占业务收入比例≤38%得2分 2. 每大于1个百分点扣0.1分	
	甲级病历合格率≥90%（3分）	1. 病历合格率≥90%得3分 2. 每下降1个百分点扣0.1分	
	患者病情特殊检查、特殊治疗、手术麻醉、履行患者告知率100%（2分）	1. 达指标得2分 2. 每下降1个百分点扣0.1分	
	医疗质量安全事件报告率100%（3分）	1. 达指标得3分 2. 每下降1个百分点扣0.1分	
	治愈好转率≥95%（2分）	1. 达指标得3分 2. 每下降1个百分点扣0.1分	
	院内急会诊到位时间≤15分钟（3分）	1. 达指标得3分 2. 每超时1人/次扣1分	
	手术前后诊断符合率≥90%（2分）	1. 达标得2分 2. 每下降1个百分点扣0.1分	
	麻醉死亡率≤0.02%（2分）	1. 达标得2分 2. 每上升0.01个百分点扣1分	
	手术台次＿＿＿＿台（3分）	1. 达标得3分 2. 每下降20人扣1分	
	疑难病例讨论会诊记录（2分）	无疑难病例讨论会诊记录（扣2分）	
	住院患者人均医疗费用比上年下降5%（2分）	1. 达到指标得3分 2. 每下降1个百分点扣0.1分	
	入院人次＿＿＿＿人（3分）	1. 达指标得3分 2. 每下降20人扣1分	
	无菌手术切口甲级愈合率≥97%（3分）	1. 达标得3分 2. 每下降1个百分点扣0.2分	
	入院、院中、出院健康教育100%（2分）	完成指标得2分	

续表

考核指标及分值		扣分细则	扣分
护理质量 （20分）	基础护理合格率≥95%；危重患者护理合格率≥90%（4分）	每下降1个百分点扣0.1分	
	医疗器械消毒灭菌合格率100%（3分）	未达指标不得分	
	有护理差错报告和管理制度（3分）	1. 无制度扣2分 2. 未报告扣1分	
	聘用护士规范化培训考试通过率达100%（3分）	每下降10%减1分	
	护理文书书写合格率≥90%（3分）	每下降1个百分点扣0.1分	
	贵重仪器有专人管理，定期维修保养，各种交接物品、药品有专人分工负责，定期清点，无丢失和人为损坏现象（4分）	发生丢失的和人为损害的，有一次扣2分	
输血管理 （10分）	严格执行输血技术操作规范（2分）	现场抽查2人，操作不规范不得分	
	执行临床用血申请、登记制度，执行输血前检验和核对制度（2分）	有制度得2分。未执行1人扣1分	
	有输血不良反应登记报告制度（2分）	有制度得2分，未登记报告1人扣1分	
	成分输血率≥90%（2分）	每下降1个百分点扣0.1分	
	输血适应证合格率≥90%（2分）	每下降1个百分点扣0.1分	
感染管理 （10分）	医务人员严格执行无菌技术操作（2分）	现场抽查2人，操作不规范不得分	
	制定消毒隔离工作制度，并严格执行（2分）	有制度得2分，未执行扣1分	
	医院感染现患率≤10%（3分）	医院感染现患率≤10%得3分	
	法定传染病报告率100%（3分）	1. 达指标得3分 2. 每下降1个百分点扣0.1分	

根据工作性质，将医院的各个考核单元分为临床科室系统（内科系统、外科产科系统、门诊急诊系统）、检验科、药剂系统、影像医学系统。

方案：

考核奖金：以各科室核算奖金的30%为考核奖金。

分值计算：100分值计算，以考核最后得分乘以100%再乘以考核奖金为科室最终应得考核奖金。

实发奖金：核算奖金×70%＋核算奖金×30%×质量考核得分/100×100%

表 19 - 4　　　　　　　　　　　　内科综合目标及考核方案示例

考核指标及分值		扣分细则	扣分
制度落实 （20 分）	科室制度健全，有科室工作计划及总结（4 分）	1. 有计划、总结得 4 分 2. 缺一项扣 1 分	
	患者对科室的满意度≥95%（4 分）	1. 患者对科室的满意度≥95% 得 4 分，每下降 1% 扣 1 分 2. 每发生一起非医疗性投诉扣 1 分，扣完为止	
	遵守医院各项规章制度，按时完成医院布置的各项任务，院周会传达率达100%（4 分）	1. 遵守各项规章制度得 4 分，对于非医疗违规行为每查实一次扣 1 分 2. 发现科内收受红包，药械、试剂、药材回扣，当事人扣年终奖，科室扣 5 分 3. 每发现一次未完成扣 1 分；扣完为止	
	科室耗材结余比例控制在≤5%（4 分）	1. 结余比≤5% 得 4 分 2. 每增加 1% 扣 1 分	
	科室有突发事件应急预案（4 分）	1. 有预案得 4 分 2. 医护人员知晓情况（1 人不合格扣 1 分）	
主要指标 （40 分）	入出院诊断符合率≥95%（4 分）	≥95% 得 4 分 <95% 不得分	
	平均住院日≤15 天（3 分）	1. 平均住院日≤15 天得 3 分 2. 平均住院日 >15 天不得分	
	病床使用率≥85%（3 分）	1. 病床使用率≥85% 得 3 分 2. 病床使用率 <85% 不得分	
	药品收入占业务收入比例≤40%（4 分）	药品收入占业务收入比例≤40% 得 4 分每大于 1 个百分点扣 0.1 分	
	甲级病历合格率≥90%（3 分）	1. 甲级病历合格率≥90% 得 3 分 2. 每下降 1 个百分点扣 0.1 分	
	患者病情特殊检查、特殊治疗、履行患者告知率100%（2 分）	1. 达指标得 2 分 2. 每下降 1 个百分点扣 0.1 分	
	医疗质量安全事件报告率100%（3 分）	1. 达指标得 3 分 2. 每下降 1 个百分点扣 0.1 分	
	治愈好转率≥95%（3 分）	1. 达指标得 3 分 2. 每下降 1 个百分点扣 0.1 分	
	院内急会诊到位时间≤15 分钟（2 分）	1. 达指标得 2 分 2. 每超时 1 人/次扣 1 分	
	疑难病例讨论会诊记录（3 分）	无疑难病例讨论会诊记录（扣 3 分）	
	住院患者人均医疗费用比上年下降5%（3 分）	1. 达指标得 3 分 2. 每下降 1 个百分点扣 0.1 分	

续表

考核指标及分值		扣分细则	扣分
主要指标（40 分）	入院人次＿＿人（3 分）	1. 达指标得 3 分 2. 每下降 20 人扣 1 分	
	每月按时上报院内明确诊断的慢性病（口腔和 2 型糖尿病）患者信息（2 分）	1. 按时上报得 2 分 2. 每少 1 个月扣 1 分	
	入院、院中、出院健康教育 100%（2 分）	完成指标得 2 分	
护理质量（20 分）	基础护理合格率≥90%；危重患者护理合格率≥90%（4 分）	每下降 1 个百分点扣 0.1 分	
	医疗器械消毒灭菌合格率 100%（3 分）	未达指标不得分	
	有护理差错报告和管理制度（3 分）	1. 无制度扣 2 分 2. 未报告扣 1 分	
	聘用护士规范化培训考试通过率达 100%（3 分）	每下降 10% 减 1 分	
	护理文书书写合格率≥90%（3 分）	每下降 1 个百分点扣 0.1 分	
	贵重仪器有专人管理，定期维修保养，各种交接物品、药品有专人分工负责，定期清点，无丢失和人为损坏现象（4 分）	发生丢失的和人为损害的，有一次扣 2 分	
输血管理（10 分）	严格执行输血技术操作规范（2 分）	现场抽查 2 人，操作不规范不得分	
	执行临床用血申请、登记制度，执行输血前检验和核对制度（2 分）	有制度得 2 分。未执行 1 人扣 1 分	
	有输血不良反应登记报告制度（2 分）	有制度得 2 分，未登记报告 1 人扣 1 分	
	成分输血率≥90%（2 分）	每下降 1 个百分点扣 0.1 分	
	输血适应证合格率≥90%（2 分）	每下降 1 个百分点扣 0.1 分	
感染管理（10 分）	医务人员严格执行无菌技术操作（2 分）	现场抽查 2 人，操作不规范不得分	
	制定消毒隔离工作制度，并严格执行（2 分）	有制度得 2 分，未执行扣 1 分	
	医院感染现患率≤10%（3 分）	医院感染现患率≤10% 得 3 分	
	法定传染病报告率 100%（3 分）	1. 达指标得 3 分 2. 每下降 1 个百分点扣 0.1 分	

表 19 - 5　　　　　　　　　　门诊急诊综合目标及考核方案示例

考核指标及分值		扣分细则	扣分
制度落实（20 分）	科室制度健全，有科室工作计划及总结（4 分）	1. 有计划、总结得 4 分 2. 缺一项扣 1 分	
	患者对科室的满意度≥95%（4 分）	1. 患者对科室的满意度≥95% 得 4 分，每下降 1% 扣 1 分 2. 每发生一起非医疗性投诉扣 1 分，扣完为止	
	遵守医院各项规章制度，按时完成医院布置的各项任务，院周会传达率达 100%（4 分）	1. 遵守各项规章制度得 4 分，对于非医疗违规行为每查实一次扣 1 分 2. 发现科内收受红包，药械、试剂、药材回扣，当事人扣年终奖，科室扣 4 分 3. 每发现一次未完成扣 1 分；扣完为止	
	科室耗材结余比例控制在≤5%（4 分）	1. 结余比≤5% 得 4 分 2. 每增加 1% 扣 1 分	
	科室有突发事件应急预案（4 分）	1. 有预案得 4 分 2. 医护人员知晓情况（1 人不合格扣 1 分）	
主要指标（40 分）	药占比≤40%（3 分）	每高 1% 扣 1 分	
	门诊人次＿＿＿＿人（3 分）	每下降 20 个人扣 1 分	
	急危重症抢救成功率≥85%（3 分）	每下降 1 个百分点扣 0.1 分	
	单病种质量控制达标（3 分）	不达标不得分	
	急救物品完好率100%（3 分）	每下降 1 个百分点扣 0.1 分	
	急诊留观时间≤48 小时（3 分）	每超过 1 小时扣 0.2 分	
	预约门诊无投诉（3 分）	有 1 例投诉扣 1 分	
	门诊病历处方合格率≥95%（3 分）	每下降 1 个百分点扣 0.1 分	
	开展新业务新技术（3 分）	1. 每低 1 个百分点扣 0.1 分 2. 一个投诉扣 0.5 分	
	门诊患者人均医疗费用比上年下降 5%（3 分）	每高于要求 1 个百分点扣 0.2 分	
	门诊有导医，能提供 3—5 项便民服务（2 分）	每少 1 项扣 0.5 分	
	认真执行首诊医生负责制（3 分）	抽查患者门诊病历，未写 1 人扣 0.5 分	
	严格执行门诊患者预拣分诊制度（3 分）	未分拣不得分	
	年内保质保量完成各项指标任务及文件编写（2 分）	一项未完成扣 0.5 分，扣完为止	

续表

考核指标及分值		扣分细则	扣分
护理质量 （20分）	基础护理合格率≥90%；危重患者护理合格率≥90%（4分）	每下降1个百分点扣0.1分	
	医疗器械消毒灭菌合格率100%（3分）	未达指标不得分	
	有护理差错报告和管理制度（3分）	1. 无制度扣2分 2. 未报告扣1分	
	聘用护士规范化培训考试通过率达100%（3分）	每下降10%减1分	
	护理文书书写合格率≥90%（3分）	每下降1个百分点扣0.1分	
	贵重仪器有专人管理，定期维修保养，各种交接物品、药品有专人分工负责，定期清点，无丢失和人为损坏现象（4分）	发生丢失的和人为损害的一次扣2分	
输血管理 （10分）	严格执行输血技术操作规范（2分）	现场抽查2人，操作不规范不得分	
	执行临床用血申请、登记制度，执行输血前检验和核对制度（2分）	有制度得2分，未执行1人扣1分	
	有输血不良反应登记报告制度（2分）	有制度得2分，未登记报告1人扣1分	
	成分输血率≥90%（2分）	每下降1个百分点扣0.1分	
	输血适应证合格率≥90%（2分）	每下降1个百分点扣0.1分	
感染管理 （10分）	医务人员严格执行无菌技术操作（2分）	现场抽查2人，操作不规范不得分	
	制定消毒隔离工作制度，并严格执行（2分）	有制度得2分，未执行扣1分	
	医院感染现患率≤10%（3分）	医院感染现患率≤10%得3分	
	法定传染病报告率100%（3分）	1. 达指标得3分 2. 每下降1个百分点扣0.1分	

表 19 – 6　　　　　　　　　药剂科综合目标及考核方案示例

序号	工作目标	评分标准	分值	得分
1	确保中成药、中草药、小包装饮片、颗粒剂的供应和合理调配，鼓励使用中草药、小包装饮片、颗粒剂的激励措施	不能保障使用不得分，无措施不得分	15	
2	保障临床合理用药，严格按照国家规定所有药品实行网上采购	未合理用药一次扣5分，未按要求采购一次扣10分	15	
3	药品规范保管存放，无过期、霉变、假劣药品	有一项不合格扣5分	10	

续表

序号	工作目标	评分标准	分值	得分
4	严格按照规定做好毒麻、精神药品的管理及用药工作	有一项未做好扣5分	15	
5	用药过程认真,不允许错发、少发、多发药品	有一项不符合要求扣5分	15	
6	三级考试合格率100%	每下降1%扣2分	10	
7	继续教育参与率100%、合格率≥85%	各项每下降1%扣2分	10	
8	院内业务学习参与率≥80%	每下降1%扣2分	10	

表 19-7　　　　　　　　　　　　检验科综合目标及考核方案示例

序号	工作目标	评分标准	分值	得分
1	积极配合临床检验中心安排的全省检验室间质评工作,成绩合格	有一次成绩不合格扣5分	10	
2	门诊患者的检查标本当日发报告,急诊标本2小时内发出报告,报告单书写规范,签字清晰	有一项不符合要求扣2分	10	
3	保持报告单的清洁、完整	有一次不符合要求扣1分	5	
4	对可能存在偏差或造成严重不良后果的检验结果,及时与相关临床科室沟通,并按规定时间留存标本,必要时进行复检	有一次未达要求扣5分	15	
5	检查结果与临床状况核对,存在不相符的要立即复查原标本	有一项未做到扣2分	10	
6	对危急值的处理符合制度要求	一次未做到扣2分	10	
7	严禁人情化验和出具假报告单	有一次扣10分	10	
8	继续教育参与率100%、合格率≥85%	各项每下降1%扣2分	10	
9	三级考试合格率100%	每下降1%扣2分	10	
10	科室耗材结余比例控制在≤5%	1. 结余比≤5%得10分 2. 每增加1%扣5分	10	

表 19-8　　　　　　　　　　　　影像科综合目标及考核方案示例

序号	工作目标	评分标准	分值	得分
1	报告规范、及时、准确	有一项未做到扣2分	10	
2	预防医疗纠纷和医疗不良事件预案	有一次未及时、准确做到扣5分	10	
3	严格遵守操作规程,无人为设备损毁,做好设备使用与维护记录	造成设备人为损坏的扣10分;无设备使用与维护记录5分	10	
4	大型X线机检查阳性率>70%,CT检查阳性率>75%,MRI检查阳性率>80%。查看大型X线机检查阳性率、CT检查阳性率及MRI检查阳性率记录	无统计扣5分;1项不合格扣2分	10	

续表

序号	工作目标	评分标准	分值	得分
5	B超、心电图、放射做到24小时值班	有一项不合格扣2分	10	
6	过敏反应抢救制度及执行情况；要求抢救药品种齐全、有效，摆放合理。抢救绿色通道畅通	无过敏反应抢救制度扣5分；抢救药品每缺一种或发现一种失效扣2分；抢救药品摆放不合理扣2分。抢救绿色通道不畅通扣2分	10	
7	继续教育参与率100%、合格率≥85%	各项每下降1%扣2分	10	
8	普通X线甲片率≥70%，CR、DR、CT、MRI甲片率≥95%	每下降1%扣2分	10	
9	废片率≤1%	每增加1%扣5分	10	
10	科室耗材结余比例控制在≤5%	1. 结余比≤5%得10分 2. 每增加1%扣5分	10	

表 19－9　　　　　　　　　　供应室综合目标及考核方案示例

序号	工作目标	评分标准	分值	得分
1	及时供应临床科室需要的各种无菌物品，确保无过期物品	有一次未及时做到扣5分，发现过期物品一次扣5分	20	
2	器械清洗后光亮、无锈、无污迹，物品合格率100%	每下降1%扣4分	20	
3	各种卫生学监测合格率100%	每下降1%扣2分	10	
4	器械消毒灭菌合格率100%	每下降1%扣8分	40	
5	科室应具备必需的防护用品，并能正确、合理、有效地使用	有一次不符合要求扣5分	10	

表 19－10　　　　　　　　　　手术室综合目标及考核方案示例

序号	工作目标	评分标准	分值	得分
1	无医疗事故、重大医疗纠纷、医疗差错； 无伪造医疗文书行为	有一次扣5分；一次伪造医疗文书行为扣5分	10	
2	麻醉者术前要熟悉患者情况，确定合理麻醉方式，向患者及家属交代注意事项，严格执行麻醉前诊视和麻醉后随访制度，改变麻醉方式必须征得患者、家属及手术医师同意。镇痛泵应用实行知情同意制度	查看麻醉者对患者了解程度，私自改动麻醉方式扣2分，查看随访记录，无诊视随访记录扣2分，记录有缺陷扣1分	8	
3	三级基本理论、技能考核合格率100%	每下降1%扣2分	10	
4	麻醉前认真检查氧气、药品、器械，术中运转正常，严格执行技术操作规程，手术过程中不擅离职守，严密观察，认真记录，随时处理各种险情保证患者安全，麻醉成功率≥98%	不定期抽查，查看麻醉记录单，一项做不到或麻醉成功率降低1%扣1分	8	

续表

序号	工作目标	评分标准	分值	得分
5	甲类手术前讨论、死亡病例讨论率均达到100%	各项每下降1%扣2分	8	
6	麻醉急救药品和剧毒、麻醉药品要固定品种数量，专柜存放，专人管理，用后及时补充。并有详细记录	每检查发现一次扣4分	8	
7	急危重症抢救成功率≥85%	每下降1%扣1分	8	
8	麻醉单填写符合要求，内容完整准确，字迹清楚，签全名，无涂改，并存档	有一次不符合规定扣2分	8	
9	器械消毒灭菌合格率100%	每下降1%扣2分	8	
10	一次性医疗用品用后毁形率100%	每下降1%扣2分	8	
11	对手术仪器设备要定期维修、保养，并做好记录，发生故障及时处理，减少事故发生率	查看记录和实地检查，不符合要求每项扣2分	8	
12	科室耗材结余比例控制在≤5%	1. 结余比≤5%得8分 2. 每增加1%扣4分	8	

第二十章　精益财经与医疗产学研融合发展趋势

第一节　医院精益财经与医疗保险

随着医改的不断推进，基本医疗保险的逐步实施，我国医疗保险的覆盖面也随之扩大。医疗保险管理是医院管理的重要组成部分，精益管理作为一种科学有效的管理模式，应用于医疗保险管理，对于改善医疗服务质量，合理控制医疗费用，实现医保、医疗、医药协同发展具有重要意义。

一、DRG/DIP 医保支付方式

目前，我国正在推进医保支付制度改革，从按项目付费改为按 DRG/DIP 支付方式付费，到 2025 年底，DRG/DIP 支付方式覆盖所有符合条件的开展住院服务的医疗机构，基本实现病种、医保基金全覆盖。

DRG（Diagnosis Related Groups），翻译为（疾病）诊断相关分组，它根据患者的年龄、疾病诊断、合并症、并发症、治疗方式、疾病严重程度及转归等因素把患者分入若干（500—600 个）诊断相关组，然后决定应该给医院多少补偿。

DRG 最初产生于美国。20 世纪 70 年代，为了科学地进行医疗评价，耶鲁大学卫生研究中心通过对 169 所医院 70 万份病案分析研究，提出了一种新型的住院患者病例组合方案，并首次定名为 DRG。后来，联邦政府卫生财政管理局（HCFA）基于付费的需要，对该项研究进行资助，并研制完成了第二代 DRG，该版本构成了现有版本的基础。

DRG 是当今世界公认的比较先进的支付方式之一。DRG 的指导思想是：通过统一的疾病诊断分类定额支付标准的制定，达到医疗资源利用标准化。有助于激励医院加强医疗质量管理，迫使医院为获得利润主动降低成本，缩短住院天数，减少诱导性医疗费用支付，利于费用控制；有助于实现医保患三方共赢。

DIP（Diagnosis - Intervention Packet）按病种分值付费，它是利用大数据优势所建立的完整管理体系，发掘"疾病诊断 + 治疗方式"的共性特征对病案数据进行客观分类，在一定区域范围内的全样本病例数据中形成每一个疾病与治疗方式组合的标化单位，客观反映疾病严重程度、治疗复杂状态、资源消耗水平与临床行为规范，可用于医保支

付、基金监管、医院管理等。

DIP 的指导思想是：在总额预算机制下，根据年度医保支付总额、医保支付比例及各医疗机构病例的总分值计算分值单价。医保部门基于病种分值和分值单价形成支付标准，对医疗机构每一病例实现标准化支付，不再以医疗服务项目费用支付。

DIP 是具有中国特色的支付方式。它是以大数据技术为基础，改变了以样本推算总体的仿真、预测乃至精算模式，利用真实、全量数据客观还原病种全貌，通过对疾病共性特征及个性变化规律的发现，建立医疗服务的"度量衡"体系，较为客观地拟合成本、测算定价，其科学性和精细化，可有效支撑医保支付方式改革目标的实现。

DRG/DIP 支付方式与按服务项目付费的核心不同之处是：按项目付费是医保部门根据医疗服务项目的多少乘以单价后加总的额度，按照报销比例给医院补偿医疗服务成本。按项目付费，可导致医疗费用增幅增长过快，使得医保基金"穿底风险"大增。DRG/DIP 支付方式采取"预付费"，改变了按照项目付费方式，通过区域预算与病种（组）相结合确定了支付标准，如果医院的实际费用超出这个支付标准，超过部分医院就要自己消化，结余作为医院的收益。病种平均住院医疗费用的测算，是计算 DRG/DIP 权重的关键，因为是平均数，各个医疗机构就会有高于平均和低于平均水平的不同，病种医疗费用高于 DRG/DIP 结算水平的，医院就会出现亏损，而低于 DRG/DIP 结算水平的，医院就会盈余。

二、DRG/DIP 医保支付方式实施对医院的影响

（一）对医院发展模式的影响

DRG/DIP 付费制度改革，是中国在付费机制改革中的一次颠覆性尝试。"按项目付费"到"按病种付费"的变革，将对医院的经营与发展带来重大影响。原先按项目支付的本质是医疗提供方不承担任何费用风险，完全由医保支付方承担所有的财务风险，对医院来讲做好收入规模扩张即可，而在 DRG/DIP 付费方式下，需要医保支付方和医疗提供方共同承担财务风险，医院传统的无限扩张发展模式是行不通的，做"大"不再成立，而应做"强"。医院要变革传统的发展模式，突出学科特色，在建设好学科技术和服务能力的同时，还需要提高学科运营能力，技术好的学科既要能服务好患者，也要有能力获得更好的发展机会，以赢得发展主动权。

（二）对医院财务及成本管理的影响

DRG/DIP 付费的推行对财务管理的影响是比较直接的。在之前的"按项目付费"方式下，医院大多采取扩张型战略模式，财务管理的重心更多是通过扩建院区、增加病床等获得更多收入，以保证医院持续发展。如今在 DRG/DIP 支付方式下，医院收入将受到较大影响。从支付原理来看，医保会对每个打包病种制定相应支付标准，超过支付

标准后，医保不能全额偿付医院，将对医院收入增长带来明显限制。此种情况下，医院只有加强医疗成本控制，拉开成本和收入之间的差距，才能获得更多结余，才能有机会将这部分结余应用到学科建设、人才培养等方面。

传统的医院成本核算是基于科室成本核算，目前的 DRG/DIP 是基于病种支付，是基于预付费，大部分医院没有细化颗粒度到病种成本核算，就无法精准地照病种进行成本管控，因此，对医院控费降本增效，病种成本核算与管控带来较大的冲击。

（三）对医院医疗管理的影响

DRG/DIP 有助于推动临床管理标准化、规范化。临床管理标准化、规范化被倡导了很多年，但一直未得到很好的执行，主要原因在于以往医保付费方式下医院和医师普遍缺乏执行的动力。现在的 DRG/DIP，对于给定的疾病都有明确的付费标准，倒逼医院去研究更优的治疗方案和提高医疗技术水平，以保证为患者看好病的同时还能获得较多结余。在这个过程中，临床路径的识别、固化和持续优化变得尤为重要，每家医院收治的病例应尽量寻找最优路径来保障医疗质量，有效控制费用和成本。

（四）对医院信息管理的影响

目前医院的 HIS、ERP、HRP 等信息化系统互联不互通，信息孤岛丛生，业财不融合。DRG/DIP 是基于大数据分析原理，支付颗粒度到病种，需要多维度的信息，包括病案首页数据、HIS 数据、成本数据、绩效数据等，给医院信息化带来了较大的影响和冲击。

（五）对医疗市场的影响

目前的医院医保预算定额管理，简单理解为"分蛋糕"，有"保护弱者和落后"之嫌。DRG/DIP 是基于"价值医疗"的医保战略性购买，是基于区域预算机制，不再明确各医院的医保预算，导入"内部人竞争控制"原理，鼓励区域内医疗机构"抢蛋糕"，对医院学科建设，医疗服务能力带来较大的冲击。

三、DRG/DIP 支付方式下医院精益管理

（一）转变理念，积极推行精益管理

DRG/DIP 支付方式改革，就是要引导医疗机构改变当前粗放式、规模扩张式的运营机制，转向更加注重内涵式发展，更加注重内部成本控制，更加注重体现医疗服务技术价值。这就使得医院必须从"粗放式"向"内涵式发展和精细化管理"转变，提高效率、提升质量、降低成本，向管理和服务要效益。观念决定行动，思路决定出路。推行医院"精益管理"的前提，就要从观念上摒弃粗放式管理的习惯和想法，做到解放

思想、精益求精。医院领导干部和职能部门干部既是推进 DRG/DIP 精细化管理的策划者，又是落实精细化管理的执行者和实施者。精益管理能力，在很大程度上制约着精细化管理的成败结果和顺利推进。因此，管理干部要从思想认识上重视，还要提高精益管理能力，积极应对 DRG/DIP 支付方式改革。从策略上，医院应树立"效率优先、规模适度"的发展理念，成立专门的工作小组，打通 DRG/DIP 相关部门（医保、医疗、病案、质控、信息、财务等）的职能与协作机制，统筹推进 DRG/DIP 管理工作。也就是说，医院要注重提升内部运营效率，通过提升病案质控能力、加强医院科室运营能力、医保智能审核监管、临床路径建设等方式打造一批医疗技术顶尖、医疗质量过硬、医疗服务高效、医院管理精细、满意度较高的公立医院，通过支付方式改革推动公立医院实现高质量发展。

（二）明确定位，突出学科优势

DRG/DIP 的核心要素是病组、权重和系数，这三个要素体现医疗服务技术含量。由于 DRG/DIP 未来可实现"同病同城同价"，倒逼三级综合性医院的简单病患下沉流向二级或基层医疗机构，强化三级综合性医院诊治重症难症的功能定位。因此，为了有效应对 DRG/DIP 支付方式改革，医院应对特色学科和病种诊疗能力进行准确定位，突出学科特色，建设好学科技术和服务能力的同时，提高学科运营能力。

（三）加强运营管理，提质增效

DRG/DIP 支付方式下，医院要制定改进目标和计划，强化医院流程管理的高效率，提高临床标准化操作水平，通过缩短平均住院日，提高病床周转率，来实现效率提升；要优化控费管理策略，做好成本核算工作，对药品费用支出和耗材损耗进行严格把控；及时剖析亏损病组发生亏损的主要原因，然后针对每一类原因拟定管理改进措施；规范诊疗行为，合理用药、合理检查、合规服务，加强过程管理，做好质检工作，把控医疗服务质量；实施与 DRG/DIP 支付挂钩的绩效考核体系，传统的绩效激励模式，与按照项目支付相应，采取驱动激励"量效"为主，多做项目、多收入才能多得绩效。DRG/DIP 侧重"质效"和"价值医疗"付费，对传统的绩效模式带来大的冲击，绩效必须顺应 DRG/DIP 支付制度改革"变革"，由激励粗放式发展向内涵质量发展转型。否则医院绩效激励多做项目，医院资源消耗高于平均水平，医保不买单，还要支付绩效，医院就会进入"双亏"时代，这是医院的重大挑战。医院应积极主动吃透 DRG/DIP 支付政策精神，实现医院资源配置与使用效益。也就是说，医院要注重提升内部运营效率，通过提升病案质控能力、加强医院科室运营能力、医保智能审核监管、临床路径建设等方式，不断提升医疗技术、医疗质量、医疗服务、医院管理，通过支付方式改革推动公立医院实现高质量发展。

（四）数据治理，向病案数据质量要效益

DRG/DIP 的数据来源的基础是病案首页数据管理及编码，它是决定 DRG/DIP 分组

的主要依据，病案记录会影响到医保是否付费、付费多少，因此，医院应认真研究病案首页，把病案首页质量管理当作科室第一要务来抓；进行医院数据全流程治理，保障规范和科学分组；根据数据模拟测算，从数据科室、病组、费用结构等多个维度，分析病组费用影响因素。

（五）持续改进，形成 DRG/DIP 管理闭环

建立定期反馈机制，对 DRG/DIP 运行效果进行阶段性评价，充分发挥数据治理能力，掌握全院、科室、病组均次费用，药品、耗材占比变化趋势，形成反馈回路，最终建立 DRG/DIP 支付管理 PDCA 管理闭环，实现螺旋式的自我改进和提升。

四、"三医联动"背景下医院高质量发展

（一）"三医联动"总体目标

"三医联动"是医保体制改革、卫生体制改革和药品流通体制改革联动，即医疗、医保和医药的改革联动。福建三明、安徽和上海的改革经验表明，坚持"三医联动"有利于提高基金利用效率和优化医疗服务质量，是正确的改革方向。实行三医联动是深化医改的基本路径，是党中央、国务院对医改进入攻坚阶段提出的新要求，体现了中央对医改发展规律的整体把握，对于破解医改难题，推动医改向纵深发展具有重要意义。

"三医联动"的改革举措，促使"三医"的发展目标高度一致，就是要通过三方改革，协同推进，保障全民健康，一是要通过医保谈判和集中带量采购，让更多好药新药更快惠及患者，促进健康产业创新发展；二是提出通过完善"互联网＋医疗健康"医保服务、提升医疗服务项目管理水平、深化支付方式改革，不断优化资源配置效率，助力分级诊疗体系建设，方便群众"家门口"就医购药；三是提出通过改革完善医药价格形成机制，探索建立能够体现技术劳务价值的医疗服务价格机制，理顺医药价值与价格关系，推行区域医保基金总额预算点数法改革，制定药品耗材支付标准，落实医保资金结余留用政策的激励措施，助力公立医院人事薪酬和绩效管理改革；四是要求健全医保基金综合协同监管体制机制，强化定点医药机构行为规范和行业自律，守护好人民群众的"治病钱救命钱"。医疗保障和医药服务高质量协同发展是建设协同医保的核心目标；理顺医药价格体系、完善医保支付标准是建设协同医保的关键参数；强化相互依存、建立有效激励是建设协同医保的必要条件；加强基金综合监管则是促使关键参数与必要条件向核心目标稳步推进的有效力量。

（二）"三医联动"助推医院高质量发展

在"三医联动"政策环境下，医院作为检查安排、治疗方案和费用支出的决定方，是"三医联动"改革的关键所在。新的医改以来，我国医院在医疗服务资源的扩大和

激励机制的调整上取得了一定成就，同时存在着诸如改革不彻底、费用增长过快等问题。因此，坚持"三医联动"，积极推进公立医院高质量发展，促使公立医院发展方式从规模扩张转向提质增效，运行模式从粗放管理转向精细化管理，资源配置从注重物质要素转向更加注重人才技术要素，是实现医保改革目标的重要保证。

1. 健全运营管理体系。医院应全面落实基本医疗卫生与健康促进法等法律法规，为提升医院治理能力和水平提供法治保障。整合医疗、教学、科研等业务系统和人、财、物等资源系统，建立医院运营管理决策支持系统，推动医院运营管理的科学化、规范化、精细化。以大数据方法建立病种组合标准体系，形成疾病严重程度与资源消耗在每一个病组的量化治疗标准、药品标准和耗材标准等，对医院病例组合指数（CMI）、成本产出、医生绩效等进行监测评价，引导医院回归功能定位，提高效率、节约费用，减轻患者就医负担。

2. 加强全面预算管理。医院应以医院战略发展规划和年度计划目标为依据，实行全口径、全过程、全员性、全方位预算管理，贯穿预算编制、审批、执行、监控、调整、决算、分析、考核等各环节，从数量、质量、实效、成本、效益等方面实施预算绩效管理，强化预算约束，促进资源有效分配和使用。定期公开医院相关财务信息，主动接受社会监督。

3. 完善内部控制制度。医院应以业务管理和经济管理的重大风险、重大事件、重要流程为重点，开展风险评估和内部控制评价，强化内部授权审批控制、预算控制、资产控制、会计控制、政府采购控制、信息公开控制等，防范财务风险、业务风险、法律风险和廉政风险。强化成本消耗关键环节的流程管理，降低万元收入能耗支出。推广医院后勤"一站式"服务。

4. 健全绩效评价机制。医院应坚持和强化公益性导向，全面开展公立医院绩效考核，持续优化绩效考核指标体系，重点考核医疗质量、运营效率、持续发展、满意度评价等。改革公立医院内部绩效考核办法，以聘用合同为依据，以岗位职责完成情况为重点，将考核结果与薪酬分配挂钩。

5. 改革人事管理制度，完善薪酬分配制度。医院应合理制定并落实公立医院人员编制标准，建立动态核增机制。落实公立医院用人自主权，对编制内外人员待遇统筹考虑。落实岗位管理制度，按照医、护、药、技、管等不同类别合理设置岗位，科学编制岗位责任书，实行竞聘上岗、合同管理，激励人才脱颖而出。

医院应建立主要体现岗位职责和知识价值的薪酬体系，实行以岗定责、以岗定薪、责薪相适、考核兑现。在核定的薪酬总量内，公立医院可采取多种方式自主分配。在具体政策上，医院应具有自主设立体现医疗行业特点、劳动特点和岗位价值的薪酬项目，充分发挥各项目的保障和激励作用，有效发挥薪酬制度的保障与激励功能。

6. 建设高质量人才队伍。大力培养和引进一流的高层次人才、拔尖人才和创新团队，培养具有创新思维、开阔视野、适应学科交叉融合发展趋势的青年人才，实现本土高层次人才倍增，形成结构合理、可持续发展的高水平人才梯队。落实卫生健康高层次人才支持政策，加大急需紧缺高层次人才"引、培、用、留"力度，形成专科发展互相支撑、专业结构配比合理的人才队伍。持续推进住院医师规范化培训、全科医生转岗培训和各类人员岗位培训，大力培育本土卫生人才。加强公立医院行政管理人才培养，强化医院运营、信息化建设、经济管理等精细化管理人才队伍建设，不断提高管理人员的政治素质、专业能力和管理水平。

7. 推进医学技术创新。医院应面向生命科学、生物医药科技前沿，面向国家战略需求和医药卫生领域重大科学问题，加强基础和临床研究，推动原创性疾病预防诊断治疗新技术、新产品、新方案和新策略等的产出。强化科研攻关对重大疫情和突发公共卫生事件应对的支撑作用。推动科技成果转化，所获收益主要用于对作出重要贡献的人员给予奖励。健全职务发明制度。依托现有资源建设一批国家中医药临床研究和科技成果孵化转化基地，制定一批中医特色诊疗方案，转化形成一批中医药先进装备、中药新药。加快发展商业健康保险，促进医疗新技术进入临床使用。

8. 推进医疗服务模式创新。医院应推广多学科诊疗模式。大力推行日间手术，提高日间手术占择期手术的比例。做实责任制整体护理，强化基础护理，开展延续护理服务。开设合理用药咨询或药物治疗管理门诊，开展精准用药服务。大力推进院前医疗急救网络建设，创新急诊急救服务模式，有效提升院前医疗急救服务能力。创新医防协同机制，建立人员通、信息通、资源通和监督监管相互制约的机制。推广中医综合诊疗模式、多专业一体化诊疗模式、全链条服务模式，实施重大疑难疾病中西医临床协作试点。

9. 强化患者需求导向。医院应坚守纯粹医者信念，尊重医学科学规律，遵守医学伦理道德，遵循临床诊疗技术规范，为人民群众提供安全、适宜、优质、高效的医疗卫生服务。持续改善医疗服务，推行分时段预约诊疗和检查检验集中预约服务，开展诊间（床旁）结算、检查检验结果互认等服务。加强患者隐私保护，开展公益慈善和社工、志愿者服务，建设老年友善医院。加大健康教育和宣传力度，做好医患沟通交流，增进理解与信任，为构建和谐医患关系营造良好社会氛围。

10. 建设特色鲜明的医院文化。医院应挖掘整理医院历史、文化特色和名医大家学术思想、高尚医德，提炼医院院训、愿景、使命，凝聚支撑医院高质量发展的精神力量。大力弘扬伟大抗疫精神和崇高职业精神，激发医务人员对工作极端负责、对人民极端热忱、对技术精益求精的不竭动力，唱响大医精诚、医者仁心主旋律，以充满人文关怀的医疗服务赢得患者、社会的信任和尊重。

11. 加快智慧医院建设。医院应推进智慧医疗、智慧服务、智慧管理"三位一体"的智慧医院建设和医院信息标准化建设。建立满足预约诊疗、门急诊挂号、住院管理、药物管理、医保结算、双向转诊、医院综合运营管理系统等功能的全民健康信息平台，并与居民健康档案、医保经办机构、民政部门实现互联互通、信息共享。加强医联体内信息化建设，促进医联体内业务需求和医疗信息平台有机整合。大力发展互联网诊疗，加快形成支撑线上线下一体化的医疗服务新模式。

第二节　医院精益财经与临床研究

医院承担着医疗、教学、科研和预防保健四大任务，医学科学研究是促进医学发展的重要手段，是保证并不断提高医疗质量、培养医学人才、促进医院管理现代化的必要措施，是衡量一个现代医院的医疗水平、学术水平高低的重要标志。临床研究涉及大量的经济学问题，精益管理可以帮助医院有效配置与使用卫生资源，提高卫生保健技术的技术效率、配置和利用效率，有助于遴选基本诊疗技术和药物，规范医疗行为，促进医疗技术水平提高。

一、临床研究概述

（一）临床研究分类

临床研究是以疾病的诊断、治疗、预后、病因和预防为主要研究内容，以患者为主要研究对象，以医疗服务机构为主要研究基地，由多学科人员共同参与组织实施的科学研究活动。

临床研究可以分为三大类：理想世界研究、真实世界研究、二次研究。

1. 理想世界研究。理想世界研究分为三类：干预性试验、观察性研究和诊断实验。

（1）干预性试验：研究过程中对受试者施加一定的人为干预措施，通过观察对象结局的变化，判断干预措施的安全性与疗效。根据是否随机化分组，大体分为两大类：随机对照试验与非随机对照试验。

（2）观察性研究：传统意义上的观察性研究主要用于推断病因，可分为四类：描述性观察研究、横断面研究、病例－对照研究与队列研究。其中，病例－对照研究与队列研究可用于直接推断病因。描述性观察研究与横断面研究一般不能直接推断病因，仅能提示可能存在因果关系。

（3）诊断准确性试验：与治疗类研究的观察重点不同，其侧重于评价一手诊断疾病的准确性。在临床实践中，没有明确的诊断就无法进行规范化的治疗。

主要分为两类：横断面设计诊断试验与病例－对照设计的诊断试验，此类试验一般用于评价筛查手段是否可以改善疾病预后。

2. 真实世界研究。真实世界研究是指研究数据来自真实的医疗环境，反映实际诊疗过程和真实条件下的患者健康状况的研究，可分为以下几类：

（1）观察性研究：用于推断病因，这类研究同理想世界的观察性研究。

（2）有计划的干预性研究：包括实效性随机对照试验、非随机的实效性试验、自适应设计的试验等。

（3）观察性疗效比较研究：用于评估干预措施疗效或者寻找预后独立影响因素的前瞻性或回顾性队列研究。

（4）无对照的单臂试验：即单组临床试验，即仅有一个组的研究，没有为试验组设计相对应的对照。但单臂研究并不是没有参比的对象，实际上，它的参比对象就是"外部对照"。外部对照是采用他人或过去的研究结果，与试验组进行对照比较。

3. 二次研究。二次研究就是在已有研究基础上进行的再加工，包括非系统研究和系统综述。

（1）非系统研究：也就是我们常说的文献综述。

（2）系统综述：也就是大家熟知的 Meta 分析，它是指用统计学的方法对符合入选标准的多个研究数据进行统一量化分析，变相地通过增大样本含量来提高结论的可信度，解决研究结果的不一致性。

（二）临床研究的作用

医院临床研究旨在研究人类生命本质及其疾病的发生、发展和防治、消灭的规律，以达到增进人类健康、延长寿命和提高劳动能力的目的。当前，随着社会不断发展，我国的医学模式和疾病谱已发生了显著的变化，有组织地开展医学研究，可以深入系统地总结以往实践经验，加深对人的生命和疾病现象及其发生、发展规律的认识，可以不断发展医学新理论，开拓研究新领域，攻克技术新难关，不断寻求维护人类健康和防治疾病的最佳途径和方法。

通过临床研究有助于提高医疗技术水平和医疗质量、促进学科建设和培养高素质医学人才。学科建设是医院业务发展的主要环节，没有高水平的科研支持，学科建设将成为空谈。学科的水平、专家的知名度，是靠先进的课题及其后续的成果来体现的。现代医院应培养既掌握临床医疗技术，又能从事科学研究的高素质医学人才，通过科研工作，不但可以巩固执业医师已有的医学基础知识，总结临床实践经验，掌握和跟踪国内国际最新医学发展动态和趋势，扩大知识范围，活跃思维方式，养成严谨务实的科研作风，更重要的是通过科学研究可以培养出一批能刻苦钻研，敢于设想、敢于创新、敢于实践的具有较高科学素质的医学人才和优秀学科带头人。对于承担培养大学生、研究生、进修生以及留学生任务的教学医院，开展科学研究更具有自我提高、教学相长的重要意义。

二、临床研究中的经济问题

医院在开展临床研究中需要投入人、财、物等资源，由于资源的稀缺性问题，面临着资源配置和利用效率的问题。

（一）生命价值的问题

早在 20 世纪 70 年代以前，卫生经济学已开始注意到人的生命价值的问题，认为环境卫生和疾病预防是一种人力资本投入，可以提高国民生产力生命经济价值。人的生命不是商品，是不能用金钱来衡量其价值的，人们说的生命的经济价值，一般是指由于人死亡给家庭或企业造成的经济损失价值。如：家庭收入的减少、企业停工损失等。美国宾西凡尼亚大学商学院保险系主任休布纳（S. S. Huebner）教授认为：人的生命价值可以用人的劳动能力或工资收入扣除个人生活费用后的剩余部分的资本化价值来表示。

（二）临床研究的经济学评价

首先，通过经济学评价，提高卫生保健技术的技术效率、配置效率和利用效率，有助于新技术在临床的开发、推广和利用，促进落后技术的淘汰。在技术效率评价的基础上，通过经济学评价，有助于确定资源配置的优先重点，即卫生政策、卫生资源应该向哪些卫生干预项目倾斜，应该重点推广哪些成本效果（益）的技术，在合理配置的基础上，还要合理利用，讲求利用效率。比如如何改变抗生素滥用现象，这既有健康观念的问题，也透视出深刻的经济问题。

其次，通过经济学评价，有助于遴选基本诊疗技术和药物。卫生决策者可以根据各地经济发展的现实，筛选基本诊疗技术和药物。筛选的基本原则是优质高效低耗，规范医疗行为。

最后，可以有效推动卫生体系的机制改革。通过经济学评价可以促进医院补偿机制的改革，为制定合理的医疗服务价格提供信息依据，理顺医疗价格体系，避免超额利润。经济学评价也促进其他宏观卫生政策的完善，如对医疗机构的设置规划、对大型医疗仪器设备的许可证制度、鼓励预算改革、鼓励竞争等。

（三）临床研究中的经济学评价方法

临床研究中的经济学评价方法包括成本效益分析、成本效果分析和成本效用分析。

1. 成本效益分析。成本效益分析是通过比较不同备选方案的全部成本和全部预期效益来评价备选方案，为决策者选择计划方案和决策提供依据，即研究方案的收益是否超过它的资源消耗的机会成本。其决策的标准是方案的净收益大于零。

2. 成本效果分析。成本效果分析主要是评价使用一定量的卫生资源（成本）的个人健康产出，这些产出表现为健康的结果，用非货币单位表示，如发病率的下降、延长的生命年等，亦可采用一些中间指标，如血压的下降值，免疫抗体水平的升高等。

3. 成本效用分析。成本效用分析，是成本效果分析的一种发展，在评价时不仅注意健康状况并注重生命质量，采用一些合成指标，如质量调节生命年（QALY）、伤残调节生命年（DALY）等。

三、精益财经在临床研究中的应用

临床研究工作的基本规律就是提出问题，验证假说，得出结论。其基本程序包括：选题立题、课题设计、实验观察或调查、研究资料的加工整理与数据处理、总结分析、提出研究结论、撰写研究报告及其推广应用等。笼统来讲，可以把临床科研项目全过程大致分为项目立项申报、项目实施和总结评价三大阶段。下面对每个阶段涉及的主要工作和财务精益管理要点进行分析。

（一）临床研究课题立项阶段的精益管理

此阶段是科研项目的起点。在这个阶段需要做的主要工作包括三个方面：组织项目建议书编制与评审、进行项目可行性论证和签订项目合同或委托书。一般科研项目立项程序为：先由研究单位组织评审本单位提出的重大科研项目建议，编制项目立项建议书并进行项目可行性分析与论证；再由项目管理部门对通过评审和可行性论证的项目进行确定项目立项；最后由项目主持单位和项目负责人签订合同。在这个阶段，科研项目立项评审非常关键。一般来说，评审选择科研项目时要遵循创新性、可行性、可用性、合理性等原则。同时，还要根据科研项目的目标和任务编制项目经费预算，科学合理地编制和安排预算。项目预算按规定程序审批通过后，项目承担单位应与批准部门签订合同与任务书，项目预算作为合同与任务书的组成部分，是预算执行和监管的重要依据。精益化的财务预算是动态的，可以使预算管理达到精细全的管理。在预算的流程设计方面，应制定一套完整的预算工作流程，包括预算编制、跟踪控制、调整、考核等环节，通过以上环节，使预算管理有章可循，提高工作效率。明确各部门在预算编制和控制中的职责，理顺各门之间的关系，保证权与责的一致。财务预算要确实做到精益化需要多方面的配合，包括领导的重视、参与者的积极配合，以及对预算的相关环节和每个部门的问题进行不断的改进等。

科研项目的预算包括收入预算和支出预算，收入预算和支出预算应做到收支平衡。收入预算包括专项经费和自筹经费，自筹经费应为货币资金，包括单位自由货币资金以及从其他渠道取得的资金。支出预算应当按照经费开支范围确定的支出科目和不同经费来源编列。临床研究经费的预算一般包括：①科研业务费，包括收集资料、统计分析和参加学术会议交流等支出；②实验材料费，包括试剂、购买动物和检验经费等；③仪器设备费，只允许添置小型仪器及一些消耗品；④实验室改装费，即为完成本课题实验室要做某些改装所花费的费用；⑤协作费，和外单位或本单位其他实验室协作需要支付的协作费；⑥管理费，指院校科研管理部门所要提取的科研管理费。要将申请科研经费按上述各项逐一列出，并分配合理。

（二）科研项目研发实施阶段的精益管理

科研项目的项目实施阶段，主要是指科研项目立项后组织实施直至科研成果验收前这一阶段。此阶段是科研项目全过程的重点和核心。这一阶段包括科研项目的计划和控制两个方面。项目正式立项后，项目负责人就要按照项目任务书确定的时间、步骤、技术路线等内容组织实施。

此阶段，科研项目精益管理工作涉及的内容繁多，重点需要关注两个方面：一是在项目开展过程中，提供项目/课题任务书或项目合同书中确定的对项目的各种支持条件，对所依托的项目或子项目进行单独核算、专款专用，纳入医院财务统一监管。医院要对其一切经费开支进行监督，负责项目经费的财务管理和会计核算，审批大型仪器设备支出、国际合作与交流费用支出、管理费用支出，接受上级有关部门的监督、检查等。二是对课题研究的正常开展进度进行检查监督和控制，建立起全过程、全方位的跟踪反馈与监督检查机制，了解项目执行情况以及与项目支出的匹配情况，及时反馈问题，寻求解决办法，确保项目按计划顺利进行。

科研项目研发实施阶段的主要任务就是在有限的资源条件下，为保证科研项目的质量、成本和进度达到最优化，同时尽量减少项目失败的风险而采取各种措施。项目的进度、支出和质量控制是项目管理最重要的管控要素，同时也是科研项目目标考核的基本要素和过程控制管理的重点。

以下分别就这三方面的内容在科研项目中如何管理加以论述。

1. 科研项目的进度管理。科研项目的进度管理，是指在项目范围确定后，为实现项目的目标、形成项目产出物和完成项目范围计划所规定的各项工作而开展的一种管理活动。科研项目时间管理包括的主要内容有：估算整个项目的工期；制定项目工期计划；对项目活动顺序、项目活动工期和项目活动所需资源进行分析，并根据分析制定工期进度计划以及预算安排。

不同类型的科研项目进度管理所应用的管理方法也有所不同。目前科研项目通常是按合同方式进行管理的，但在项目实施过程中，会出现种种原因造成项目不能按时完成而延期，甚至撤项的情况，严重影响了科研项目计划的质量和严肃性，因此有必要使用科学的方法制定科研项目的计划进度。

在这一阶段，医院科研管理部门及财务部门要全程监督，一是要严格按照预算的内容执行，无预算、超预算拒绝执行；二是按照执行进度拨付经费；三是预算编制一般不允许调整，确有必要调整时要报项目批准单位批复；四是对于因故终止的项目，医院财务部门要及时清理账目与资产，避免造成浪费。

2. 科研项目中的成本管理。项目成本，是指为实现项目目标而开展的各种项目活动中，所消耗资源而形成的各种费用的总体。项目成本管理，是为保障项目实际发生的成本不超过项目预算而开展的项目资源计划、项目成本估算、项目预算编制和项目预算控制等方面的管理。

科研项目经费支出一般包括直接费用和间接费用两部分。

（1）直接费用是在项目（课题）实施过程中发生的与之直接相关的费用，主要包括设备费、材料费、测试化验加工费、燃料动力费、差旅费、会议费、国际合作与交流费、出版/文献/信息传播/知识产权事务费、劳务费、专家咨询费、其他费用等。对于设备、材料费等要通过招标采购，对于劳务、差旅费、咨询费等要严格执行开支标准。

（2）间接费用是指项目（课题）承担部门在组织实施项目（课题）过程中发生的无法在直接费用中列支的相关费用。主要包括承担单位为项目（课题）研究发生的水、电、气、暖等消耗，有关管理费用补助支出以及绩效支出等。

近年来，国家和医院都非常重视创新，在科研项目管理中的投入不断加大，但是科研经费预算不准、科研经费使用不当等一直都是科研项目管理中存在的问题。如何用最少的投入得到最优的产出，也是科研项目成本管理的重要问题。

现代项目成本管理的方法有很多种，每种方法都有各自的优缺点和适用条件，比较科学和客观反映项目成本规律的方法有三种：全过程项目成本管理的理论与方法，全生命周期项目成本管理的理论与方法和全面项目成本管理的理论和方法。在项目管理中，可结合精益财务思想具体应用。

3. 科研项目的质量管理。科研项目是非程序化的创造性劳动，其管理过程是在一般项目管理过程的基础上，结合科研项目的特点，以管理过程为基础进行质量控制。主要目的就是要保证科研项目能够在合理的工期内，用尽可能低的成本达到尽可能高的质量水平。项目质量管理包括两个方面的内容：其一是项目工作质量的管理，其二是项目产生的成果的质量管理。项目质量管理的主要方法和工具有"全面质量管理法""质量统计技术法""质量管理（QC）组""ISO 9000 质量管理体系标准认证法"。无论选择何种管理方法，都应结合科研项目的特征。科研项目的特点决定了科研项目的质量目标很难完全用量化的方法控制，只能是定性和定量方法的结合，在科研项目的计划中对项目的质量计划往往也是作部分量化，大多是规范性的要求。

（三）科研项目总结评价阶段精益财务管理

项目（课题）结题后，要对科研项目作总结评价，就是对科研项目的投入与产出进行学术价值、经济效益和社会效益综合性的绩效评价。从经济管理的视角来讲，要做好项目的经济学评价。

1. 科研预算的执行情况。精益化的财务预算是动态的，可以使预算管理达到精细全的管理。在科研项目评价时，应将经费支出情况与预算进行对比，重点关注是否存在违规行为、是否超出预算总额、是否存在没有预算安排的支出。对于结余经费以及设备仪器、设备材料的变价收入等应按照科研（课题）合同的规定执行。

2. 科研项目的评价。医学科研是一种特殊的项目，有投入也有产出，进行科研项目的经济评价和社会评价是十分必要的，只有掌握了各个科研项目的经济效益和社会效益指标值，才能使科研项目的主管部门掌握有利的投资机会，才能把有限的科研资金投放到具有重大经济效益或具有深远影响的科研项目上来。同时，在科研成果的推广应用中，为优先推广经济效益大的科研成果提供了科学的决策依据。对科研项目的评价，现在国际上通行两个基本的评价方法：定量指标评价方法和专家定性判断方法。由于科学研究的"质量"这个概念非常复杂，计量指标只能表达其可见的某些方面。因此，评价时需结合使用两种方法。目前，常用于评价临床研究的方法有成本效益法、成本效果法、成本效用法。

第三节　医院精益财经与医疗产业融合

当前，我国正在大力推进公立医院的高质量发展，要求公立医院通过"三个转变"实现医院的高质量发展。在推进医院高质量发展过程中，对医院的经济管理提出了新的挑战，推进医院的精益财经管理势在必行。医院财务应站在医院全局视角，从医教研业务全过程去统筹谋划。在保证会计核算合规合法的基础上，通过流程优化、财务管理体系建设，为医院筹资、运营、战略落地提供决策支撑，实现医院高质量发展。因此，实施业财融合成为医院的大势所趋。

一、医疗技术发展趋势与流程再造

（一）医学技术发展趋势

医疗科学技术总是在不断发展与变革中，在第三次科学技术革命的带动下，20 世纪的医学技术也发生了三次革命。1935 年氨苯磺胺被证实具有杀菌作用，20 世纪 40 年代实现了人工合成磺胺类药物，促进了医药化工技术的快速发展，这是第一次革命。1943 年以来，青霉素大量应用于临床，人类获得了特效治疗细菌感染性疾病的手段和方法，开辟了抗生素化学治疗的新局面。第二次医疗技术革命发生在 20 世纪 70 年代，最重要的标准是电子计算机 X 线断层扫描仪（简称 CT）和核磁共振诊断技术的发明和应用，被誉为自伦琴发现 X 射线以后，放射诊断学上最重要的成就。发明者亨斯费尔德和科马克共同获得 1979 年诺贝尔生理学或医学奖。通过最新的放射诊断技术，可以检测出早期肿瘤和其他许多早期病变。第三次医疗技术革命发生在 70 年代后期，科学家应用遗传工程技术先后生产出人胰岛素、人体生长素、干扰素、乙型肝炎疫苗等多种生物制品，开拓了生物学治疗疾病的新概念。

未来，随着新一代信息技术如人工智能（AI）、云计算、扩展现实和物联网（IoT）、大数据等发展，会深刻影响医疗技术的发展。远程医疗、个性化医疗、基因组学、可穿戴设备、新治疗方法与服务等领域将迎来高速增长。如新一代可穿戴设备所配备的心率、压力和血氧检测器，使医务人员能够实时准确地监测病患的生命体征。疫情期间，有的地方建立了"虚拟医院病房"，医务人员利用中央通信基础设施监测身处多地的患者的治疗情况；远程医疗方法将扩展到其他领域，如改善患者的心理健康，以及为手术和重症康复患者提供持续后续护理等；虚拟现实（VR）耳机目前已被用于培训医师，使他们能了解人体的工作原理。VR 也被用于治疗，比如用于训练自闭症儿童获得社交和生活技能；还被用于促进认知行为疗法，以帮助治疗慢性疼痛、焦虑甚至精神分裂症。已开发出基于 VR 的疗法，可让患者在安全无威胁的环境中克服恐惧和治疗精神病；增强现实技术在医疗领域的应用也将继续增长。如美国 AccuVein 公司的产品旨在通过检测血流的热信号并在患者手臂上突出显示，使医师和护士在需要注射时更容易定位静脉。微软公司的全息透镜系统被用于外科手术室，外科医师们可接收他们所看到物体的实时信息，并与其他可能正在观察手术的专业人员或学生分享他们的观点；AI 在医疗保健领域发挥的重要作用包括理解大量杂乱、非结构化数据。这些数据包括 X 线、CT 和 MRI 扫描等获得的数据，有关新冠等传染病疫苗分发的数据以及活细胞基因组数据，甚至医师手写的笔记等。AI 也可成为医师的好帮手，并提升他们的工作技能。如 AI 可对患者进行简单接触和分类，以便临床医师腾出时间开展更有价值的工作。而远程医疗服务提供商巴比伦健康公司使用人工智能聊天机器人，通过自然语言处理，收集患者的症状信息并直接向合适的医疗专业人员咨询。未来几年，人工智能将对预防医学领域产生深远影响。预防医学不通过事后提供治疗来对疾病作出反应，而是预测疾病将在何时何地发生，并在疾病发生之前制定解决方案。这包括预测传染病暴发的地点、病患的再住院率以及饮食、锻炼、运动等生活方式因素。这些工具能够比传统分析过程更有效地发现巨大数据集中的模式，从而实现更准确的预测并最终改进疗效。"数字孪生"目前正出现在多个领域，"数字孪生"指根据真实世界获得的数据创建一个数字模型，可用于模拟任何系统或过程。在医疗领域，这一趋势包括对"虚拟患者"——那些测试药物和治疗的人进行数字模拟，目的是缩短新药从设计阶段进入通用阶段所需的时间。就目前的情况而言，人体器官和系统的"数字孪生"更接近现实，这使医师能够探索不同器官出现疾病的原因并开展治疗试验，而不需要开展昂贵的人体或动物试验。基因组学、AI 和"数字孪生"等现代医疗技术，将使医师们能采取更个性化的方法，根据患者自身的情况量身定制疗法。

（二）医院流程再造

新的医学技术的发展，必将影响医院管理的变革，医院应积极拥抱新技术，不断优化流程。公立医院的业务流程是由一系列单独的任务或作业组成的，是一个经输入流程变成输出的全过程。

J. 佩帕德和 P. 罗兰认为，可以按流程的规模与范围——穿过多少部门或子单位及其所包括的活动与步骤，将流程划分为三大类：①战略流程，用以规划和开拓组织未来的流程，包括战略规划、产品/服务研发、新流程开发等；②经营流程，用以实现组织日常功能的流程，如吸引顾客、满足顾客、顾客支持、收付款等；③保障流程，为战略流程和经营流程提供保障的流程，如人力资源管理、会计统计、财务管理信息系统等。

根据迈克尔·波特的价值链模型，公立医院业务流程可以划分为核心流程和辅助流程两大类：核心流程是组织的核心部门所进行的关键流程，它对组织的最终输出贡献较大（与组织提供的服务或产品有直接关系），能够集成组织的各种核心竞争力。辅助流程是对组织的最终输出没有直接贡献或贡献很小，不增值或增值少的流程。

医院的核心流程主要是指对患者传递价值，对医院价值创造起着关键作用的流程。相对于核心流程而言，辅助流程看似不能创造价值，但它对核心流程的执行起着至关重要的作用，没有辅助流程，核心流程就难以执行。

医院业务流程管理是医院借助现代化信息技术，以门急诊、住院患者获得服务的流程重新设计或改进为核心，以顾客价值理论、价值链理论、全面质量管理理论和战略管理理论为基础，突破医院传统的功能布局和职能分工的束缚，通过辨识、分解、评估、整合业务过程中的各个环节，以人为本，以门急诊、住院患者的需求为脉动，以效率和效益为导向，对业务流程进行重新设计或改进，更强调的是系统化、持续的、不断提升的过程，是一种以医疗业务流程为导向，从战略和患者需求角度出发，以极大提高医疗质量、医疗安全、组织绩效和患者满意度为最终目标的系统化方法。

医院业务流程是医院实现其基本功能的过程。对患者而言，以最小的花费获得相对优质的医疗服务是他们所追求的。医院面向患者的业务流程从大的方面看主要有门急诊和出入院管理流程。在这几个大的流程中还包括很多小流程，如挂号、缴费、检验检查、出院结账流程等。

对于现代化医院的医院营销、院前急救、门诊流程、急诊流程、住院流程、临床诊断、临床检验、临床检查、麻醉与手术、临床护理、药品管理、跟踪服务等，应视为医院的核心流程，而内部管理的一些流程应作为辅助流程。业务流程作为医院的流程资产，具有可以实现医院不同分工活动的结果连接、反映活动间的关系以及界定活动中的相关人员关系等功能，在医院经营管理、医院流程型组织的构建、医院信息化等方面有着重要的作用。

医院财务流程是医院流程的一个重要分支，但它并不是完全孤立的，它渗透在医院流程的各个环节。医院财务流程不仅能影响医院行政管理目标的实现，有时还是保证医院后勤保障与医疗服务流程得以顺利实现的重要环节。

公立医院财务结构主要由财务科、经济管理办公室、住院收费处、门诊收费处、物价管理组五部分组成。其中财务科主要负责医院日常的资金收支活动，并管理医院所有的财务；经济管理办公室主要负责对医院的医疗成本、人力成本、药品成本等进行核算，并负责医院的效益工资核算；住院收费处负责住院患者日常的收费工作；门诊收费处负责医院门诊收费工作；而物价管理组则负责对医疗服务价格的管理。

公立医院的门诊收费处对当日挂号和门诊的患者收费，并生成相应的门诊收入报表，将该报表交由财务处审核、存档，同时将现金上交财务科；住院收费处在收到住院患者的缴费后，生成住院收入报表，并将该报表交由财务科审核、存档，同时将现金上交财务科；而财务科由专人负责审核相关收入报表，并将医院相关收入整理、输入医院财务系统中；在发生欠费等行为时，住院收费处安排工作人员对欠费的患者催款。此外，医院经济管理办公室，每月统计医院各科室、各部门的费用数据，并将这些数据汇总到医院的成本核算系统中，对绩效工资进行核算；在医院采购药品、医疗设备时，财务科要根据相关采购合同、入库单等支付货款，制作新的会计凭证；同时药品等的出库也需要财务人员进行复核，并在月底记录药库报表。而且对于医院与银行和相关供货商之间的对账数据，也要安排专业的财务人员进行对账。

二、精益财经与业务的融合

（一）财务与业务融合的含义

近年来，国家战略与医疗卫生行业未来政策都对医院的运营管理提出了更系统性和精细化的要求，因此，公立医院为了适应未来医疗行业的发展趋势需要进行运营管理的转型、变革，以及职能的整合和升级。

与此同时，管理会计也进行了优化升级，提出了业财融合的新角度，以更好地辅助管理者进行决策。财政部 2016 年颁布的《管理会计基本指引》将"融合性原则"作为管理会计的四大基本原则之一，要求"管理会计应嵌入单位相关领域、层次、环节，以业务流程为基础，利用管理会计工具方法，将财务和业务等有机融合"，也就是所谓的"业财融合"。

医院的财务与业务融合，是指医院的业务部门与财务部门通过信息化技术和手段实现业务流、资金流、信息流等数据源的及时共享，基于价值目标共同作出规划、决策、控制和评价等管理活动，从而保证医院价值创造过程的实现。

作为医院的财务部门，深入掌握医疗机构的运行情况，深入业务流程实现医疗服务的价值增值，进一步提高医疗机构的社会效益和国际影响力，是推动现阶段医疗机构业财融合的最重要目的。

（二）财务与业务融合必然性

1. 政策背景——会计职能转变趋势。公立医院实行业财融合是适应当前形势下财务会计向管理会计转型的需要。传统财务会计仅从价值即"财"的角度进行核算，而管理会计除了要对"财"进行精细核算外，还要对人、物、组织、业务量、信息及其与"财"之间的驱动关系进行核算。

同时，财务部门作为医院全面预算的重要牵头部门，只有与业务部门全方位融合，才能全面掌握医院运营的关键业务数据，如患者、供应商、项目（课题）、合同、人员与部门等，从而制定科学、合理的预算，实现医院资源高效率的配置与运用。

管理会计能更好地提高会计信息质量，更好地发挥会计"预测、分析、决策、控制、监督"的职能，财务与业务的有机融合便成为传统会计从财务核算向价值创造转型的关键。

2. 行业背景——公立医院精细化管理需要。2019年国务院办公厅印发《关于加强三级公立医院绩效考核工作的意见》（国办发〔2019〕4号），全面推进三级公立医院绩效考核工作，其中涉及定性及定量绩效考核指标55个，通过绩效导向督促医院加强运营管理、提高国有资产使用效率。此外，医保付费模式也从单一的付费模式向多层次混合支付模式转变，在医院财政补助变化不大、医院现有的辐射力情况下，通过医院管理运营提高资源使用效率、降低成本、实现资源优化配置比创收更加现实。

公立医院改革和医院精细化管理的要求使业财融合呼之欲出。一方面，财务与业务融合可以使财务部门全面监控医院的药品、卫生材料、固定资产、水电物业运行费用及管理费用等重要成本运行活动，培养医院全体职工成本效率意识，形成"成本定额管理并与绩效挂钩"的权、责、利相统一的新型成本管理模式。另一方面，财务与业务融合促使业务部门人员熟悉医院财务流程，培养自身财务意识与财务思维，并向财务部门及时反馈物资采购、设备使用、临床医疗行为等方面更为有效的数据。而财务部门利用这些数据，可以提升医院的管理效率，形成信息精准、信息共享的理念，并为实现精细化管理模式奠定坚实基础。

3. 外部环境——互联网等技术发展带来的挑战。"互联网＋"时代背景下，大数据、移动支付、云计算等新技术与医院业务进行深度融合，医院日常运行会产生海量数据，多维度、多视角的信息会为管理层决策提供更精准的依据。在医院全面预算、物资采购、成本管控、大型设备效益分析、财务分析与业务改进等方面亟须财务指标、非财务指标等综合性指标进行参考。以价值链为基础的业财融合是将医院业务资源与非业务资源进行有机融合的重要手段，也是提升医院现代化管理水平的重要途径。

4. 业财融合是提升发展战略规划能力的要求。目前，传统的会计工作，如：收付款项、记账、核算报表等占据日常工作比重过大，而这些工作仅反映既成事实，属于事后核算，无法为医院的战略发展规划提供支撑。财务与业务融合则使财务数据与业务数据结合在一起进行分析、比对，充分发挥财务部门的经营决策、战略规划、过程控制、业绩评价等管理会计职能，反映医院业务活动的每一条价值链，从而实现医院价值最大化的组织目标。此外，伴随着医院的运营规模日益扩大，医院的发展战略规划能力显得尤为重要，财务与业务融合使财务部门充分掌握收入、支出、资金管理等有关信息，从后端转移到前端，从医院战略发展规划角度上去进行事前预测，充分发挥管理会计的战略支撑作用。反过来，财务与业务融合使业务部门与财务部门在战略执行方面建立良好的沟通机制，从而提升医院的战略执行力。

（三）财务与业务融合的特征

1. 以业务科室需求为导向。财务与业务融合是基于业务事件驱动的财务与业务数据的有机融合，财务流程再造以业务管理为基点，业务需求为导向，体现为业务管理全过程的数据处理，为医院的业务发展做好支撑与服务。

2. 以财务信息共享为基础。医院的经营状况最终由财务部门展示，应体现数据资源的共享性，建立信息查询与反馈机制，提供体现财务处理结果的数据共享平台；创建一个数据同源、互联互通、信息共享、统一高效的数据综合管理平台。

3. 以信息技术为支撑。随着医院管理注重精细化作业管理，医院的数据量越来越大，在信息传递及工作效率方面，靠传统的人力方式已无法完成，只有利用网络技术、结合数据库技术设计管理流程，才能有效支撑医院管理的需求。

三、业财融合的流程再造

（一）业财融合流程优化及重构核心

现代商业社会的发展日新月异，市场信息瞬息万变，顾客需求日益增高。在这样的市场背景下，业财融合流程再造的思想应运而生，并迅速成为席卷全球的一种重要的管理学理论和实践方法。现代医院流程再造是医院管理的一个崭新课题，它是在汲取医院优秀管理成果的基础上，将医院服务工作标准化、科学化、规范化和流程化，从而消除无效动作而提高效率。

公立医院现行的流程可概括为"患者围着医生转、检查围绕设备转、一切围着收费转"，患者感到诸多不便和不满。优化流程，最大限度地提高服务水平和患者的满意度既是必要的，也是可能的。医院在业财融合流程优化或再造后获得患者认可后，将在提升医院服务水平、提高医院管理能力和运营效率等方面让医院尝到"甜头"。

（二）业财融合流程优化及重构要求

1. "以患者为中心"。医院业财融合流程优化需要对"以患者为中心"进行再思考和再改造。核心是提高患者满意度和运营效率，核心思想是要打破医院按职能设置部门的管理方式，代之以业务流程为中心，重新设计医院管理流程。传统的医院财务部门主要负责医院业务的事后财务的核算，专业认知存在着严重的局限性。

医院的财务部门不能够直接接触病患，对患者的需求缺乏直接明确的了解，只能通过业务部门的信息制定相应的政策，不能根据实际情况给业务部门制定解决问题的专业性建议和对策。财务人员应该更加融合到医院的科室工作中，更多地去接触患者，了解更多及时有效的信息，全面查找业务部门存在的弊端与不足，运用更加合理的方式去改正，推动医院的业财融合发展。加强财务部门与业务部门之间的沟通与交流，能够充分让前端的医务人员更好地为患者服务。

2. 对管理者的要求。想要将业财融合充分落实到医院管理中，首先医院管理者需要对财务管理的内涵和功能有深刻的认识和正确的理解，将传统的财务管理观念和模式改进创新。管理者需要把更多的管理内容融入医院财务管理，做到全程参与并且在日常医院管理中协调好各个部门的工作，保证各个部门可以高效配合，全面推动医院发展。此外，在医院财务管理中，管理者发挥着十分关键的作用，管理者需要把握好轻重缓急，科学地评价参与财务管理的重要性和利弊情况，将自己在医院管理中的重要地位明确，在医院管理中承担自己的责任和使命，积极发挥自身的价值，带领全体员工为医院发展而努力。

3. 对医院各部门的要求。业财融合工作要求各个部门不但要高效配合，还要相互沟通，该工作有着较强的综合性。在真正开展业财融合过程中，需要有序、稳定、渐进地完成融合工作，避免强制性融合。经过长期地发现和改进遇到的问题，来达到优化医院管理的目的。在业财融合工作中，基础和关键点就是寻找到重要的切入点，只有紧密地联系好业务部门和财务部门才能实现优化管理效果、深层次融合的目的。在医院管理中，为了保证医院生产经营的各项活动能够全面推进，需要明确业务部门和财务部门之间最为基础和最为关键的管理内容，即预算管理、成本管理、财务分析。可见，在医院实际运营过程中，需要把控好这些管理领域和管理活动，稳定地完成业财融合工作，将业务部门和财务部门的关系加强并且深化，实现部门之间的高效融合。

（三）业财融合流程优化及重构方式

业财融合流程优化及重构有两种方式：一种是直接针对患者的流程再造，如减少患者的排队就诊时间，方便患者迅速、快捷地找到需要到达的目的地；另一种是针对内部员工的流程再造，让医院内部员工的工作更加顺畅、简便、快捷，从而提高服务效率，间接减少患者等候时间，提升患者满意度。例如电子病历的应用，能够使医师快速地了解患者历次就诊记录，从而准确地了解病情，从而给予及时、合理的治疗方案。

1. 全员认知的转变和组织文化重塑。达成组织文化和全员认知一致有助于实现组织预期目标。业财融合是一项"一把手"工程，院领导层的认同和业务部门的配合是实现业财融合的必要条件。具体可通过以下步骤实现：

（1）从组织文化层次来说，需要从医院层面建立价值创造的组织文化，给业财融合的推进塑造一个良好的内部环境；

（2）从财务部门层次来说，需要转变财务部门的职能定位，将财务部门逐步转向作为决策支持部门而非单纯的核算记账部门，同时提高财务部门对战略决策和业务活动的参与度；

（3）从全员认知及观念层次来说，要实现全院各层级、各部门人员认知和观念的转变，需要保持财务部门与领导层、业务层的充分有效沟通，同时也需要财务部门持续不断的向上管理和横向渗透。

2. 寻找切实可行的工作切入点。全员认知的转变和组织文化的重塑不是一蹴而就的，业财融合的推行需要顺势而为，寻找切实可行的工作切入点，借助国家财经政策、医改政策的要求推进，具备了天时地利再推广。改善医疗机构现存的管理问题，可以从管理薄弱和矛盾特别突出的环节入手，实施推行，不断深化，例如从医疗机构问题较多的资产管理入手，帮助资产主管部门进行数据分析、业务流程梳理等。

3. 财务部门和财务人员的角色转型和升级。财务部门和财务人员的角色转型和升级可以推进业财融合的实现与医院管理的优化。在当下人工智能、网络科技迅猛发展的大背景下，我们可以清晰地看到会计职业发展面临转型的未来——财务会计越来越自动化、智能化，基本的财务记账核算职能最终必然会被人工智能替代。正所谓"有为才有位"，作为财务部门，要有推进业财融合的主动性和紧迫性。

财务与业务融合要求财务团队在理念上，以统一的组织价值目标实现为理念，提升与业务融合的主动性；其次，财务团队所掌握的专业技能不再是对于财务知识的认知能力，而是对于数据信息的搜索能力、数据信息的加工能力和数据信息的洞察能力，应从对于会计准则知识的掌握，延伸到对于行业政策与趋势，学会从浩瀚的经营数据、财务数据中搜索和洞察出具有价值的信息，并基于数据的分析和预测，将其转化为对于各种决策具有价值的建议；最后，财务与业务融合需要财务团队具有很强的沟通能力。财务团队应基于业务服务的思考，站在业务的角度，提高财务处理效率，积极回应各种质疑，客观分析和评价结果，为让业务团队接受财务团队提供的决策建议提供前提条件。

财务部门还要努力成为业务部门的合作伙伴：①在服务部门的基础上，增加决策支撑部门的角色；②在原有的核算和监督功能的基础上，增加事前预测和反馈功能，扮演策略咨询专家的角色。即需要从价值角度对前端临床业务进行事前预测，计算业务活动的绩效，并把这些重要的信息及时反馈给临床医务人员，从而为其行动提供参考。

从医疗机构的财务人员来讲，要实现财务部门及人员角色转型升级需要通过以下两种手段：①不断提高沟通协调能力和战略管理能力；②不断丰富对医疗业务知识的了解和掌握，深入了解临床业务活动和流程。努力丰富自己的知识结构与能力体系，致力于成为"善沟通，多技能，会管理，有远见，敢担当"的复合型管理人员。

4. 强化管理会计应用。强化管理会计应用是促进医院管理升级、增强核心竞争力和价值创造力、实现管理优化的重要举措。作为财务管理的重要工具，管理会计能够渗透到医院的各个层面，为医院管理提供基础信息、管控手段、评价方法等，为医院决策、改进管理和提高效益服务，有利于管理者重视并充分利用财务会计数据进行管理实践，实现精细化管理，促进成本控制落地，有利于核算型财务人员向战略型财务和业务型财务转变。财务与业务融合背景下的管理会计作为决策和控制系统，基于价值链管理，嵌入医疗相关领域、层次、环节，以业务流程为基础，利用管理会计工具方法，实现财务和业务的有机融合。

5. 搭建一体化管理信息系统平台。实现财务与业务融合，要求医院搭建业务财务一体化的管理信息系统平台，将医疗业务系统、库房系统、收费系统、后勤管理系统、账务系统、成本核算系统等进行整合，实现数据的实时共享和整合传输。目前，国内部分医院已引进 HRP（Hospital Resource Planning）医院资源计划，即融合现代化管理理念和流程，整合医院已有信息资源，创建支持医院整体运营管理的统一高效、互联互通、信息共享的系统化医院资源管理平台。搭建管理信息系统平台，需要财务人员的深度参与和实时跟进，从财务管理整体特点出发，通过建立财务与其他管理职能之间的联系，将财务工作与其他业务活动相融合，进而形成信息资源共享平台，以满足财务业务一体化的管理要求，实现财务与业务融合。

四、业财融合实现途径

（一）公立医院业财融合的价值体现

公立医院业财融合，可以促进医院良性发展。其实质是基于对医院医疗护理技术业务与财务工作的高度融合，找准运营管控的切入点，同时精准寻找医院管理会计的实际应用。因此，业财融合对医院整体、各业务科室以及医院财务部门都有重大价值。

1. 从医院角度来看，业财融合可以帮助医院建立科学系统的决策支持体系，让处于医疗改革期的医院提高机构的运行效率，实现资源的优化配置。业财融合是医疗机构精益管理的表现形式，是实现医改的战略导向。

2. 从业务部门角度来看，业财融合可以让诊疗业务与财务管理发挥协同作用，如开展临床诊疗业务的同时记录实时的运行数据和指标信息，形成管理会计的数据来源。同时诊疗业务可以借助财务管理工具实现流程优化、效率提高，符合业务科室的发展需要和未来导向。

3. 从财务部门角度来看，在人工智能的冲击下，财务的核算职能逐渐被替代，业财融合是财务人员和财务工作转型的重要途径，也是财务部门实现价值创造的有效手段。总体来说，业财融合是建立现代医院管理制度的必经之路，也是最终达到社会效益最大化目标的有效路径。

（二）公立医院业财融合的实施模式

基于资源基础理论与价值链理论，结合公立医院实际，从设计业财融合组织结构、运行机制以及综合保障三方面着手，构建适应医药卫生体制改革的全领域、多层次、全过程环节闭合管理的公立医院业财融合实施模式。

1. 建立公立医院业财融合的组织结构。

（1）分解公立医院价值链，确立业财融合的管理节点。公立医院业财融合应覆盖各业务领域、纵深各管理层次、贯穿各增值环节。第一，从业务领域来看，医院一般业务活动有医药、医疗设备与耗材采购，医疗诊断、检查和治疗，以及设备维护、行政以及科研等领域；第二，从纵向管理层次来看，纵向价值链上可以分为医院战略制定、经营计划与业务运营等层次；第三，从产品生命周期视角来看，公立医院价值链可以分为医疗产品采购、运行使用与产品考核评价等环节。

在战略制定节点业财融合的基础上，通过全面预算管理可以有效识别业财融合节点，以业务部门和财务部门共同处理的业务为公立医院业财融合管理节点。预算编制、预算执行和预算考核三个预算管理节点可以对接医院经营计划（医疗产品采购）、业务运营（运行使用）和医疗产品考核评价价值链管理节点，形成医院战略制定节点、预算编制节点、预算执行节点和预算考核节点四个关键业财融合节点，保障业财融合精准管控和协调。

（2）建立业财融合管理组织，保障业财部门有效融合。在公立医院不同的业财融合节点，组建由各参与部门委派代表组成的管理委员会。根据管理任务的特点，在战略制定节点、预算编制节点、预算执行节点和预算考核节点分别建立战略决策管理委员会、预算管理委员会、成本与审核委员会和管理考核委员会，根据任务类别（常规任务或突发任务）实行定期运作与临时运作相结合的运作模式，负责部门之间冲突的协调、管理活动的监督与重大事项的联合决策和审查。

2. 设计公立医院业财融合的运行机制。以公立医院价值管理为核心，发挥财务管理对医院战略与医院业务的决策支持作用，在医院战略制定、预算编制、预算执行和预算考核等关键业财融合节点，业财管理委员会发挥协调、审核、监督和决策等管理职能，以此提升公立医院的"管理效率"和"资产配置效率"。

在公立医院战略制定节点，财务部门提供战略决策支持信息与专业建议。财务部门通过战略决策管理委员会提供会计信息供战略决策，根据财务分析提供经营建议与识别医院经营与财务风险，以此通过联合决策保障医院战略决策精准定位。

在公立医院预算编制节点，业务部门与财务部门协同参与制定经营预算。医疗专业具有较高的特殊性，医院科室部门及职能部门需共同参与制定工作计划与医院预算，避免预算管理形式化，缺乏管控效果。其中，预算管理委员会以医院战略为导向，在预算编制环节协调部门之间目标的冲突，提升预算管控效果。

在公立医院预算执行节点，财务部门主导执行业务运行成本与风险管控。由财务部门主导，成本与审核委员会通过定期或临时化监督、财务审核等管理活动，加强医疗成本、材料消耗、人工、库存、管理费用等公立医院各领域的成本管控。成本与审核委员会将关键风险控制点融入业务过程管理中，建立基于关键指标的预警机制，加强医院风险管控。

在公立医院预算考核节点，财务与业务部门共同考核评价预算执行情况。以公立医院战略为导向，以资源优化配置为目标，建立业务指标与经济指标融合的预算考核指标体系，管理考核委员会对医院各部门预算执行进行评估和考核。在此基础上，管理考核委员会根据价值导向、业绩透明、系统性、制度激励以及可行性等原则，分析预算编制和执行情况，为优化预算管理建立决策基础。

3. 建立公立医院业财融合的基础保障。

（1）建立公立医院业财融合技术保障。公立医院信息系统呈现"多系统、独立性"

的特点，业财数据难以做到互联互通，信息难以实时共享。对此，应以政府会计制度和医院会计制度衔接为契机，将医院业务系统与财务系统连接，实现跨系统的业务与财务数据互联互通、双向互取、实时共享，以此保障公立医院业财融合高效运行。

（2）建立公立医院业财融合制度保障。建立规范的公立医院业财融合管理制度，梳理价值链各增值环节，再造公立医院标准化的业务流程，实现公立医院"管理制度化、制度流程化、流程标准化"，以此奠定公立医院业财融合基础。

（3）建立公立医院业财融合人员保障。财务工作应由事后型反映和监督向全过程决策支持和财务管控转变，一是财务向业务部门提供决策支持，二是财务对业务部门监督和评价。为适应财务职能转变，财务人员应主动了解医院业务运行情况，公立医院应加强培训，培养财务人员挖掘、分析、传递和利用与决策相关财务与非财务信息的能力。

（4）建立公立医院业财融合文化保障。对于公立医院管理者，深化精益化管理理念，明确资源优化配置的目标导向，以此提升业财融合的战略高度；对于基层业务与财务人员，树立全价值链下的价值创造意识，增进业财部门的交流，提升业财知识与信息的交流频率与传递速度，以此提升业财融合的执行广度与深度。

4. 公立医院业财融合的总体实施模式。识别公立医院业财融合节点，在建立制度、技术、人员和文化保障的基础上，通过业财融合深入医院战略决策、经营计划和业务经营的多层次价值创造活动，加强医院战略支持、精准制定计划、业务运行管控；通过业财融合贯穿医院固定资产和医疗耗材采购、设备运行和耗材使用及其评价等产品全生命周期各环节，覆盖药品、卫生材料和固定资产采购与领用，水电物业运行及医院管理等医院重要领域运行活动，以此深化财务管理实现有效防范医院运行风险，财务管理价值输出和资源优化配置，提升公立医院精益化管理水平，以此提高公立医院适应医药卫生体制改革的运行效果。

（三）公立医院业财融合的实现路径

1. 基于业财融合全面预算管理。预算目标不是指只有一个目标，其应是分阶段的目标，根据医院的实际情况，进行预算编制工作，从而确定月度目标、季度目标、年度目标，然后加强预算执行的管理力度，最后进行考核评价工作，以评估预算目标的完成情况，保证医院各项资源利用的最大化，促进资源的优化配置。在制定预算指标时，需平衡业务和经济指标之间的关系，细分业务指标，使其与经济指标相互渗透，在分解目标时，需要明确医院业务活动中的侧重点，确定预算管理的关键点和关键指标，并将关键指标用于绩效考核评价之中，比如，门诊接待人数、住院人数、出院人数等，这些关键指标的运用，保证了绩效考核的公平性、合理性。在业务绩效管理中，应用经济性指标，比如，资产利用率、收益率，将资产作为考核的指标，从而确定部门资产的使用情况，以及资产配置方案是否符合部门的业务实际。

2. 基于业财融合的核算流程优化。

（1）利用统一对账平台，对账工作前置。上线统一对账平台，依托信息系统自动对账功能，将关于住院收入银行对账的工作前置，在结账科收款一线，确保款项确实进入医院银行账户。对当天未达款项，确保第二天实现进出。剔除因时间因素导致的未达款项，其他异常款项，诸如重复退款等，系统能进行预警。总账根据预警信息及时处理，在规定的工作日内处理完毕，做好医院收入的第一道防线。

对于支票收款的情况，予以重点关注。在接受支票时应仔细审核支票有效期、印章、金额。对在途支票予以标记，对支票未进账而患者出院的情况，予以沟通，必要时采取暂扣发票等措施。

病区、收费处发放催款通知书时注明各类缴款渠道及注意信息，充分告知患者采取银行汇款方式缴纳住院费时，需备注住院号、姓名。会计科对各类银行回单通过信息平台予以发布。设置权限，仅供工作必需的人员查看，及时将确定的银行回单录入所属患者账户，提高工作效率，减少差错率，方便患者。

（2）统一患者退费时间，提高效率。患者退费原则上应在结账科窗口患者结账时完成，提高效率。针对支票入账及银行汇款单入账的情况，我们设想的解决途径是：将银行回单拍照上传至统一对账平台，系统自动识别对方银行户名、银行账号、金额。当需要退费时，统一对账平台将相关信息传递至退款渠道。假若此种途径无法行通，则应允许结账科领用支票，通过支票形式退款，同时加强支票的管控。

（3）强化患者欠费的事前、事中、事后管理。厘清患者欠费的类型，分门别类加强管控，降低患者欠费。对于路倒患者欠费，及时申请政府相关补助；对于恶意逃费，联合病区、结账科，事先防控。病区尤其需要关注私自离院的情形，一经发现，即刻上报。该类患者如若再次入院，系统应设置提醒功能；对于医疗纠纷患者，首先应严格医疗行为，尽可能降低医疗纠纷概率，无法避免的，无论是协商解决还是走法律途径，院方需积极应对，可设置法规部，提供法律支持。

（4）发挥医保部门主动性。发挥医保部门积极主动性。首先梳理会计账面应收医保款与传递至医保机构的应收医保款的一致性。考虑到时间差异、账务处理方式后，各类医保款应总体一致。其次，对于医保回款时间、回款金额以及医保扣款，院方不能仅是被动地接受，医保部门应发挥主观能动性，积极与医保机构沟通，提出院方需求。

（5）信息系统优化升级，提高自动化水平。确保各系统之间能够实现接口稳定，数据口径统一。数据的更新、维护、调取灵活准确。数据能够做到追踪溯源，各业务流程关键点应在系统体现、控制。在此基础上，会计核算中的账务处理部分，HRP 系统应主动准确调取 HIS 系统收入数据，自动生成凭证。在凭证自动生成的基础上，重点审核退费合规性、准确性等关键控制点。

3. 基于业财融合的绩效评价体系完善

（1）完善医院全面绩效评价目标。医院可以通过设立全面绩效评价目标将财务部门与临床部门紧密联系起来，实现财务和业务的有机融合，这样两个部门能相互促进、相辅相成。一方面，建立同医院业务流程协同的绩效评价目标，实现了医院业务流程完善化和业务流程风险监测化。另一方面，实现全员参与机制，从总会计师到会计出纳，从科室主任到科室普通员工，对两个部门分别设立工作目标和绩效考核指标，增加绩效评价目标的丰富度。

（2）提高绩效评价信息整合度。首先，大数据时代下，医院应建立较完善的信息系统以提高信息整合度，医院可借助"互联网＋"平台，加强信息系统建设，解决现存的信息传输问题，提高信息传输质量。医院内部也应进行资源的有机整合，实行临床人员和财务人员一对一对接机制，再定期安排两部门人员集中沟通，尽可能地减少信息沟通不畅造成的信息不同步。其次，因为业财融合对财务人员专业素质要求较高，医院可建立人才培养机制对财务人员定期培训，增强财务专业能力，并加强对业务活动的深度了解，促进信息整合度的全面提升。最后，因为业财融合模式下财务人员的工作强度较传统模式下的工作强度有所增加，医院也应提升员工的工资福利，有助于提升员工满意度和工作积极性。

（3）建立与业财融合较匹配的绩效评价体系。首先，医院可结合平衡计分卡方法从财务、客户、内部流程、学习创新等四个维度进行绩效指标细化，通过结合医院业务和财务的自身特点及医院目标建立密切相关的指标来全面评估财务共享服务中心。其次，可以对业务信息进行重要性评价以解决业务信息定位偏差问题，将核心的业务信息进行重要性定位，再将次要信息整合定位。重要性水平的评价可综合业务人员评价和财务人员分析，还可结合相关专家的建议。最后，针对业财融合信息的重要性水平制定带有重要性水平的绩效评价指标。通过平衡计分卡结合医院战略目标将医院目标分解，加强绩效评价体系与业财融合模式的匹配性，建立高标准化的绩效评价体系。

（4）完善绩效评价体系。首先，绩效评价人员应加强对各岗位员工职责的了解程度，绩效评价人员可深入业务层，与业务层员工保持良好的沟通，了解员工的具体工作流程、工作的核心重点，进一步改进不合理的考核标准。其次，共享中心考评人员应针对医院业务月平均发生率修正考评周期，提升考评周期与业务月平均发生率的匹配度，有利于提升考评结果的真实性、可靠性。最后，因为共享中心的建设尚处于发展阶段，为保证共享中心绩效评价体系与医院业务的协调性，医院可定期组织有关专家对共享中心考评体系进行修改指正，提升医院财务共享中心对医院全面发展的推动力。

4. 信息技术系统优化。在"大智移云物"的时代背景下，从以 RP 为代表的信息基础技术到以大数据、人工智能、移动互联网、云计算、物联网为依托的财务共享服务模式的转变，财务领域经历着广泛而深刻的变革。医院财务会计向管理会计的转型，推动了业财一体化融合，"大会计"理念应运而生，会计的触角向业务环节不断延伸。随着会计范围和边界不断扩展，会计正在完成转型升级，需要以数据为中心提炼和掌握医院运营信息，会计监督也必然要同步转型升级。例如，运用信息系统，基于财务会计科目自动生成预算会计科目，同步完成财务和预算会计双分录的录入工作，并设置二者之间的勾稽比对关系，核对差异，相互验证，既满足了政府会计制度的核算要求，又便于同时开展财务会计和预算会计监督。网络报销系统运用 OCR 文字识别技术，自动识别报销人上传的发票，同步完成发票信息采集、查重和验证真伪，有效避免了假发票和电子发票重复报销的问题。基于区块链的"分布式记账"技术，凭借其分布式、不可篡改性、安全密钥、智能合约、公开透明等技术特点，不仅能够保证财务数据的准确和完整，还可实时观察和监控交易，将颠覆和重塑传统会计监督工作。新技术在医院财务工作的应用，预示着未来医院会计监督将更加精准，监督的重点也更加突出，监督的思维方式和技术路径都会发生转变。

5. 内部控制系统优化。为了提升医院的管理水平和治理能力，医院应构建业财融合的综合信息化服务平台。业财融合的综合信息化服务平台能够把涉及经济业务的采购、报销和资产管理等经济活动实现一体化、信息化，实现数据和信息高效运行，及时在各部门之间共享。这不仅有利于内部控制的有效实施，而且能够大幅提升工作效率，从而提升医院管理水平，实现医院可持续发展。

（1）构建业财融合信息服务平台。医院在搭建业财融合的信息化平台时，应对构建业财融合的信息化服务平台有总体规划，梳理医院内部控制流程，完善制定线上内部控制流程，能够最大化满足内部管理的需要。在优化流程时，应站在医院全局的视角进行思考和设计，结合医院实际管理需求，在确保能够发挥控制作用的前提下，使内部控制流程简洁且运行有效，满足内控管理的需求。并且，还需相应改造线下业务流程，逐渐把线下业务流程转到线上运行，最终把所有业务全部纳入信息化业务平台，从而实现对所有业务的线上管控。

（2）完善功能模块和搭建数据接口。医院的业财融合信息化服务平台建设是一个持续优化和改进的过程。为了提升信息在医院部门间传递的效率和内控制度的有效实施，同时适应医院管理水平提升和经济业务变化的需求，应定期对信息化服务平台进行功能拓展和改造，同时还需搭建与医院其他信息化系统连接的数据接口，实现不同信息系统间的数据共享与互联互通。

6. 基于业财融合的成本管控。业务部门和财务部门的沟通是双向的，虽然医疗业务对专业性要求较高，但财务人员不是要去学习怎样精通每一个科室的技术，而是能够主动去了解医疗业务的流程，学会医院所有业务流程的成本控制，说到底还是在财务知识范畴之内的。在此基础上，财务管理工作人员应做到及时将服务和要求传递给医疗业务活动。此外，财务人员若想做好成本管理，重要的是应以清晰化成本核算为基础。在进行成本核算时根据病种、项目、科室和医院等不同层次单元明确成本对象和责任中心的划分，与会计核算相结合，遵循"算为管用，算管结合"的原则，将不同层级管理者的可控成本作为重点。其次，了解相关业务流程，做好病种项目和诊疗项目以及床日、诊次和出院人次等的成本测算，通过精细化成本管理降低成本支出，减轻患者负担的同时，提高医院的经济效益。

面对医保新时代的倒逼，传统收益渠道转变为成本，医院需要更注重追求效益的提升，医院发展进入了"内涵质量效益型增长"新时代，"增量降本""提质增效"并驾齐驱，引导扩大服务量，进一步控制和消化医院运行成本，把医院绩效管理的目标放在提质增效上来。门诊人次和出院人次的增量是基础，成本管控重点放在事前成本预测、降低成本消耗和成本控制上。提高医疗服务能力是提质的保证，实现社会效益和经济效益双丰收是增效的目标。绩效激励从增收向增效的"成本为王"的精细化模式转变。成本管控作为连接财务部门和业务部门的又一桥梁，业务部门要主动分解细化作业流程，落实到具体的个人，财务部门深入到各个部门的业务流程，认真分析医院现实状况，研究医院运营数据，找准医院效益增长点，通过消除不增值的作业，优化流程，指导业务，认真挖掘潜力降本增效，从而达到控制成本的目的。

鉴于目前医改压力倒逼，特别是 DRG 付费的改革，等于针对不同病种医保部门事先确定了相应的购买和支付价格，这样医院的收入也受到了一定程度的影响。医院对"病种成本核算"的重视度也提上了日程。适应 DRG 支付改革，医院首先需要进行绩效管理变革，建立绩效管理组织，选择合适的绩效管理人员。其次，医院要加强病种成本核算，医保管理部门作为医疗服务"购买方"，本身就具有一定的优势垄断地位，按照 DRGs 付费基于医保基金"以筹定支"和"现实认可"确定支付标准，支付标准合不合理很难"讲清道理"，医院要"讨价还价"，需要合理的病种成本核算资料才能"讲清道理"，才能在与医保部门的协商中做到"心中有数"，才有可能获得医保部门的谅解和支持。

第三部分
精益财经数字化转型案例

→

案例一:

打造精益财经管理平台　助力医院高质量发展

中日友好医院

一、单位简介

中日友好医院(以下简称"中日医院")是国家卫生健康委员会直属大型综合性三级甲等医院,集医疗、教学、科研和预防保健等功能为一体,并承担中央保健医疗任务、国家紧急医学救援任务,附设中日友好临床医学研究所,同时是国家呼吸医学中心、国家中西医结合医学中心,是国家高质量发展试点医院、国家高水平医院临床研究和成果转化能力试点单位,是国家呼吸系统疾病临床医学研究中心、国家远程医疗管理与培训中心、国家远程医疗与互联网医学中心、国家基层远程医疗发展指导中心、世界卫生组织戒烟与呼吸疾病预防合作中心。

为落实国务院办公厅《关于推动公立医院高质量发展的意见》(国办发〔2021〕18号)及《关于印发公立医院高质量发展促进行动(2021—2025年)的通知》(国卫医发〔2021〕27号)文件精神,中日医院着手通过信息化手段,健全内部控制,强化全面预算管理,优化医院内部辅助性、支持性服务流程,为医院医教研防管提供优质服务,对医院管理层关心的财经领域指标进行分析展现,并通过数据治理,挖掘数字背后的管理价值,为医院管理决策提供支持,体现精益财经管理的精细化、高质量、有价值。

二、案例介绍

财务数据的呈现最终要落脚到背后的价值管理中,如果不发掘财务数据背后隐含的问题并加以改善,数据只能成为一堆孤零零的数字,精细化高质量的数据治理也会变得没有价值。为了提升数据管理应用价值,中日医院基于财务核算、业财一体化平台、HIS系统、成本系统、资产管理等医院相关业务系统,建设精益财经运行管理平台,通过设置各类分析管理指标,运用多种比较方法,基于不同的图形进行鲜活展示。主要包括财务分析、预算管理、合同管理、资产管理、成本管理、物价管理、门诊收费、住院结算、内控体系等板块,为医院管理决策提供数据支撑(见图1、图2)。

1. 财务收支分析板块

财务收支分析主要针对医院收入、费用、盈余进行分析,通过折现图及相关指标,展现医院医疗活动收入费用、医疗收入结构、医疗盈余等重点收支及财务指标,并进行

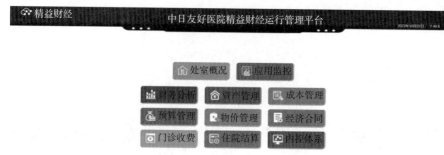

图1　中日医院精益财经运行管理平台板块图例

年度趋势、月度趋势、月度同期对比或环比；并重点对与日常均衡支出有关的费用进行实时监控，如：水费、电费、物业费、固定资产折旧、人员工资、其他社会保障、津贴补助等，确保费用权责发生的稳定性（见图3、图4）。

2. 预算管理板块

通过抽取分析医院业财一体化平台中预算管理系统的数据，运用图形看板的方式，从不同层面和角度展现医院的预算执行情况。收入预算执行分析，主要是从医疗业务收入自上而下层面展示全年、月度预算数、执行数、预算和执行的对比，分析当年预算的执行进度是否存在异常，对波动大的业务主体进行重点关注与分析。医疗支出预算执行分析，主要是从医院、归口管理部门、支出经济分类等几个维度对医院支出预算进行分析。执行进度异常的通过颜色进行相应预警（见图5、图6）。

3. 经济合同板块

针对全院经济合同的签订情况、执行情况，资金情况，签订合同部门分布等关键要素进行多维度的分析，并可以延展查询合同明细、合同类型、合同执行等方面，方便跟踪了解详细情况（见图7）。

4. 门诊收费与住院结算板块

门诊和住院收入是医院最重要的经济命脉，实时监测前端业务行为有助于整体了解医院的医疗运行情况，为医院管理方向提供直观的数据支撑。门诊板块分为门诊流量监测和门诊费用监测两个分类，从门诊量和次均费用量价两个角度，分区域按照当日、近十天、月度、年度等多个时间维度进行收入情况分析（见图8）。

住院结算板块分为住院流量监测和住院费用监测两个分类，主要从住院人次和次均费用量价两个角度，分区域按照当日、近十天、月度、年度等多个时间维度进行收入情况分析（见图9）。

5. 资产管理板块

资产管理板块数据来源于医院资产管理系统，通过资产管理分析，实时了解资产动态情况，主要包含资产原值分析、净值分析、资金来源分析、类别结构分析等。通过了解资产的使用状况、利用率等情况，为后期规划大型设备购置、更新、调配等提供数据支持（见图10）。

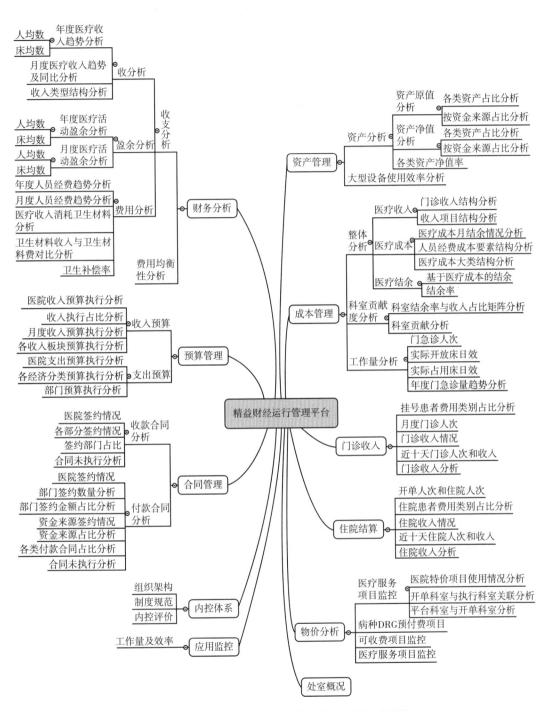

图 2　中日医院精益财经运行管理平台功能细分图例

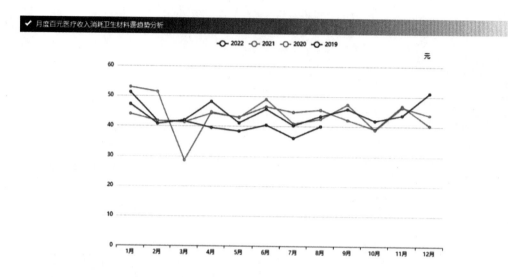

图 3　中日医院精益财经运行管理平台财务收支分析图例

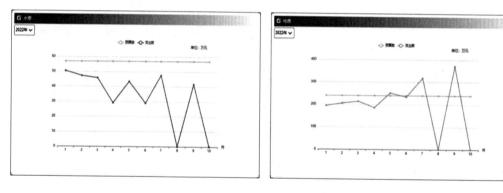

图 4　中日医院精益财经运行管理平台费用均衡性与预算数对比图例

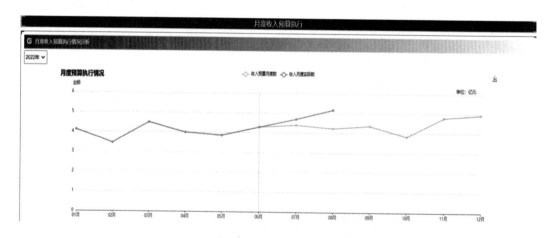

图 5　中日医院精益财经运行管理平台月度执行情况示图

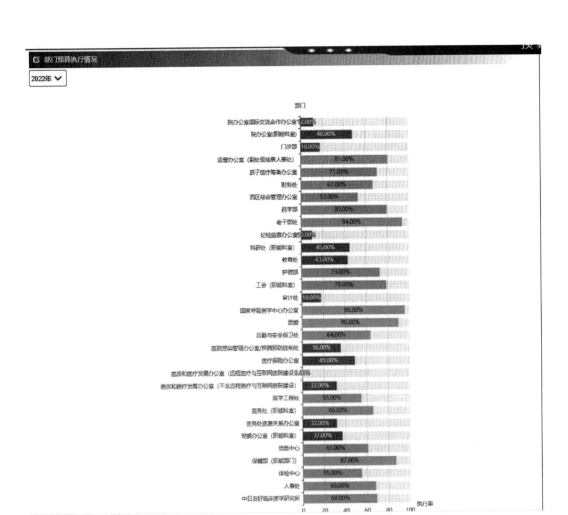

图 6 中日医院精益财经运行管理平台预算归口各部门执行情况图例

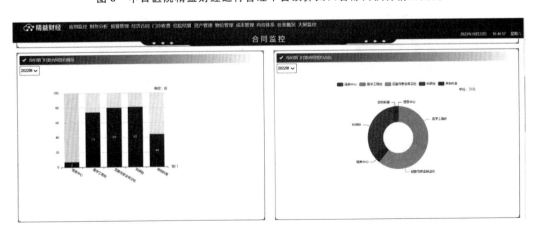

图 7 中日医院精益财经运行管理平台合同监控图例

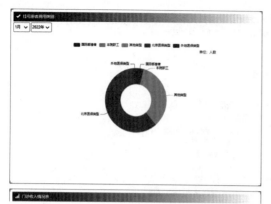
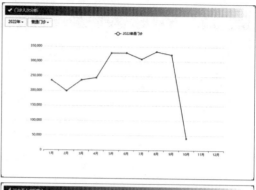

图 8　中日医院精益财经运行管理平台门诊费用监测图例

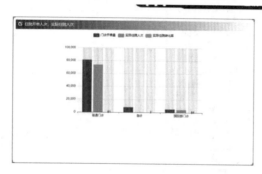
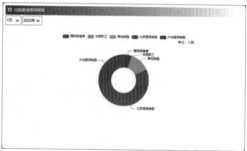

图 9　中日医院精益财经运行管理平台住院费用监测图例

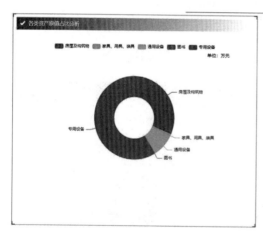
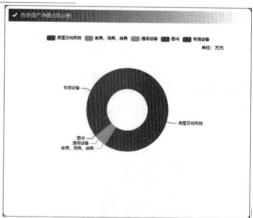

图 10　中日医院精益财经运行管理平台资产管理图例

6. 成本管理板块

成本管理主要从医院收入、成本、结余、科室贡献度、工作量等几个方面对医院成本进行分析（见图11）。

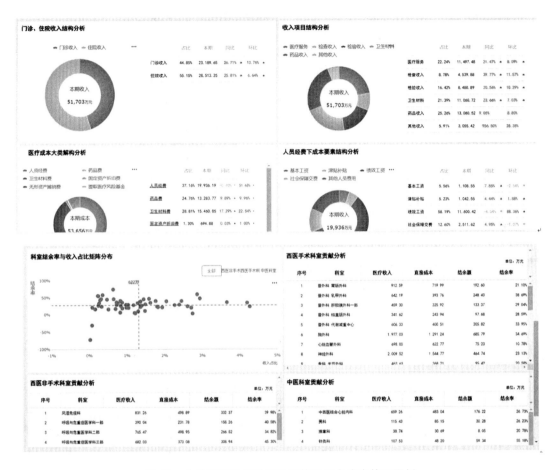

图 11　中日医院精益财经运行管理平台成本管理图例

成本结余情况主要从医院整体成本状况，按照医院整体层面、临床科室层面等进行收支情况分析，呈现医疗收入对医疗成本的补偿情况；

科室贡献分析主要根据科室结余占全院结余的占比，分析各科室的贡献度；

矩阵分析：从科室结余率与收入占比两个维度进行分析，各科室的分布情况一目了然，有助于管理层调整资源配置。第一矩阵为收入规模较大且结余率为正的科室，第二矩阵为收入规模不大结余率为正的科室，第三矩阵为收入规模不大且结余率为负的科室，第四矩阵为收入规模大但结余率为负的科室。

工作量分析主要从门急诊量人数、实际开放床日数、实际占用床日数等指标分析工作量的情况。

7. 物价管理板块

物价管理分析主要分为医疗服务项目使用监测、病种 DRG 预付费项目、可收费耗材监测、医疗服务行为监测等几个方面（见图 12）。

在医疗服务项目方面，主要针对医疗服务项目的具体使用情况进行分析。目前项目

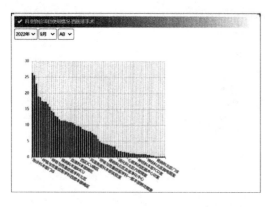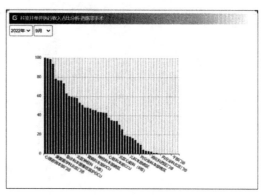

图 12   中日医院精益财经运行管理平台物价管理图例

档案上万条，根据医院资源配置常用的物价服务项目占比情况。从院级、科室层面了解物价项目的使用占比情况、未使用物价项目清单，给科室提供学科发展、服务项目拓展的参考。

另外从科室开单执行情况、平台科室与开单科室关联分析等不同指标，可了解各医疗科室的业务关联情况。

三、实施效果

精细化的数据在高质量治理与监测的管理之下，在院领导高度重视和部门团结协作之下，我院财务核算数据质量持续进步，医院运营管理效果明显改善。医院服务能力不断提升，平均住院日较上年同期下降 0.5 天，门诊或住院患者的次均（例均）费用约下降 6%；医疗收入持续提升，医疗收入结构进一步优化，药耗收入占比约降低了 2 个百分点。集中资源办"十四五"大事，重点加强了对科研、重点学科等的支持力度，我院科技量值排名和医院排行榜稳中有升。

加强预算硬约束与成本管控，监管耗材使用与设备共享，资源配置效果明显提升，百元医疗收入卫生材料消耗降低约 2 元，管理区别对待多科应用设备，两年节约呼吸机设备约 800 万元。

运用大数据分析，通过设置价格规范性数据管控功能和数据监测，前置管控要求，阶段性效果显著。以超声检查医嘱为例，需进一步核实的数据由管控前每天近百条下降至不到十条。

应用业财融合一体化，促进管理服务提质增效，秉承"让信息多跑路，让职工少跑路"的原则，月均超千笔报销单据线上审批全覆盖，效率与职工满意度得到大幅提升，精细化管理发挥了实际价值。

四、未来展望

党的二十大报告提出促进医保、医疗、医药协同发展和治理的指导理念。我院将以人民群众卫生健康需求为导向，发挥公立医院公益性本质，充分利用有限的卫生资源，为社会提供高质量的医疗卫生服务。医疗服务管理与医院财务管理相辅相成，息息相关，我们将深入依托信息化，从卫生经济学角度，根据医院的管理需求，持续对医院经济运行能力进行多维度多角度的量化分析，深入挖掘并充分利用有限资源，在公立医院实现公益性基础之上，实现价值医疗管理，助力医院高质量发展。

署　名

申报人：许　涛（中日友好医院财务处处长）

主要参与成员：

扈　航　中日友好医院

徐佳梦　中日友好医院

毕春梅　中日友好医院

黄爱君　中日友好医院

王海红　中日友好医院

刘英梅　中日友好医院

孟　薇　中日友好医院

贾　楠　中日友好医院

董　杰　中日友好医院

案例二：

基于业财融合的公立医院精益成本管理体系建设

北京积水潭医院

一、单位简介

北京积水潭医院建立于 1956 年，是以骨科、烧伤科为重点学科的三级甲等综合医院，是北京大学第四临床医学院和清华大学临床教学医院。1959 年成立北京市创伤骨科研究所，2002 年成立北京市创伤烧伤抢救中心。医院拥有骨科、手外科、烧伤科、运动医学科四个国家临床重点专科；骨科连续 12 年获复旦大学医院管理研究所全国专科声誉排行榜第一名。2016 年获批骨科机器人技术北京市重点实验室，是国家手术机器人临床应用管理专家委员会主任委员单位、国家骨科手术机器人应用中心技术指导委员会主任委员单位。2021 年获批骨科手术机器人北京市工程研究中心，北京市研究型病房示范建设单位。2022 年入选第一批国家紧急医学救援基地项目储备库，筹备各项建设工作。

二、案例介绍

（一）业务描述

成本是业财融合的重要抓手，北京积水潭医院自 2005 年启动科室全成本核算，2009 年启动作业成本法下的医疗服务项目成本核算，在此基础上 2011 年开始病种成本核算，2020 年开始延伸到 DRG 成本核算，经过十多年的不断努力，逐步建立起一整套全面的成本核算体系。近两年，在完善的成本管理制度和内控流程控制下，医院稳步推进信息化建设，实现内部成本管理系统与医疗业务系统的互联互通、数据共享，建立了业财融合的数据管理平台，强化了数据资源整合和分析管理。数据中心与成本一体化系统建设为医院成本分析与监控提供了良好的硬件基础。但是每一项业务活动的开展都伴随着成本的发生，单纯依靠财务人员难以面面俱到，需要依靠体系化的管理活动来保证成本的合理发生。因此，建立一个行之有效的成本管理体系，从思想上、行为上、组织上、资源上全面提升成本保证能力，才能使成本效益得到持续的改善。为此，医院在完善的成本数据基础上，开始着手整个成本管理体系的建设与完善，旨在将成本管理活动作为一种持续性的管理活动融入医院的各个业务流程中（见图 1）。

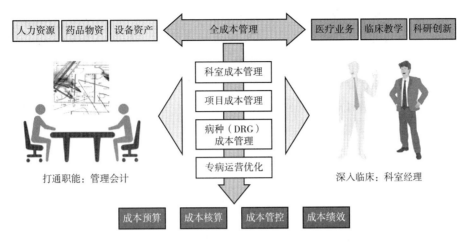

图1　北京积水潭医院全成本管理体系示例

（二）体系建设

为充分发挥成本管理作用，首先明确了医院成本管理的要求和原则；其次构建了成本管理组织体系；最后明确了成本管理的重点任务，并形成长期的跟踪反馈工作机制。

1. 建立成本管理专业团队。国家卫生健康委2020年12月《关于加强公立医院运营管理的指导意见》（国卫财务发〔2020〕27号）（以下简称《意见》）中指出，要加强临床、医技、医辅等业务科室运营指导。探索建立运营助理团队，常态化关注科室运营发展情况，有效指导医疗业务科室提升运营效益。医院应当充实运营管理部门人员力量，配备具有财务、审计、人事、医疗、护理、物价、医保、信息化、工程技术等知识背景的人员担任运营管理员。

北京积水潭医院的职能部门中涉及财经方面的有财务处、资产处、绩效办、审计处。今年，为强化运营管理，医院新成立运营管理办公室，成员由具有临床、财务、资产背景的专业人员兼任，以加强管理创新，充分发挥其组织协调作用。基于此，医院建立起由财务处（含价格与成本）、绩效办、运营办、医保办、医务部等组成的运营管理团队，共同发挥职能部门的联合协作功效。

2. 大数据驱动成本管理效能提升。医院的成本管理离不开成本大数据的支撑。为帮助临床科室找准努力方向，实现精准辅导，医院运营管理团队着手制定具有针对性的运营分析数据库，内容涵盖科室投入、科室产出、价格管理等内容。

在分析科室人员投入时，具体到科室医师、护士、管理人员名单，以确认科室人力成本归集的准确性。床位投入则提供本科室在各院区、各病房的床位数以及使用率。资产投入，提供科室在用资产清单，含资产原值、资产净值、折旧情况、使用部门等。强调科室投入数据的目的在于，人、财、物是医院配备给科室的重要资源，在医院运营管理中，必须要优化资源的合理配置，加强资源调配，促进各类资源动态匹配，提高资源的使用效率。

分析科室产出数据，重点关注科室近 3 年总收入，门诊、住院收入及收入结构，同时提供医务性收入的明细分类金额，在数据交流过程中，通过对"门诊住院转化率""医务性收入占比"等相关指标的重点介绍，引导科室通过优化就诊流程，注重系统性、协同性和高效性，以调整收入结构，找到科室医务性收入的增长空间。从项目级数据分析角度，提供科室开展医疗服务项目的收费价格、单位成本、单位收益（含人力成本/不含人力成本），项目年科室工作量、全院工作量。通过多角度分析，引导科室从开展的医疗服务项目层面出发，重点关注项目收益情况，做到有的放矢。

由于医保支付方式即将发生改变，将采取 DRGs 付费模式，会给医院运营结果带来不小的影响，因此，医院十分重视科室 DRGs 费用情况。在与科室的沟通过程中，加强了 DRGs 例均费用以及与支付标准的差额的分析，使科室了解付费方式改变后对其运营结果的影响，同时分析 DRGs 费用结构情况，以便科室找到控费空间，降低不合理的费用，减轻患者负担，提高科室运营效益。

取消药品、耗材加成后，医院收入的主要来源为医疗收入和财政补助收入。而医疗收入实行政府指导价，2021 年 4 月 8 日北京市卫生健康委发文，将放开特需医疗服务项目价格。因此，利用好价格政策对于提高公立医院收入有着重要的现实意义。医院运营管理团队要求物价人员全程参与，在与科室沟通服务过程中主动宣传最新管理政策，讲解新增、特需医疗服务项目价格申报流程，反馈物价检查相关问题，充分发挥价格管理人员在运营管理中的作用。

3. 建立成本信息沟通反馈机制。成本管理目标与业务活动的融合目前主要是通过专科经营助理进行整合应用，但这种方式对于管理团队人员的需求量较大。积水潭医院目前采用职能管理团队"走动式"服务管理模式，在这一时期将会发挥积极作用。这种运营管理模式可以概括为：将与经济管理相关的职能部门共同组建运营管理团队，团队通过"走动式"服务下沉到科室一线，将科室运营管理数据及时与临床沟通。同时，通过临床人员反馈的具体问题，包括科室运营方向、流程优化、物价收费、耗材管理、医保控费等方面，运营管理团队及时了解临床需求，共同发现问题产出点，协商共同解决困难，打通各职能部门管理壁垒，最终形成 PDCA 闭环管理，以推进核心业务工作与运营管理工作深度融合。

（三）数据治理

成本核算业务本身就是对数据的加工和利用的过程，医疗数据质量的高低，直接影响成本核算数据的准确性和成本信息的使用价值。

医院数据多源异构，通过构建数据治理平台以建立管理决策、全局统一的数据治理环境，制定、实施数据质控，持续监控各系统数据质量波动情况，定期生成各系统关键数据质量报告，结合系统提供的清洗组件以及数据质量问题处理流程为各系统数据质量提升提供有效支撑（见图 2）。

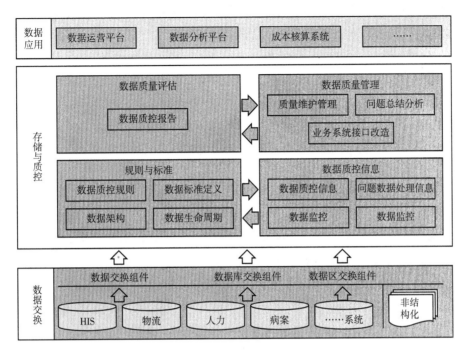

图 2　北京积水潭医院数据治理平台

1. 统一数据标准，提升交换共享。数据标准（如格式、编码规则、字典值等）是一套符合自身实际、涵盖定义、操作、应用多层次数据的标准化体系。比如基础数据标准、数据交换和传输标准（比如接口、文件的命名、内容等）、数据质量标准等。建立统一的数据标准体系有助于数据的共享、交互和应用，减少了不同系统间数据转换的工作，提升效率及数据的准确性、及时性。

2. 数据质控，建立数据生态。数据规范性、准确性、唯一性、合理性、关联性、一致性等基础性质量检核要与科室业务相结合，通过业务规则核检数据深层次问题，全面构建数据质量的概念模型、逻辑数据模型和物理数据模型，逐步形成数据质控规则库，借助灵活多样的质量检查方案，定期的数据质控报告，提高医院的数据质量，从而实现数据资源按照信息标准化、规范化的轨迹良性循环。

3. 数据清洗，高效数据集成。对不完整的、不一致的以及异常的数据进行梳理与清洗，过滤清除重复、冗余记录，使之完全符合数据标准及规范，如编码统一、格式统一、属性统一等，并将转化后的规范数据进行整合，按照一定方式重新组织，如数据属性的融合、关系融合，数据的主题化、标签化等，满足不同应用场景的数据需求。

三、实施效果

在成本核算基础上，建立科室运营数据分析平台和《科主任述职报告》的自动生成平台，借助信息化技术向数字化财务管理进阶。如之前需要专门财务人员通过手工表格整理和向各科室提供并解释相关财务数据的口径及数据来源，整个工作流程需要为财务人员耗时近 2 个月，如今借助信息化手段打通财务数据与业务数据流后，建立了围绕各科室的绩效目标、运营效率、资源投入产出效益等相关指标的科室运营分析体系，并面向各科室开放数据查询权限，各科室主任能够从实时系统中获取科室运营相关数据，并随时下载分析报告，对于有疑问的数据也可以从运营数据分析平台查询相关指标数据，且通过数据分析平台实现数据的层层追溯，成本数据可以追溯至某一材料的用量，使科主任对科室运营情况清晰明了，同时也使医院对科室的考核评价标准了然于心。

这一转变，对积水潭医院经济运行和现代管理带来明显的改变。

1. 提升科室主任经济管理意识。随着财务人员走进科室，不仅使财务数据的准确率和分析效率较之前节约了财务人员近 60% 的工作量，同时也大大缩短了与临床科室的距离，临床科室认识到财务数据的价值，提升了对成本管理的认识程度。

2. 推动积水潭医院经济运行管理从定性管理模式向定量管理模式转变。服务团队接受了大量临床科室的预约，依托数据积累，临床与服务团队之间就科室实际问题进行深入探讨。针对科室管理问题的分析，从过往的定性感知，转向定量分析方式，从数据中挖掘科室管理的潜在问题，从而设计具有针对性的解决方案。

3. 推进积水潭医院柔性管理模式的形成。管理实际中，柔性管理注重人与人之间的关系，形成各显其能，人尽其才的局面。通过财务走进临床的方式，促进了医院内部财务、绩效、运营、医保、人事等职能部门形成合力，强化了 PDCA 全流程管控。积水潭医院的财务管理从曾经的价值守护者转变为如今的价值创造者。

四、未来展望

成本管理是问题导向，只有找到成本高的原因才能更好地抓重点解决问题，所以成本管理的第一步是找问题，找出成本高的原因究竟是费用标准不合理，还是控制规则有问题，是团队机制出了问题，还是绩效导向产生误导，又或者是预算设计不合理的问题。这些都是医院在成本管理时容易发生的问题。

未来将在成本管理部门建立问题库管理机制，逐一问题进行立案解决，从分析问题入手，医院成本部门不断探索数据有效应用新模式，与物价、绩效、运营、医保等多个经济管理部门一起进行业务分析，提出问题解决方案，助推管理部门提升管理效能，做到管理真正服务临床。

署　名

申报人：侯常敏（北京积水潭医院党委委员、总会计师）

邮箱：kathy - hou@163.com

主要参与成员：

侯常敏　北京积水潭医院

陈　越　北京积水潭医院

尹晓绚　北京积水潭医院

孟雪莲　北京积水潭医院

胡颖娟　望海康信（北京）科技股份公司

案例三：

精益财经数字化转型信息规范与标准

河南省人民医院

一、单位简介

河南省人民医院是一所具有 118 年历史的百年老院，文化底蕴深厚，综合实力突出。目前，医院拥有国家区域医疗中心 1 个，国家级培训中心 17 个，国家临床重点专科 12 个，省级医学中心 4 个，成功开展心脏移植、人工心脏、双肺移植等标志性技术。全国三级公立医院绩效考核连续三年为我省第一；五届蝉联"全国文明单位"，是河南省卫生系统唯一；同时，荣获了全国抗击新冠肺炎疫情先进集体、全国先进基层党组织。

二、案例主体

（一）业务描述

河南省人民医院于 2018 年开始建设智慧财务平台系统，成立专项领导小组，分批次对院内职工进行系统培训，坚持贯彻落实"自动化、智能化、精益化、管控化"，将财经数字转型与管理会计理论相结合，将线上报销与预算控制实践相结合，最大程度简化职工操作。自该系统应用之后，填单方式由原先的纸质单据填写及纸质签字变为通过在 PC 端的线上审批，移动审批端审批的电子单据。智慧财务系统大大缩短了审批周期，提高了审批效率，保证了内外网交互安全。该系统的上线应用，实现了报账服务方便快捷、资金支付准确无误、会计核算自动生成、内部控制监管到位、会计档案影像可视等建设目标，全面提升财务管理精细化水平，实现了财务管理的横向集成、纵向贯通，满足对公立医院财务转型的全面支撑。

（二）一体化流程再造，精益梳理业务环节

以智慧财务系统建设为契机，针对手工签字过程出现的效率慢、越级审批等现象，详细梳理医院相关财务报销及审批制度，把相关财务审批流程内嵌到智慧财务系统，同时在梳理制度过程中，对原来制度中不满足日常业务需要的审批制度汇总，报请医院管理层进行修正。

智慧财务系统打破传统财务报销、预算管理、核算管理等模式，利用信息化技术，加入智慧管理的理念，实现从职工报销到智慧审核，从移动审批到银医直联，从原始单据到会计核算自动化，从原始影像到会计档案电子化等全流程的管理，在流程过程中又融入了预算管理、内部控制等管理理念，成功塑造了全流程的智慧财务系统。

移动审核审批依据医院现有业务，根据资金支出审批制度，结合预算项目分类，对表单进行标准化、智能化的设定，不同的表单具备不同的签批流、数据流，并根据不同的表单设定智能审核条件、预算管理等要素，表单填据完成则满足智能审核以及预算等相关条件。后续所有单据实现线上自动流转，利于领导碎片化时间审核审批。

审核审批完成的单据则自动进入银行系统进行支付，并借助机器人返回电子回单，自动挂接单据。单据完成后自动生成会计凭证，与核算系统相链接，并同时将核算系统数据形成电子档案进行保存。

（三）精准数据治理，把脉问题导向，创建数智标杆

数据治理的内容包括基础信息的准确和业务单据的规范，通过智慧财务系统的建设，把原来系统中不准确的基础信息如职工的身份证号、银行卡号、职称等通过整理，形成准确的信息并导入智慧财务系统，便于业务报销时确定职工的住宿标准，通过基础数据的规范治理，形成准确完整的基础资料信息；业务单据的规范通过梳理业务，形成一整套完整的单据信息，包括报销人信息、预算项目信息、报销事由等，这些信息可用于后续新增加业务单据时引用，通过数据治理可以形成标准的数据信息，满足后续其他信息系统建设引用。

（四）整合系统集成，破除信息藩篱

医院的信息化系统多种多样，智慧财务系统建设同时也进行 OA 系统建设，智慧财务系统除了要实现和 OA 系统的单点登录功能外，还需要与医院原有的核算系统集成，系统集成工作包括业务需求梳理、功能系统开发及测试和上线应用三个阶段四类集成。

一是 OA 系统的集成。与 OA 系统的集成功能主要包括电脑端和手机端的单点登录功能，通过单点登录可实现用户登录 OA 系统后能跳转到智慧财务系统，满足用户一次登录实现两个系统审批的需求，通过在两个系统后台增加密钥验证功能，圆满解决了与 OA 系统的集成需求。二是核算系统的集成。智慧财务系统仅进行报销及资金支付业务，其他财务核算功能在医院原有核算系统，需要把智慧财务系统中相关凭证集成到核算系统中，凭证的集成又细分为基础资料（会计科目、部门、职工、往来单位、科研项目）集成和凭证集成两部分功能。三是基础资料集成。梳理两个系统中基础资料的定义，包括基础资料类型、每一种类型包含哪些项目等基础信息；建立基础资料的对应关系，为了满足集成工作，在两个系统中为每一种基础资料开发相应的 XML 文件，核算系统实

时发送基础资料的信息到智慧财务系统，智慧财务系统接收后，转换生成相应的基础资料。四是会计凭证集成。会计凭证的集成包含凭证界面的所有信息如凭证日期、借贷方会计科目、借贷方分录金额、借贷方辅助核算信息等，根据凭证上的信息，需要建立包含所有信息的 XML 文件，然后再通过集成凭证实时任务完成凭证集成。智慧财务系统报销业务支付成功后，先通过银行回单下载机器人对应的回单记录并挂接到报销单，再通过自动生成凭证机器人生成对应的报销单并审批完成，审批完成后，自动触发凭证集成任务传递 XML 文件到核算系统，核算系统接收后生成对应的会计凭证。

系统集成很好地满足了医院单点登录及凭证集成工作需要，减轻了用户的工作负担，已经成为医院职工日常工作的好帮手。

（五）深耕厚植，增势赋能成效初显

我院智慧财务系统自 2018 年 6 月上线以来，职工报账周期由线下平均 45 天，缩短为线上的 8.5 天，报销效率提高了 81%，审批时间最短的一笔报销业务仅用时 26 分钟，职工满意度达到 92%。原有线下报销业务转为线上，为了平稳过渡，实行"先行试点、逐步推开"的模式，先由行管部门开始使用，以点带面，最后全院所有部门上线使用。上线前共组织 20 余次集中操作培训，确保所有部门人员熟练操作。职工可随时查看审批进度，紧急事项可进行催办。职工在使用中能够深切地感受到智慧财务系统的"易用性、便捷性"，真正做到"把时间还给医生、把医生还给患者"。

三、未来展望，擘画公立医院精益数字化转型生态蓝图

展望未来，为持续做好智慧财务系统后续建设，医院应充分借鉴企业经验，持续做好资金管控、风险管理、数据分析等。可引入财务机器人承担易于标准化、重复性高、低附加值的工作，将财务人员解放出来，去从事更具价值和创造性的工作。集团医院可参考财务共享中心建设模式，将会计核算和资金支付统一到财务共享平台，利用规模优势，释放财务部门生产力，集团财务人员可以更多从事管理会计工作，从而推动集团医院财务管理转型。

署　名

申报人：雷志勤（河南省人民医院财务部主任）

邮箱：lei459@163.com

主要参与成员：

雷志勤　河南省人民医院

史晓川　河南省人民医院

刘青妹　河南省人民医院

杨　阳　河南省人民医院
孙舒然　河南省人民医院
曹又铭　河南省人民医院
盛晓蓓　河南省人民医院
王旭飏　河南省人民医院

案例四：

基于 ODR 的医院智慧财务与运营管理信息化

安徽省立医院

一、单位简介

中国科学技术大学附属第一医院（安徽省立医院）始建于 1898 年，已发展成为一所设备先进、专科齐全、技术力量雄厚，集医疗、教学、科研、预防、保健、康复、急救为一体的省级大型三级甲等综合性医院。

医院以"科大新医学"创新实践为使命，加快人才引进培育，加速学科建设步伐。在最新一轮（2021 年度）全国三级公立医院绩效考核排名第 21 位，等级 A＋；连续四年进入"复旦版中国医院排行榜"全国百强，健康管理中心排名全国第 2 位；5 个学科进入全国榜单，27 个学科进入华东榜单。医院实行"一院多区"集团化、一体化和差异化发展战略，目前共开放床位 5750 张，设有 47 个临床医技学科。近年来，门诊量 580 余万人次/年，出院患者 30 余万人次/年，开展手术 17 万余台次/年，平均住院日 6.81 天。

二、案例介绍

（一）业务描述

基于财运一体的思维，安徽省立医院以 ODR（Operational Data Repository，运营数据中心）数据支撑为基本架构思路，以全面预算管理为起点，实现前台结算、采购付款、绩效奖金、成本控费与决策分析"五链"的数据贯通与闭环管理。其中，（1）前台结算链主要包括病区自助结算、商保平台、资金管理、营收稽核等模块，据此打通 HIS、财政、第三方支付、商保等多个业务系统，构建线上线下一体化智能结算体系，实现了商保社保一键结算。（2）采购付款链从原来的单点管理，转变为关注包括招采管理、合同管理、智慧报账、会计核算、成本核算、电子档案等各环节背后业务经济活动的合理性，实现耗材、资产、药品的全流程贯通。（3）绩效奖金链重点关注绩效全方位评价，打通人力资源、薪酬发放、奖金分配与成本归集全流程。医院从数据手工收集导入转变为基于 ODR 的自动采集计算，还可提供各科室申诉通道。（4）成本控费链在成本与财务并行核算的基础上，从业务端直接采集数据，按照不同业务类型进行直接成本核算；并对间接成本按规则进行分摊，采用综合参数的方式进行分摊计算，形成了运营问题识别、临床主动管控的格局。（5）决策分析链以构建医院运营数据中心为基础，建设了涵盖科室层面、管理层面与领导层面的三层分析体系（见图1）。

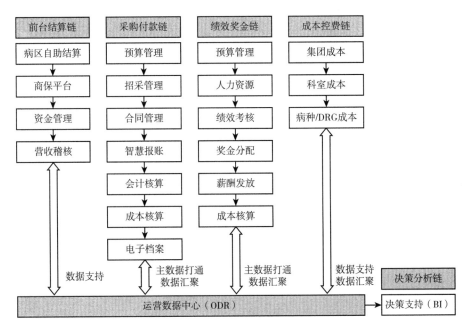

图1　安徽省立医院"五链"业务闭环管理示意图

（二）流程再造

医院基于ODR的智慧财务与运营管理信息化总体建设框架由业务层、数据中台层、核算层、管理层与决策层构成。其中，业务层包括医疗服务、医疗管理等业务系统，通过打通各系统的业务数据，将数据联通至数据中台层；数据中台层主要是指运营数据中心，完成内部应用系统集成与外部应用系统对接，提供数据集成治理服务、主数据管理服务、服务集成服务、数据资产管理服务等；核算层主要包括智慧财务信息系统、会计核算系统、资金管理系统和税务管理系统，核算层数据的互联互通可为管理层的预算管理、成本管理与绩效管理系统形成有效支撑；并将数据分析结果通过医院决策分析一体化平台的分析结果呈现，形成有力的管理决策支持（见图2）。

在这一建设框架的指引下，医院基于业务逻辑的管理优化，梳理、明晰数据流转关系和权限设置，确保底层数据在分析应用环节实现了标准化、一致性，为管理决策支撑奠定坚实基础。

（三）数据治理

医院按照国家和行业已发布的相关建设标准，加强医院运营管理数据治理建设，主要包括：①数据集成，通过数据集成范围与接口规范方案的输出与确认，完成异构系统

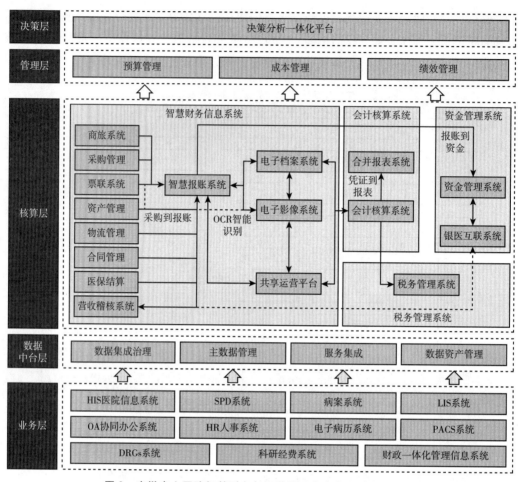

图 2　安徽省立医院智慧财务与运营管理信息化系统整体框架

的数据采集，同时进行数据的基础校验、清洗后完成数据资产的沉淀，以支撑后期的统计、分析、评价和利用；②主数据治理，根据所涉各业务系统的具体情况，确定主数据治理建设的方案，完成主数据、字典标准化建设与自动分发，建立多系统的主数据映射关系，通过主数据平台进行统一管理，为各系统打造一个共享平台，实现数据的一致性、增强数据的可用性；③梳理业务应用场景背后的数据指标体系，从多个业务信息系统中完成数据的抽取和分析指标体系的打磨，确定数据应用范围、数据接口规范方案、数据指标体系与相应的数据流流程，支撑会计、成本、预算、科室分析等数据应用服务；④结合医院业务实际，通过统计分析、建模分析和人工智能技术的应用，构建多维的分析应用建设方案，并在医院各科室的应用反馈中进行迭代和完善；⑤在挖掘、利用数据的过程中，尤为重视数据的规范化使用，持续加强运营管理信息安全。

（四）系统集成

通过智慧财务与运营管理信息化建设，安徽省立医院实现了财务运营信息系统与

OA、人事、科研、教育、物流、药品、设备设施等业务系统的打通，通过数据清洗、转换、建模、分析等一系列过程，逐步形成了大型综合医院数字化转型的可行模式。

为了满足系统间互联互通和数据共享，各独立系统间之间要协调地工作，发挥整体效益，需要根据业务需求和端到端的流程场景建设系统接口，来实现多个系统之间的信息传递和数据交换。其中，运营管理流程监测旨在对医院运营管理过程中涉及的各类不同颗粒度、复杂度的流程进行全面的实时监控，从流程的发起到执行直至结束，全生命周期中涉及各时间节点、操作人、处理事项、审批人等过程的合规性、时效性进行监测，从而辅助准确、及时对问题进行定位并催生有针对性的整改。

（五）管理应用

构建基于 ODR 的决策分析一体化平台，以运营管理为主题进行多维度、全方位的监测与分析，实现对相同资源投放下的医疗效率与经济效益的综合效能分析，支撑形成科学化的资源配置体系。该平台主要包括：①面向院领导的实时运营管理看板大屏。实时运营管理看板大屏可视化地呈现医疗业务的高低峰动态变化，主要对接了 HIS 系统的门诊、住院业务工作量和收入数据，手麻系统的手术业务工作量数据，病案室的 CMI、床位周转等数据，并将业务数据同步至 ODR，完成实时输出。②面向财务运营部门的综合分析系统。该分析面向管理层，重点对经济效率、服务效率及资源配置进行交叉分析，进一步发现解决问题的方法和路径，促进医院资源配置的优化。③面向临床科主任的科室运营分析平台。一是科室盈余预算执行分析，从收入执行和支出执行两个角度进行逐级分解，探索科室的成长空间和提升路径等；二是科损益分析，涵盖了收入结构与变动分析、成本结构与变动分析、综合分析等多维科室损益指标体系，对重点指标的本期数据、累计数据及预算执行数据进行监测和逐级下钻。④面向医工等职能部门的专项资源运营分析。对资产、设备、药品、人员等核心资源要素进行专题透视分析，以影像设备的三层分析为例，整体情况分析用以监测设备分布、工作量和收入等，某类设备分析侧重同类设备的比较分析，某台设备则关注其运营效率分析、临床阳性率分析等。

（六）未来展望

安徽省立医院下一步将以运营数据中心的全面建设为基础，实现资源全流程管理，具体包括：①移动化：建立院领导、运营、临床、医技、职能部门移动数据看板与预警系统；②决策化：从科室管理透视深入科室运营决策优化支持，推进重点科室计划目标测算、门诊住院服务优化、投入产出效益优化、资源排布配置优化等优化路径在临床科室的应用；③场景化：持续推进病种结构优化、医技项目排程优化、财运业务流程风险预警等丰富应用场景；④持续化：完善数据运营机制，推进 ODR 与 CDR 的进一步协同，建立数据持续运维机制，探索建立内外协同的数据持续管理与数据应用。

署　名

申报人：操礼庆［中国科学技术大学附属第一医院（安徽省立医院）党委委员、总会计师，安徽省临床检验中心主任］

邮箱：caoliqing1001@163.com

主要参与成员：

操礼庆　中国科学技术大学附属第一医院（安徽省立医院）

赵昕昱　中国科学技术大学附属第一医院（安徽省立医院）

程煜华　望海康信（北京）科技股份公司

滕　兰　望海康信（北京）科技股份公司

案例五：

医疗服务收费管理智能化控制系统

徐州医科大学附属医院

一、单位简介

徐州医科大学附属医院始建于公元 1897 年，距今已有 125 年的历史，现已发展成为集医疗、教学、科研、急救、保健、康复等功能任务为一体的大型省属三级甲等综合性医院。医院现有本部、东院两个院区，编制床位 4150 张。2021 年，门急诊工作量 240.8 万人次，住院患者 16.74 万人次，手术例数 9.09 万人次，四级手术率 41.21%。医院在 2021 年"国考"中获评"A+"等级、位列全国第 100 位。医院在肾脏移植、麻醉医学、介入治疗、造血干细胞移植、神经内外科诊疗技术、心血管内外科诊疗技术、恶性肿瘤部分诊疗技术、影像诊断、急救医学等方面紧跟医学科技前沿，具有明显的区域优势，目前拥有国家级临床重点专科 1 个，国家级重点学科培育建设点 1 个，国家地方联合工程实验室 1 个，国家药监局重点实验室 1 个。

二、案例介绍

（一）实施背景

"公立医疗机构经济管理年"活动的主题"规范管理、提质增效、强化监管"中，将规范管理放在了第一位，规范医疗收费行为，完善医院内部价格管理，既是用好医保救命钱的客观要求，也是维护患者和医院合法权益的有力保障。医院高质量发展要求借助于信息化手段提高管理效率和效益，医院财务和信息联动，结合医院实际情况，制定医院内部价格管理信息化控制方案，构建完善的价格管理信息化平台，实现及时预警、监控、处理收费问题，实施方案包括门诊校验系统、住院校验系统、医技校验系统、手麻校验系统等。

（二）方案设计

1. 方案设计目标和任务。

（1）目标：对在院患者收费环节进行事前预警、事中校验和事后监控，实现收费监管的前移、高效与精准。

（2）任务分工：财务处负责梳理、制定收费控制规则，信息处负责开发控制程序并保障程序的顺利运行，临床各科室配合程序的试运行并根据校验提示信息处理违规情况。

2. 价格管理信息系统架构（见图1）。

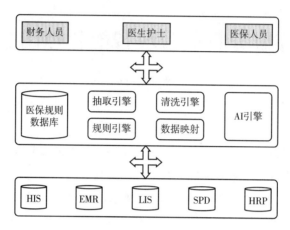

图1 价格管理信息系统架构

3. 设计思路。基于《江苏省医疗服务价格手册》及《江苏省特殊医用材料价格管理目录》，财务处梳理了12大类收费控制规则（规则是10000余条，系统控制涉及的单项和套餐约19000条），逐步采用信息化手段，提供对收费过程的事前、事中和事后监控。

同时，财务处根据医保局、市场监督管理局等部门提出的收费疑点，进行规则解析，制定控制规则，通过数字化审核的方式推进医院价格管理工作的精细化、专业化和智能化，实现收费监管关口的前移、高效与精准（见表1）。

表1   医疗服务收费控制规则

序号	控制形式	控制规则
1	单项	床位费、护理费"计入不计出"的规则限制
2	单项	互斥项目（即不可同时收费的项目）
3－1	单项	限制频次使用项目—限2次
3－2	单项	限制频次使用项目—按"天"收费
3－3	单项	限制频次使用项目—按"小时"收费
4	单项	限金额收费
5	套餐	限儿科使用项目
6	套餐	限6周岁及以下儿童使用项目
7	套餐	限制性别使用项目
8	套餐	限6周岁以上使用项目

续表

序号	控制形式	控制规则
9	套餐	限非儿科使用项目
10	单项	患者自主选择的项目/耗材
11	单项	加收依赖主项目
12	单项	耗材对应诊疗项目

（三）实施过程

1. 第一批次收费控制规则梳理。自 2020 年 6 月起，我院根据市医保局数据筛查结果及《江苏省医疗服务价格手册》，着手梳理了医疗收费项目控制规则，初步筛选出通过医院 HIS 系统相对容易实现控制的七大类规则，即"计入不计出"的特殊规定、互斥项目（不能同时收费的项目）、限频次收费的项目（按天、小时等计价）、限额项目、限儿科使用项目、限 6 周岁及以下儿童使用项目、限制性别使用项目。

2. 开发收费监管系统。2020 年 7 月，与信息处沟通收费规则的控制方式与控制程度（即仅信息提醒、控制开单等），信息处安排专门人员对接开发程序。7 月 20 日，信息处完成第 1 条规则（限制性别使用项目）程序的编写；7 月底，信息处完成第一批次的 7 条规则程序编写工作。

3. 收费控制规则的维护与测试。根据信息处开发程序界面，由财务处手工维护待控制规则的项目序号，通过系统反查涉及该项目序号的套餐实现收费校验，根据已设定维护的收费控制规则，逐类别测试程序校验提示。

4. 增加病区系统违规收费查询与事由标记功能。规则测试完成后，在各病区护士站系统内上线"违规收费查询功能"，可供查询本病区在院患者的费用违规情况。结合院内 HIS 系统的实际情况及部分诊疗项目规则的特殊性（比如：①退费时 HIS 系统是以负数冲销，不能直接抹除原计费记录，违规费用退费后仍会提示有违规记录；②对产科的新生儿进行护理时，新生儿护理的费用需计在产妇住院号上，则不适用"新生儿护理"的年龄限制），增加了违规费用处置事由标记功能，标记处置后该项目将跳过已设定规则的再次校验。

5. 增加医嘱项目执行校验。在提交医嘱确认执行时，增加收费校验功能，对于医嘱中不合规的费用进行提示。

6. 增加医技系统、手麻系统违规收费查询功能。在医技系统、手麻系统增加校验功能，科室记账后可通过校验查询是否存在违规情况。

7. 优化限频次、限额项目控制程序。根据临床试行情况，调整"限频次项目"控制模式，由控制套餐改为控制单项，根据单项规则追踪控制套餐的记账，且违规提示信息显示单项序号及名称；并将一次性收取超标、多次收取累加超标均进行规则判断。

优化"限额项目"控制程序，将限额项目细分为按每天控制校验和按一次检查控制校验。

8. 增加出院费用校验功能。为保障医院各系统均平稳运行，将已在院的患者费用，发出院前进行强制校验规则，但结算不强制；新入院患者，由记账环节开始控制，发出院前强制校验规则，且不处理违规提示不能发出院、结算。

9. 收费控制系统正式上线。HIS 系统的手麻、医技、护士站在记费时均按照已设定规则控制并提示违规信息，校验提示信息不处理，患者将不能发出院。至此，院内收费控制系统正式上线。

10. 增加转科校验功能，并完善违规费用处置功能。根据院内系统及管理实际情况，增加患者转科前的校验，转出患者时必须将本科室记账费用进行规则校验并处理违规信息，否则不予转出；校验出的违规提示，按照谁违规谁处置的原则，交由记账科室处理。

11. 不断对系统进行优化完善。据医院新 HIS 系统的推进进程，结合医保数据筛查及临床使用实际，完善价格管理系统控制规则，细化价格管理系统控制条件与控制程度，区分刚性规则和一般性规则进行控制，将 SPD 供应链管理平台与价格管理系统进行信息融合，实现耗材管理中的收费价格自动关联进货价格、可单独收费的低值耗材三级库核销管理，不仅对医疗服务项目实现智能稽核管理，而且对可单独收费的医用耗材实现了全流程追溯管理。

三、实施效果

1. 减少了收费差错，降低了医院收费违规风险。自 2020 年 7 月起，我院逐步上线收费监管系统后，通过智能化提醒和监控，有效防止违规收费的发生，上线前，医保数据第二批次筛查疑点数目为 8655 条，上线后第五批次筛查已经降低到 2900 条，筛查条数减少了 66.49%；限 6 周岁以上使用项目、限非儿科使用项目、加收依赖主项目等控制规则还减少了错收项目的损失，对患者费用在院期间能够及时查漏补缺，将收费问题风险降到了最低。

2. 减轻了临床一线的工作量。对住院患者收费控制手段不断优化，部分规则在开单或医嘱环节即实现校验与控制，限频次项目将与医嘱起止时间挂钩，简化维护控制规则的方法，通过归类判断减少单独维护的操作，这些措施辅助临床人员更方便地检查收费项目是否存在不合理的情况，节约了护士核对患者费用的时间。

四、经验总结

在"互联网＋"的大背景下，医院的财务管理也日益呈现出新的特点，充分利用大数据资源、信息化手段对财务管理方式进行变革，有效提升医院管理的效率才能更好地适应时代发展的需求。以医疗服务收费管理智能化控制系统为例，科学、合理的信息化监管平台，要求各科室按照监管系统数据库所提供的规则进行管控，便于共享价格政策信息、医用耗材信息等，提高医院精细化、智能化管理水平。

1. 收费控制规则不能单一、盲目地控死。医疗行为是极其复杂的，在进行诊疗收费时有很多规则存在特例情况，比如"使用留置针输液时不能收取静脉穿刺置管术、动静脉置管护理、导管冲洗器"的规则，如一味控死同时收取即视为违规，将导致很多已置入管路（外院置管带入院、本院置管）的患者费用被一并视为违规，这大大消耗了医院进行数据反馈的时间与人力。

2. 筛查与管控条件要细化、精确。为提升智能监控的质量和效率，要完善监控规则、细化监控指标和智能监控的规则库。例如，在控制不能同时收费的项目时，比如"重症监护不得再收取专项护理费"的规定，不能仅同时出现重症监护和专项护理即判定违规，还要判定患者是否有转科。

3. 以事前、事中监控为重点，兼顾事后监控。医保监管部门的数据筛查是为了更好地实现医疗机构规范医疗服务收费行为，提高基金使用效率，有效防止基金流失。因此，收费监管要以医疗服务行为的事前、事中监控为重点，兼顾事后监控，提升监管的专业性、精准性和效益性，对医疗服务环节智能稽核管理，有效避免违规行为的发生。

4. 医保监管部门要对医院建设智能监控系统提供支持。医院收费行为依赖于价格政策文件、医保监管部门数据筛查结果等，而当前没有完整的印刷版医疗服务价格目录，不利于医院搭建收费监管平台。因此，建议医保监管部门统一出版医疗服务价格目录、共享数据筛查条件，为医院开展收费智能监控工作提供相应的支持。

5. 院内收费监管系统要与医保监管系统对接。为更好地落实国务院办公厅《关于推进医疗保障基金监管制度体系改革的指导意见》（国办发〔2020〕20号）文件"完善智能监控规则，提升智能监控功能"的要求，建议医保智能监控平台与医院的收费监管系统对接，对院方收费数据上传医保时即进行校验，实现监管关口的前移，减少因事后数据筛查对基金造成损失，也减少数据反馈工作对人力资源造成的浪费。

署　名

申报人：毛宇辉（徐州医科大学附属医院财务处处长）

邮箱：xz_myh@126.com

主要参与成员：

毛宇辉　徐州医科大学附属医院

吕筱蓓　徐州医科大学附属医院

马仰利　徐州医科大学附属医院

黎学武　徐州医科大学附属医院

案例六：

一体化管理　同质化医疗　特色化服务

南昌大学第一附属医院

党的十八大以来，医疗卫生服务体系不断完善，公立医院发展提质增效，医疗服务能力显著提升，引导部分实力强的公立医院在控制单体规模的基础上，适度建设发展多院区，实现发生重大疫情时院区功能转换，对于推动分级诊疗制度建设，优质医疗资源扩容和区域均衡布局，构建优质高效的医疗卫生服务体系具有重要现实意义。

一、单位简介

习近平总书记曾指出，任何时候都不能忘记老区人民，江西要"在加快革命老区高质量发展上作示范、在推动中部地区崛起上勇争先"。一直以来，我国医疗卫生服务体系发展存在的较突出问题，是优质医疗资源总量不足，分布不均，结构不合理。江西作为革命老区，与周边省份相比，优质医疗资源明显不足，且经济水平发展相对落后，广大人民群众看病就医困难多、负担重，急需通过多院区建设等手段，推动优质医疗资源均衡布局、提质扩容，进一步改善群众就医体验。2012年国务院办公厅印发关于《深化医药卫生体制改革2012年主要工作安排》（国办发〔2012〕20号）强调"推进医疗资源结构优化和布局调整"，为公立医院多院区建设夯实了制度基础。党的十九届五中全会指出，我国进入高质量发展阶段，要加快优质医疗资源扩容和区域均衡布局。

2020年新冠疫情以来，公立医院多院区建设的优势得以彰显，时任国家卫生健康委医政医管局局长焦雅辉曾表示，"像武汉同济、武汉协和医院等，都是一个主体多个院区。在发生新冠疫情时，可以快速征用一个单独院区，把它转换成重症患者收治的定点医院"。2021年6月，国务院办公厅印发《关于推动公立医院高质量发展的意见》（国办发〔2021〕18号，以下简称《意见》），明确提出支持部分实力强的公立医院在控制单体规模的基础上，适度建设发展多院区，发生重大疫情时迅速转换功能。

近年来，在党中央、国务院的坚强带领下，南昌大学第一附属医院积极探索多院区建设与发展，现有东湖、象湖两院区，其中东湖院区为老院区，建设面积22.5万平方米，编制床位2900张；象湖院区于2019年底试运行，2020年6月正式运行，建设面积67.2万平方米，编制床位3200张。

二、案例主体

（一）做好一体化管理，为多院区建设夯实基础

一是合理规划，形成差异化发展格局。根据国家卫生健康委《医疗机构设置规划指导原则》要求，我们在规划新院区建设时，选择了区域内三甲医疗资源缺失地段，填补了当地优质医疗资源的空白。同时，考虑到区域内急危重患者就医需求，相较于东湖院区的综合全面，象湖院区则以"五大中心"为特色，全面优化患者急危重情况下的就医流程，更好满足区域内急危重患者就医需求，两院区形成差异化发展格局。

二是顶层设计，明确多院区管理方向。新院区运行之初，为确保两院区拥有同样的医疗质量，医院党委提出了"一体化管理、同质化医疗、特色化服务"的管理理念，并通过广泛调研，形成以医院的整体发展方向为指引、以医院现有的资源要素为基础的《多院区运营分析建设期运营管理方案》，为多院区一体化管理和建设提供重要参考。

三是统筹发展，引领卫健能力整体提升。为进一步带动区域内经济社会发展，我院全力推动医疗健康城建设，充分发挥我院及国家区域医疗中心、P3实验室、南昌象湖老年养护中心等既有医疗、预防、康养优质资源效益，从"促、防、诊、控、治、康"六个方面施行对人的全面照护，强化临床、教学、科研、转化之间的韧性，打造集聚合资源、提升能力、转化成果、承载未来于一身的"四位一体"医疗健康城。

（二）谋划特色化服务，为多院区建设注入活力

一是细化专科，推动各学科协同发展。按照《意见》要求，综合院区功能定位、学科群建设、区域疾病谱等因素，推行"大专科、小综合"模式，对东湖院区、象湖院区专科进行重新布局，前瞻规划学科布局和亚专科建设方向，打造以亚专业、单病种、核心技术为主体的"名医名科名院"工程。两院区互相补充、互为辅助，各取其长、错位发展。

二是项目为王，推动优质医疗资源提质扩容。象湖院区建设以来，我院先后获国家呼吸疑难病提升工程、城企联动普惠养老专项行动、国家重大疫情防控救治基地、国家区域医疗中心、国家紧急医学救援基地等国家重点建设项目。为切实推进象湖院区发展，医院将这批重点项目均放在象湖院区建设，以项目建设学科建设，将国家优质医疗资源注入象湖院区，推动医院高质量发展。

三是平急结合，助力疫情防控见效提质。新冠疫情期间，我院作为定点收治医院，按照省委省政府要求，用七天七夜时间完成了6.7万平方米的建设，新增床位897张，为江西省新冠肺炎患者的救治提供了良好的物理空间和基础条件。为进一步发挥我院象湖院区平急结合特点，江西省卫生健康委提出依托象湖院区建设江西省重大公共卫生事件医学中心。医学中心为独立楼栋，采取"平急结合"机制运行，"平"时承担医院呼

吸危重症、感染疾病、急诊、院前急救、发热门诊、心理咨询等学科建设，"急"时则整建制承担诊疗和救治工作，实现突发重大公共卫生事件高效防控与救治。

（三）落实同质化医疗，为多院区建设提供保障

一是人才为先，全力做好人才储备工作。习近平总书记强调，人才是第一资源。为确保多院区建设顺利开展，我院人事处、医务处、护理部等部门第一时间开始储备各类医务及管理人才，先后完成6轮硕士、博士及护理人员招聘，并围绕象湖院区学科重点发展方向，有针对性地补齐重点领域急需人才，保障新院区投入使用后人员充足性、不同层次人员均衡性以及人员诊疗能力和水平同质化。

二是医疗为本，推动医疗服务能力稳步提升。医疗服务是公立医院高质量发展的核心竞争力，为进一步推动两院区医疗服务同质化发展，两院区采用同一品牌、同一领导班子和同一管理制度，并统一调配临床及管理人员，要求医疗专家必须每周在两院区轮流坐诊，确保让患者在两院区都可享受同质化医疗服务。

三是信息为要，强化信息化支撑作用。《意见》明确提出，要强化信息化支撑作用，推动新一代信息技术与医疗服务深度融合。为进一步标准化医疗流程和管理流程，确保象湖院区快速准确接入，医院采用统一的信息系统与数据库，着力实现多院区、多平台、多部门、多系统互联互通，在降低运维成本的同时便利两院区信息共享。

三、初步成效

自2020年新院区全面投入使用以来，经过两年多的建设，我院多院区建设已取得一定成效，在近三年的国务院三级公立医院绩效考核中，我院连续三年位居全国前30，CMI稳居全省第一，连续多年作为全省唯一入选复旦医院百强榜。

一是医疗服务能力持续提升。相较于2019年，2021年我院门诊量增加了48.5万人次，出院人次实现翻倍增长，平均住院天数和CMI持续优化，稳居全省前列，且两院区主要医疗成绩基本持平，东湖院区出院人次13.51万，CMI值为1.12；象湖院区出院人次13.51人次，CMI值为1.01。

二是人才队伍日益壮大。目前医院共有职工6700余人，其中高级职称919人，博士565人，且积极引进了张呈生、辛洪波等高层次人才，连续两年获中国医疗机构"最佳雇主"殊荣。

三是学科建设硕果累累。在2021年中国医学科学院发布的"中国医院科技量值"排行榜中，我院共27个学科进入全国百强榜。烧伤科连年位列复旦大学医院管理研究所"中国医院排行榜"全国前7，神经外科连续位列华东地区前5。

四是平急结合保障广大人民群众看病就医需求。新冠疫情期间，收治了全省80%以上重型和危重型患者，治愈率超过99%；荣获"全国抗击新冠肺炎疫情先进集体""全国先进基层党组织"等荣誉。2022年本地疫情反复，我们再次将象湖院区1栋楼腾

空启用，不仅满足了新冠患者的救治，还做好了普通患者的救治，相关院区转化做法及救治经验得到中央电视台新闻频道、东方时空等主流媒体的全程报道。

四、经验分享

一是要集思广益、专家治院。我院象湖院区开业之初，在医院领导班子的带领下，针对多院区建设问题开展了多次会议，全面推行专家治院，广泛听取医院上下各临床、医技、护理、行政部门的专家意见，反复研讨论证学科布局、人才招聘、质量控制、物资采购等问题。

二是明确体制，创新机制。采用"条块结合"的管理模式，成立了新院区工作领导小组，由党政一把手担任组长，下设领导小组办公室，以领导小组办公室平行管理为块；机关后勤事务实施垂直管理，临床科主任及行政后勤部门负责人为两院区相关管理工作的第一责任人，各部门垂直管理为条，综合性地开展纵向和横向的工作。

三是合理布局，大胆用人。我院在充分的数据取证和上下研讨的基础上，立足于学科发展，在各院区进行学科布局和资源调配。大胆启用有潜力、能力的人才，创新人才评价方式，不断加大引智力度。

四是信息先行，集约高效。充分发挥信息管理作用，完善远程工作机制，在多院区运用信息化监管，通过信息平台实时监控临床医技科室的各类数据，及时跨院区、科室调配医疗资源，提高资源使用效率，实现集约化管理。

署　名

申报人：张　伟（南昌大学第一附属医院院长）

邮箱：670966842@qq.com

主要参与成员：

张　伟　南昌大学第一附属医院

陶巧珍　南昌大学第一附属医院

胡一松　南昌大学第一附属医院

案例七：

门诊一体化服务中心案例实践分析

四川大学华西第二医院

一、单位简介

四川大学华西第二医院是国家卫生健康委员会预算管理医院和全国首批"三级甲等"妇女儿童专科医院，是国家儿童区域医疗中心（西南），是集医疗、教学、科研、预防保健和人才培养于一体的大学附属医院。2016年，医院成为四川省首家互联网医院；在国内率先推出电子就诊卡；2018年，在省内率先推出居民电子健康卡；2020年，医院通过国家互联互通标准化成熟度五级乙等测评，为省内首家，获四川省卫生健康委授牌四星智慧医院（省内仅两家）；2021年，医院成为省内首批通过电子病历系统应用水平五级评审的医院。医院打造"一部手机走全院"的全流程微信服务，微信公众服务号集预约挂号、办卡、缴费、检验报告查询、入院办理、在线问诊、院内导航、刷脸就医等多种功能，为广大患者提供方便快捷的就医体验。截至2021年底，医院微信公众服务号累计挂号828万人次，缴费783万人次，报告查询253万人次，便民自助服务47万人次，在线问诊119万人次。医院在"2020—2021年公立医疗机构经济管理年"活动获国家卫生健康委考评优秀单位，自2018年度参加首次"国考"起连续四年全国三级公立医院绩效考核专科排名第一位，自2017年起连续五年获预决算工作先进单位一等奖，协助国家卫生健康委开展《公立医院医疗服务成本与合理调整价格研究》《2020年公立医院成本核算监测项目》课题研究，参与《公立医院成本核算指导手册》编写，为国家和地方主管部门贡献华西二院的智慧和力量。

二、业务描述

随着深化医改进入深水区和攻坚期，公立医疗机构也进入高质量发展的机遇期。为更好地满足人民群众日益增长的医疗服务需求，推进医院高质量发展，促进发展模式由规模扩张型向质量效益型转变、管理模式从粗放式向精细化转变，医院积极探索智慧医疗服务为基础的财务管理模式，加快补齐内部运营管理短板和弱项，向精细化管理要效益。本案例以四川大学华西第二医院为例，紧密围绕"规范管理、提质增效、强化监管"下的财务保障工作，重点聚焦于"患者收费结算服务与管理"服务流程的创新与实践，针对对外服务与对内管理应急机制流程建立的瓶颈问题，进行基础性、回顾性、实证性地分析总结，构建覆盖诊前、诊中、诊后的线上线下一体化医疗服务模式，思考对未来完善医院财务管理体系和提升风险管控能力的对策建议，并展示实施门诊一体化服务中心的过程和结果成效。探索门诊一体化服务中心，是以新发展理念引领医院高质量发展，落实现代医院管理制度的重要抓手；是深化公立医院综合改革，构建维护公益性、调动积极性、保障可持续的新运行机制的内在要求；是缓解公立医院经济运行压力，提升内部资源配置效率和运营管理效益的重要手段。

三、流程再造

（一）门诊一体化服务的总体目标

门诊一体化服务中心是以业务流程管理为核心，以全成本管理和绩效管理为工具，对医院医疗收费结算各环节的设计、计划、组织、实施、控制和评价等管理活动的总称，是对医院人、财、物、技术等核心资源进行科学配置、精细管理和有效使用的流程再造。其总体目标主要是以新时期卫生与健康工作方针和公立医院事业发展战略规划为指引，坚持公益性，努力实现社会效益与经济效益的有机统一。

（二）门诊一体化服务的实施步骤

1. 重组组织架构。

（1）优化资源配置。依据门诊一体化服务的建设规划和中长期事业发展规划，现有的组织结构、岗位设置需要重新规划和调整，合理安排过剩的人力资源，合理处置多余的操作设备等资产，建立人、财、物、技术、空间、设施等资源分类配置标准；加强资源调配与优化，促进各类资源动态匹配，提高内部资源配置对医、教、研、防等业务工作的协同服务能力。具体组织框架如图1所示。

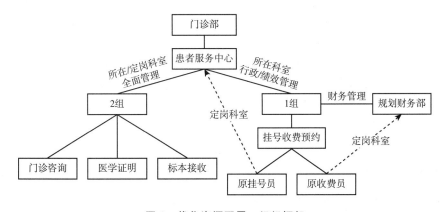

图1　优化资源配置：组织框架

（2）加强财务管理。加强财务信息共享共用，为业务发展提供支撑保障；将事业发展目标任务、绩效考核业务指标和质量控制流程要求等融入财务管理，发挥财务管理服务、保障和管控作用。

（3）加强资产管理。加强货币资金的资产管理，构建智慧医疗收费结算全链条管理体系；做好资产配置、使用、处置等各环节管理工作，强化资产使用效益的分析和追踪评价。

（4）加强服务管理。推进窗口服务社会化；优化服务流程，规范管理机制，强化资源管控；探索智慧化"一站式"服务模式，持续改进服务质量和效率。

（5）强化收费服务风险防控。加强内部监督管理、风险管理及内部控制建设，建立健全风险研判、评估和防控机制；加强单位层面、财务层面、业务层面内部控制建设，实现收费结算事项全过程管控；建立医疗、价格、财务等管理部门联检联查日常监督机制，定期和不定期开展医疗收费服务规范化管理检查，避免发生违法违纪违规追求经济利益的行为。

（6）加强内部绩效考核。医院应当建立内部综合绩效考核指标体系，开展收费服务绩效评价工作，全面考核医疗收费服务管理实施效果；通过强化信息技术保证考核质量，并将考核结果与改善内部收费服务管理有机结合。

（7）推进收费服务信息化建设。按照国家和行业已发布的医院信息化建设标准，加强医院收费服务信息系统建设，促进实物流、资金流、业务流、信息流四流合一；加强各个信息系统的有效对接，确保各类数据信息的规范性、完整性和有效性，支撑收费数据的统计、分析、评价、监控等利用；加强收费管理信息安全，完善信息保护技术措施和制度。

2. 创新管理流程。医院应当将财务服务各环节的人、财、物、技术通过流程管理有机结合，形成统一的管理体系。要以患者和临床为中心，以公益性和事业发展战略为导向，以精细化和提质增效为目标，综合运用系统思维统筹优化管理流程，实现流程管理系统化、科学化、规范化和智能化。

（1）梳理财务服务流程。按照业务活动规范和内在要求顺序，逐项绘制医院收费服务活动流程图；依据各项运营活动的制度依据、管理原则、质量要求、岗位职责、业务内容以及人财物技术等资源配置进行流程描述。同时，还要将内部控制要求嵌入到服务流程的各个环节，做到环环相扣、相互制约、防范风险。

（2）评价财务服务流程。从质量、时间、成本等维度，定期检查评价各运营流程的科学性、规范性和适应性，找出问题，分析原因，提出建议。

（3）优化财务服务流程。坚持问题导向和目标导向，多部门协同，注重系统性、协同性和高效性，持续优化收费流程设计，确保收费流程提供高质量服务。

（4）推进流程管理标准化和信息化。经过实践检验并且切实可行的收费流程，及时固化到规章制度和信息系统中，努力做到有章可循、规范运行、高质高效。

四、数据治理

医院应当充分利用现代化信息技术，加强医院财务服务信息集成平台标准化建设。

建立患者服务中心，实现资源全流程管理。医院建立患者服务中心，主要围绕人力、财务、物资、基础运行、综合决策 5 大领域，由门诊部管理，全院多科室协作推进。全面整合服务人员、空间、物资及业务，实现综合业务集中区域办理，集成一站式服务方案。整合挂号收费业务，建立集中预约信息平台，实现一窗多能，挂号、收费、检查预约、退费一窗办理。

促进互联互通，实现业务系统与运营系统融合。智慧医疗服务模式下的财务服务涉及众多系统之间的数据交互，只有真正实现了各系统之间的互通互联，扫清全流程在线服务的障碍，才能实现真正意义上的全流程在线服务。截至目前，医保患者的在线分割实时结算问题、跨区域医保患者就诊的费用分割结算问题、电子医疗票据问题尚未解决。这些问题都有赖于医疗收费系统与医保系统、票据管理系统之间的有效对接来解决或完善。医院应当依托信息平台，加强信息系统标准化、规范化建设，强化数据的协同共享，实现临床与管理系统间的互联互通。通过信息系统应用完成原有工作流程的重新梳理及再造，让信息多跑路，实现业务管理与运营管理的充分融合。

利用数据分析技术，构建运营数据仓库。医院应当从财务服务业务信息系统中抽取用于支持运营管理决策的相关数据，经过清洗转换形成运营数据仓库，为运营数据分析展示和运营决策模型构建提供依据。

五、系统集成

互联网经济已经站在了创新发展的风口，随着智慧医疗服务的快速推进，医疗收费人员必须顺应时代和技术的发展需要，充分认识到互联网技术对改变医疗服务模式，改变医疗费用管理模式的必然性和重要性，学习掌握互联网财务服务相关的政策法规，了解互联网财务服务的流程和特点，提高对互联网模式下的医疗费用管理能力。

首先，需要将门诊一体化服务的合法合规性、互联网环境下的资金安全、医疗收费信息质量等纳入控制目标进行管理。其次，需要对门诊一体化服务模式下医疗收费风险进行评估，找出关键控制点，并据此完善医疗收费系统。尤其是要充分考虑各个系统之间数据交换可能存在的风险，不同系统数据之间匹配的风险，提出合理的控制措施，并通过系统改造来实现。同时，线下管理人员应随时关注系统反馈的各类问题，及时分析原因并持续完善。最后，智慧财务服务模式的一个很重要的特点是借助于互联网平台及技术，在充分利用其优势的同时，也需要考虑到其自身的缺陷，如互联网的不稳定性、与其他系统的对接、突发故障等对财务管理造成的潜在风险，并将其纳入内部控制管理体系中，制定相应的应急预案。

六、管理应用

医院自 2019 年开展门诊一体化服务以来，医院微信服务公众号关注量 140 余万人次，挂号近 200 万人次，缴费近 160 万人次，累计交易金额近 6 亿元；微信交易量占总门诊量的 65% 以上，平均节省患者就医时间超过 2.5 小时。门诊一体化服务中心目前初步成型，已实现：

（1）节约空间：门诊服务窗口减少 6 个；

（2）节省运行成本：服务人员减少 8 人；

（3）提升患者满意度：通过提质增效，患者排队次数、等候时间骤减，患者体验感大幅度优化；

（4）优化医疗资源配置：上线医院集中预约平台，能支撑医疗一线提前筹备，提高临床工作效率；

（5）提高风险防范能力：重新梳理流程，明确内部控制点，将控制目标嵌入信息化全流程进行管理；

（6）强化财务管理制度：完善组织架构，能够固化规章制度并置入信息系统。

以超声科门诊一体化服务流程为例，原来患者就诊需要到一楼门诊挂号窗口建卡、挂号并缴纳挂号费，然后凭挂号单到二楼门诊科室请医师下达医嘱，确认需要超声检查，再返回一楼门诊结算处缴纳超声科检查费，最后到达四楼超声科导诊台预约检查时间，等待超声科安排具体检查时间。这种服务模式下，患者排队次数多，挂号、缴费、预约检查需排队三次；患者等候时间过长，医师下达医嘱、预约检查时均在等待；退费时手续烦琐，多窗口有不同的退费流程。但在门诊一站式服务中心建成后，现在患者在一楼患者服务中心一个窗口即可完成建卡、挂号、缴费、预约检查时间等多项事项。我院的"一站式服务"办出特色，达到四流合一，实现大型检查诊间实时综合预约的同时，也强化了门诊服务中心的检查预约和医患沟通，做到"一站预约，多点检查"，集中各种检查预约功能，患者只需要通过一个窗口就能完成所有预约，减少中间环节，有效避免患者"四处奔波"，做到"最多跑一次"，节约患者排队等候时间，提高就诊效率，进一步提升满意度，简化患者退费手续。流程优化效果图如图 2 所示。

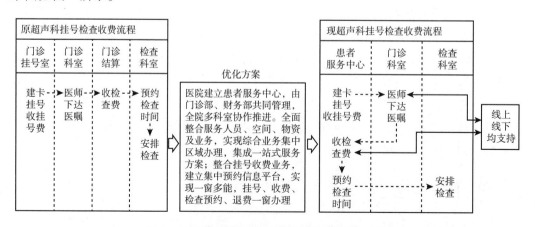

图 2　实践案例展示：超声科智慧财务再造流程

据统计，截至 2020 年 12 月，我院正常情况下（9—12 月）2020 年收费结算窗口总工作量同比下降约 42%，转为网络挂号居多，初步实现足不出户即可在线挂号。其中，2019 年 1 月开始受疫情影响，总工作量急剧下降（工作量内容包含建卡、挂号、退号、收费、退费），趋势图如图 3 所示。

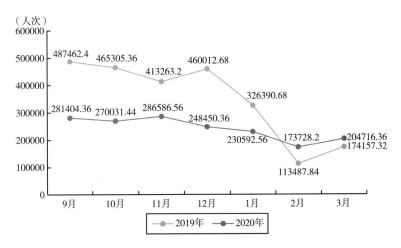

图 3　2019—2020 年总工作量比较趋势图

截至 2020 年 12 月，我院 2020 年窗口建卡占挂号就诊人次同比比重下降至 2%—3%，同期整体工作量同比下降 76.23%。其中，2019 年窗口建卡耗时长，1 单位建卡 = 7.92 个收费。趋势图如图 4 所示。

截至 2020 年 12 月，我院 2020 年窗口挂号工作量占比挂号就诊人次比重同比下降了 17 个百分点，同期整体工作量同比上涨 12.23%。其中，2019 年窗口挂号耗时长，1 单位挂号 = 1.32 个收费。趋势图如图 5 所示。

截至我院 2020 年 12 月，2020 年收费工作量占挂号就诊人次比重同比下降 9 个百分点。同期整体降低了 76.32%，同期整体工作量上升 28.35%。趋势图如图 6 所示。

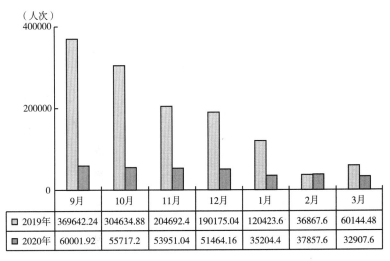

	9月	10月	11月	12月	1月	2月	3月
2019年	369642.24	304634.88	204692.4	190175.04	120423.6	36867.6	60144.48
2020年	60001.92	55717.2	53951.04	51464.16	35204.4	37857.6	32907.6

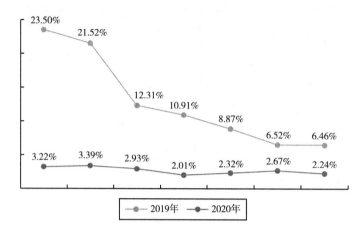

图 4　2019—2020 年建卡工作量比较趋势图

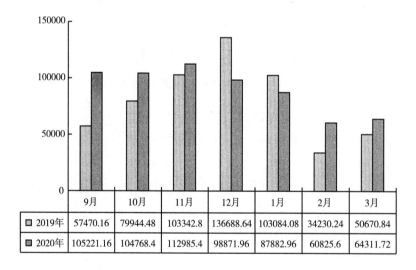

	9月	10月	11月	12月	1月	2月	3月
■ 2019年	57470.16	79944.48	103342.8	136688.64	103084.08	34230.24	50670.84
■ 2020年	105221.16	104768.4	112985.4	98871.96	87882.96	60825.6	64311.72

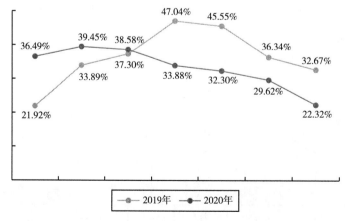

图 5　2019—2020 年挂号工作量比较趋势图

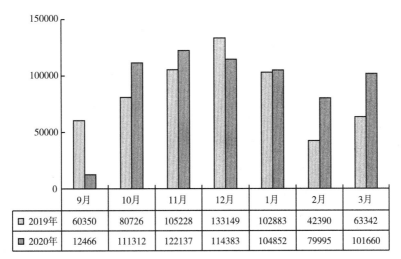

	9月	10月	11月	12月	1月	2月	3月
□ 2019年	60350	80726	105228	133149	102883	42390	63342
■ 2020年	12466	111312	122137	114383	104852	79995	101660

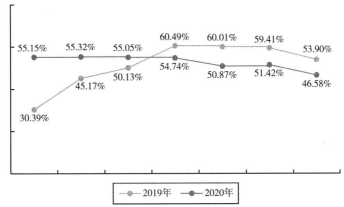

图6 2019—2020年收费工作量比较趋势图

七、未来展望

随着国家公立医疗机构强化经济管理政策的陆续出台，各级管理部门逐渐提升对门诊一体化服务的重视和支持，门诊一体化服务范畴、服务数量必将逐步扩展和提高，这将对医疗机构现有的包括医疗收费管理模式和管理效率产生重大的挑战，亟须未雨绸缪，统筹规划，在对互联网技术的充分认识和掌握的基础上，调整互联网技术下的医疗收费管理思维方式、工作模式，发挥大型公立医院的社会效益。接下来还需继续探索以下三点：

一是充分运用信息化管理手段，搭建应急财务住院费用结算及医保审核平台建设；

二是建设数据应用信息平台，采集医疗收费数据，实时共享财务管理成果如报表、分析、报告；

三是促进"三医联动"，继续完善智慧医疗收费服务体系，打造"互联网＋医疗健康"示范医院。

署　名

申报人：梁　轶（四川大学华西第二医院高级会计师、财务部部长）

电子邮箱：1950448630@qq.com

主要参与人员：

舒　译　四川大学华西第二医院

李奕辰　四川大学华西第二医院

王　婷　四川大学华西第二医院

周莲姿　四川大学华西第二医院

案例八：

基于物联网技术可移动医疗设备共享应用

首都医科大学附属北京安贞医院

为推动公立医院高质量发展，国务院办公厅于 2021 年 6 月发布国务院办公厅《关于推动公立医院高质量发展的意见》（以下简称《意见》）。《意见》中要求公立医院应强化体系创新、技术创新、模式创新、管理创新，充分发挥信息化的支撑作用，利用云计算、大数据、物联网、区块链、第五代移动通信（5G）等新一代信息技术建设"三位一体"的智慧医院。为加快补齐内部运营管理的短板、科学配置核心资源，进一步提高医院运营管理科学化、规范化、精细化、信息化水平，北京安贞医院积极探索物联网技术在医院优化资产配置管理中的应用，致力于"智慧安贞"的精细化管理模式打造。

一、单位介绍

首都医科大学附属北京安贞医院是集医、教、研、创、科学管理、文化建设六位一体，以治疗心肺血管疾病为重点的三级甲等综合性医院，在全国心血管领域处于领军地位。近年来，坚持建设"强专科、优综合"创新型医院的办院理念，专科特色突出，多学科综合实力强劲，在国内外享有盛誉。

北京安贞医院成立于 1984 年 4 月，由我国心血管外科奠基人吴英恺院士创立。目前医院占地面积 7.65 万平方米，年收入 50 余亿元，住院编制床位 1500 张。设有 10 个临床中心、29 个临床科室、12 个医技科室，拥有国家重点学科 1 个，国家临床重点专科 3 个，年门急诊量 270 万人次，手术超过 4 万例，其中心内外科手术双双破万，疾病难易程度 CMI 值始终居于北京市医疗机构前列。

二、业务描述

近年来，随着公立医院高质量发展进程的加快，在移动医疗设备管理领域的精细化管理手段缺乏问题愈加凸显，在国家政策、行业驱动和自身发展层面需求迫切。一方面，随着物联网、区块链、第五代移动通信（5G）等新一代信息技术的迅猛发展，促使借助信息化手段实现移动医疗设备的精细化管理成为可能；另一方面，北京安贞医院在移动医疗设备管理过程中发现可视化设备运行精确数据缺乏，部分设备采购盲目、无序，精细化管理手段缺乏等问题。为填补移动医疗设备精细化管理领域的空白，北京安贞医院启动"基于物联网技术可移动医疗设备共享应用"项目，引用"物联网＋RFID＋蓝牙"技术，致力于实现以单个移动医疗设备为单元的数据采集，推出较为成熟的移动医疗设备管控平台，实现移动医疗设备的"远程实时监控"及"共享应用"运转模式。

北京安贞医院"基于物联网技术可移动医疗设备共享应用"项目主要由两大组硬件及一个软件管控平台支撑。关于硬件部分，第一组硬件为智能感知终端类硬件、第二组为区域定位类硬件。智能感知终端类硬件包括根据实际场景部署蓝牙基站以及智能感知终端。蓝牙终端接收信标广播的数据并按照一定的频率和规定的格式广播数据，蓝牙网关接收蓝牙终端广播的数据，解析并组包成特定的格式上传服务器，从而实时将可移动设备运行数据、使用数据、能耗数据等回传服务器端，达到远程实时监测作用。区域定位类硬件包括 RFID 电子标签和电子围栏。为每台医疗移动设备订制 RFID 电子标签，利用无线射频识别技术（RFID），通过每个病区门口安装硬件电子围栏，记录设备位置情况并生成电子记录，实现快速监测医疗设备移动范围及记录信息并与设备使用状态相结合，为移动医疗设备的共享应用提供路径支撑。软件管控平台主要由两大模块组成，即"远程监管平台"和"共享应用平台"。"远程监管平台"下设医疗设备概况、科室设备管理、购置论证、运营与统计分析四大部分，并链接相应 15 个小型功能模块。"共享应用平台"是在"远程监管平台"的基础上实现移动类设备全生命周期闭环管理，内含共享应用驾驶舱、共享借用、共享归还流程等功能模块。目前，项目已在 6 个试点病区、776 台移动医疗设备（呼吸机、监护仪、注射泵、输液泵）中顺利实施。

"远程实时监控"及"共享应用"运转模式实现的背后是七大设备管理工作机制的创新。

1. 助力医院精细化管理决策，实现医疗设备全生命周期管控。通过设备运行监管、展示特定时间段内不同维度的使用率、效益、效率情况等，并通过科室效益、效率情况排名等直观展现，助力医院精细化管理决策。同时，借助物联网移动医疗设备管控平台，在事前管控设备运行状态、设备使用效率及设备收益情况，在事中调配共享资源、处理共享申请、跟踪共享设备运行，在事后评价资源配置合理性、分析成本效益并进一步改进管理流程，实现医疗设备全生命周期管控。

2. 促进临床科室与职能科室建立多部门联动管理机制。通过科室设备总数、在线数量、使用数量、设备运行时长、工作时长、空闲时长等基础信息的展现，直观且深刻地剖析科室设备应用现状，便于在职能科室的辅助下临床科室开展管理工作。

3. 支撑购置论证决策。通过对设备的使用率、日均使用、维修率、设备品牌分析、工作效率指标等支撑设备购置的合理性分析，并根据实践数据指导新购设备品牌、型号的选择。

4. 规范医疗设备使用行为。通过对设备理论使用时长与实际使用时长的对比分析，管理手段干预，纠正设备待机时间过长等不规范使用行为，降低能耗、延长使用寿命。

5. 强化内部控制，防范设备运营风险。通过与医院 HIS 系统连接，提取设备实际收入数据，通过与系统采集到的理论收入对比后，发现并纠正医嘱漏费行为，强化内部控制，保护合理收入的全部取得。

6. 优化资源配置，实现资源共享应用。通过共享模式的推广与应用，将医疗设备归属去科室化，通过设备使用数据远程实时监测，选取部分闲置设备资源向紧缺方倾斜，实现院级层面资源调配，充分发挥现有资源效率效益。

7. 完善医疗设备绩效考核管理机制，提升资源使用效率、效果。根据国考、市考绩效指标及院级指标考核，引导医院充分发挥现有设备资产作用。辅助设备周转率、设备能力利用率、万元固定资产服务均量、设备收益率、设备边际贡献率、设备综合效率等指标计算及监测，助力医院完成人员、科室绩效考核及应对上级评审工作。

三、未来展望

当前物联网技术的试点应用仅是打造"智慧安贞"的一小步，试点的成效，增强了医院精细化管理程度、提升了管理效能。该项目已做好将管理范围辐射至全院的准备，实现病区移动医疗设备全覆盖管控的局面，并进一步将项目范围扩展至通州院区，实现"双院区"医疗设备精细化协同管理。随后，项目将继续纵向延伸，通过智能感知终端将大型医用设备纳入其中，并完善医疗设备智能盘点及维修维护管理功能，实现全范围的医疗设备远程精细化管理。与院级平台协调资源配置，可最大限度盘活闲置资源、优化使用效率，使得成本得以最大程度地摊薄，收入得以最大程度地增加。"管理的一小步，临床的一大步"，医院将以优质管理支撑医院临床业务，有序开展诊疗活动、运营活动，助力医院精细化运营和智慧化管理，促进和推动医院高质量发展。

署　名

申报人：王　成（北京安贞医院党委委员总会计师）

邮箱：wangcheng@wsjhszx.org.cn

主要参与成员：

王　成　北京安贞医院

白文华　北京安贞医院

张　乐　北京安贞医院

曲　放　北京安贞医院

案例九：

公立医院经济合同全生命周期管理与信息联动设计

清远市人民医院

合同全生命周期管理，可转变医院管理模式，提高医院合同管理水平和管理质量，建立合同管理信息系统，可改变以往纸质合同线下审核、传递方式，提升管理效率。基于此，清远市人民医院开展经济合同全生命周期管理与信息联动设计，提高医院合同管理能力。

一、单位简介

清远市人民医院（以下简称"医院"）始建于1939年，是国家首批三甲医院、首批全国百佳医院、广东省首批高水平医院重点建设医院、国家双一流大学——广州医科大学临床学院、省级现代化医院管理试点单位。在"2021届中国地级城市医院竞争力榜单"排名第48位。

根据市区域卫生规划（2016—2020年）、医院发展规划，建设"国家级高级卒中中心"和"示范胸痛中心"，亟须增配数字减影血管造影（DSA）设备。

医院一方面将设备采购合同管理与全面预算、收支、采购、资产等管理有机结合，高效联动合同管理各环节，建立合同全生命周期管理体系；另一方面系统梳理合同管理线下流程、规划线上流程，与第三方公司共同设计合同管理信息系统，实现信息系统内外联动，促进业务管理与运营管理融合。

二、经济合同全生命周期管理建设条件

经济合同全生命周期管理需要建立在扎实的医院管理基础上，包括以下三个方面。

（一）健全的制度体系

医院制定与内部控制、采购及财务管理相关的制度70余项，明确职责权限、助推高效运行，实现决策、执行、监督岗位相互制衡，促进业务活动合法合规。

（二）专业的人才队伍

打造一支具备合同管理知识的复合型专业人才队伍，各部门在专业团队的指导下相

互协作，有效实施合同全生命周期管理。

（三）完善的信息系统

通过集成平台，整合业务、财务多个信息系统，实现模块间互联互通，构建高效运营管理信息系统。基于"管理制度化、制度流程化、流程岗位化、岗位职责化、职责表单化、表单数字化和数字智能化"的思路，将规章制度内嵌于信息管理系统，高效管控合同。

三、设备采购经济合同全生命周期管理实施方案

（一）建立管理流程

改变合同管理流程割裂、管理环节间关联性较小、相关部门"各自为战"的状况，将管理控制手段贯穿合同全过程，实现全流程信息联动，形成有效的跟踪与反馈机制。如图1所示。

（二）各流程关键控制点与信息联动设计

1. 项目可行性论证。设备采购应满足科室建设和学科发展需要，符合医院整体规划。如表1所示。

2. 项目入库及预算管理。在设备采购项目可行性论证的基础上，组织召集医疗装备管理委员（下简称"医委会"）会议，使用科室阐述项目实施可行性，委员投票确定项目入库。医委会将设备项目预算提交采购供应中心发起预算流程，如图2所示。

（1）实施全面预算管理，经过自下而上、自上而下多次平衡，各部门紧密配合，共同完成预算编制、项目进度规划工作。从而合理配置资源，有效控制成本，使有限资金发挥最大价值。

（2）通过信息化手段，将预算与项目管控双线并轨，有机结合岗位责任制，对项目的"实施申请→审批→执行→付款→评价→考核"各经济业务环节实行事前、中、后全程监管控制，推动工作落实。

3. 公开招标采购。项目预算下达后，设备公开招标采购包括院内调研和公开招标两环节，如图3所示。

4. 合同签订。完成公开招标后，进入合同起草和签订环节，如图4所示。

为确保合同内容完整、执行合同签署审批权限，采取如图5所示的控制措施。

5. 合同履约。合同履约阶段的管理控制要点在于加强对合同履约的动态监控，确保完全按照合同履约。如图6所示。

为确保合同履约效果，主要从以下方面实施控制：

（1）设备安装验收环节构建合同执行跟踪与反馈机制，信息系统记录合同执行进度，与预设定的合同进度自动比对，提醒可能存在的环节风险，简便管理部门监管考核。

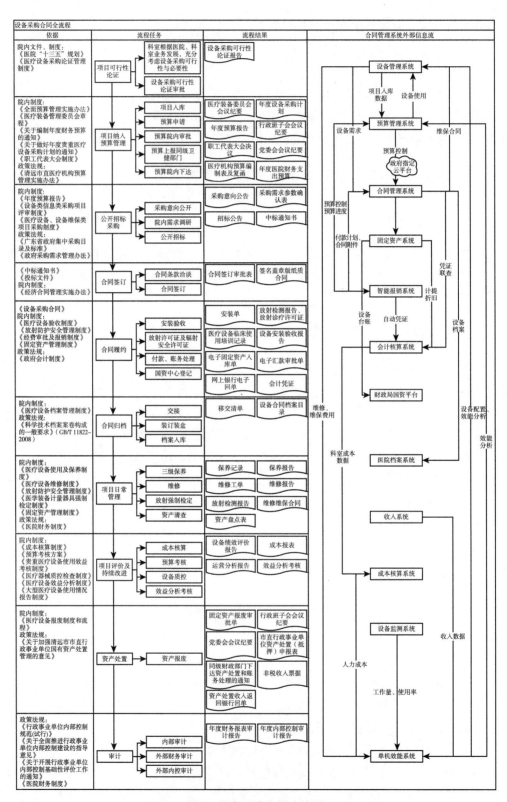

图 1　设备采购合同全流程

表1　　　　　　　　　　　　　　项目可行性论证阶段的控制关键点

申请科室论证		相关科室审核		
论证内容	是否符合	相关科室	审核、考虑内容	是否符号
是否具良好社会效益，能否提升医疗服务质量与水平	☑	医务科	操作是否具备准入条件	☑
是否可用于临床教学及科研	☑		是否为医疗业务规划及发展需求购量	☑
拟采购设备是否具有经济效益	☑	信息科	设备是否有信息系统对接需求	☑
		设备科	是否为新旧设备更替	☐
			是否为基础设备	☐
			是否为科室业务量增长需求	☑
			是否为开展新技术必须设备	☑
			是否配备设备操作人员	☑
			是否已通过设备操作学习培训	☑
			是否具备设备安置场地及配套设施条件	☑
			安置场地是否有经放射检测	☑
原有设备是否老化报废、需更替采购	☐	物价部门	是否有收费项目、收费标准	☑
是否属于新技术项目开展、新病区成立增配	☑	财务部	设备效益预测是否正确合理	☑
论证及审核内容				
申请科室填写采购理由、参数需求、科室现有同类设备配置情况、饱和度以及新设备使用量预测等信息				
相关科室从社会效益、科研效果、经济效益、全院范围内合理配置设备资源等方面展开论证 审核预算合理性，针对申请科室前期调研推荐品牌，调研近期成交价，确定设备预算金额				
分管领导审批				
业务分管领导综合医院医疗业务发展规划审批				
设备分管领导综合医院战略规划、相关部门、业务分管领导意见审批				

（2）按合同执行情况自动生成支付计划及预算进度反映。合同签订时，系统已设定DSA设备验收后30天内付首款、验收满一年后30天内付尾款；设备科在设备管理系统录入验收合格信息后，立即触发信息系统自动生成设备首款及尾款的付款计划，自动更新预算管理系统的执行进度。

（3）建立合同预警提醒机制，便于监管部门追踪与质控考核，如图7所示。

（4）合同管理系统与智能报销系统无缝对接，杜绝漏、重、少、多等错支风险，节约重复录入信息数据时间成本，如图8所示。

6. 合同归档。设备档案管理部门根据档案管理要求排序编写页码、案卷目录、档案号装订装盒，形成设备合同档案目录，归档保存。

环节	关键节点	责任主体	流程任务	流程结果
预算申请	进度规划	采购供应中心	根据论证报告，规划设备采购实施进度	预算申请表
	发起预算申请	采购供应中心	在预算管理系统发起预算申请，填报项目预算、本年支付预算，上传医委会会议纪要	
预算院内审批	分管院长审批	业务分管院长	分管院长根据医委会意见，综合医院发展规划进行审批	年度预算报告
	两上两下	预算办	从预算金额测算依据充分性、项目绩效目标合理性、收支结余情况等方面进行自下而上、自上而下沟通平衡，预算办与各归口部门充分沟通后拟定医院年度预算报告草案	
	总会计师审核与预委会主委审议	总会计师预算委员会	总会计师审核，预算委员会主委审议年度预算报告	预算委员会会议纪要
	召开预算委员会	预算办各委员	组织召开预算委员会，各归口部门负责人汇报项目实施理由等相关预算情况，委员充分讨论医院外部环境、了解行业先进水平，结合医院战略目标、年度工作目标及实际情况，以"通过努力可以达到预算目标"为标准对年度预算报告进行讨论决议	
	预算审议与审定	预算办班子会成员党委委员职工代表	预算办汇报年度预算报告，上报行政班子会、党委会、职代会决议后，党委会审定	行政班子会会议纪要职工代表大会决议党委会会议纪要
预算上报与下达	预算上报	预算办同级卫健部门同级财政部门	按政府预算管理办法，编制预算报表上报同级卫健部门审核，同级卫健部门报同级财政部门审批	医疗机构预算编制表及复函
	预算下达	预算办	根据批复，分解预算报告并通过预算信息系统下达至各执行部门。责任随预算落实到部门，形成预算责任制，确保预算目标的完成	年度医院财务支出预算

图 2 设备采购预算流程

环节	关键节点	责任主体	流程任务	流程结果
院内调研	采购意向公开 ⇩	采购供应中心	政府规定平台、医院官方网站发布采购意向公告	采购意向公告
	院内需求调研 ⇩	采购供应中心 需求科室 相关科室 厂家	采购供应中心组织需求科室、设备科、基建科、信息科、财务部、内审科，对报名参加的品牌厂家进行院内需求调研，包括采购标的物的功能、质量、价格、市场供给、历史成交记录、维护方案、升级更新方案、重要备件价格后续采购等信息	厂家报名资料 院内洽谈记录
	采购需求编写及审查	需求科室 采购供应中心 专家	根据调研情况编写项目采购需求，采购供应中心组织院内专家进行审查（包括一般性及重点审查）	采购需求文件 审查报告
公开招标	招标文件确认 ⇩	招标代理机构 采购供应中心	在政府规定平台进行项目委托，招标代理机构根据采购需求在平台编制招标文件，由采购供应中心确认，确保招标流程、文件的合法合规，杜绝出现特定、限制性等倾向性条款	招标文件 招标文件确认函
	发布招标公告 ⇩		在政府规定网站发布招标公告	招标公告
	开标评标 ⇩	招标代理机构	按采购公告约定的开标时间、地点组织开标评标，出具评标报告	评标报告
	发出中标通知书	招标代理机构 采购供应中心	采购供应中心确认评标结果，招标代理机构发布中标结果公告并向中标单位发出中标通知书	采购结果确认书 中标结果公告 中标通知书

图 3　设备采购流程

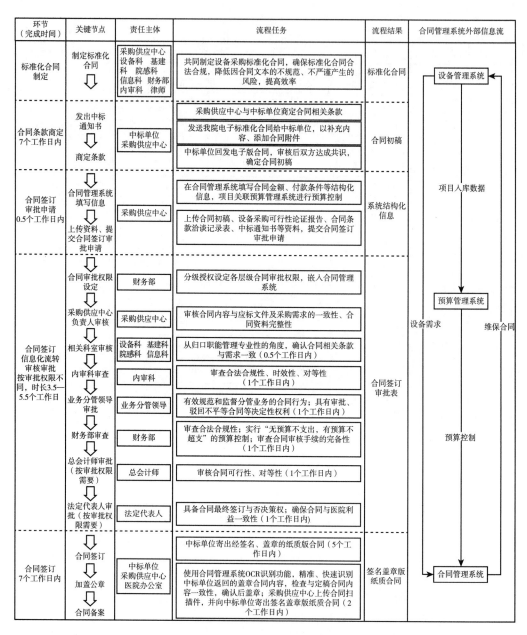

图4 设备采购合同签署流程

环节（完成时间）	关键节点	责任主体	流程任务	流程结果	合同管理系统外部信息流
标准化合同制定	制定标准化合同	采购供应中心 设备科 基建科 院感科 信息科 财务部 内审科 律师	共同制定设备采购标准化合同，确保标准化合同合法合规，降低因合同文本的不规范、不严谨产生的风险，提高效率	标准化合同	设备管理系统
合同条款商定 7个工作日内	发出中标通知书 商定条款	中标单位 采购供应中心	采购供应中心与中标单位商定合同相关条款 / 发送我院电子标准化合同给中标单位，以补充内容、添加合同附件 / 中标单位回发电子版合同，审核后双方达成共识，确定合同初稿	合同初稿	项目入库数据
合同签订审批申请 0.5个工作日内	合同管理系统填写信息 上传资料、提交合同签订审批申请	采购供应中心	在合同管理系统填写合同金额、付款条件等结构化信息，项目关联预算管理系统进行预算控制 / 上传合同初稿、设备采购可行性论证报告、合同条款洽谈记录表、中标通知书等资料，提交合同签订审批申请	系统结构化信息	
合同签订信息化流转审核审批 按审批权限不同，时长3.5—5.5个工作日	合同审批权限设定	财务部	分级授权设定各层级合同审批权限，嵌入合同管理系统	合同签订审批表	预算管理系统
	采购供应中心负责人审核	采购供应中心	审核合同内容与应标文件及采购需求的一致性、合同资料完整性		设备需求
	相关科室审核	设备科 基建科 院感科 信息科	从归口职能管理专业性的角度，确认合同相关条款与需求一致（0.5个工作日内）		维保合同
	内审科审查	内审科	审查合法合规性、时效性、对等性（1个工作日内）		
	业务分管领导审批	业务分管领导	有效规范和监督分管业务的合同行为；具有审批、驳回不平等合同等决定性权利（1个工作日内）		
	财务部审查	财务部	审查合法合规性；实行"无预算不支出，有预算不超支"的预算控制；审查合同审核手续的完备性（1个工作日内）		预算控制
	总会计师审批（按审批权限需要）	总会计师	审核合同可行性、对等性（1个工作日内）		
	法定代表人审批（按审批权限需要）	法定代表人	具备合同最终签订与否决策权；确保合同与医院利益一致性（1个工作日内）		
合同签订 7个工作日内	合同签订 加盖公章 合同备案	中标单位 采购供应中心 医院办公室	中标单位寄出经签名、盖章的纸质版合同（5个工作日内） / 使用合同管理系统OCR识别功能，精准、快速识别中标单位返回的盖章合同内容，检查与定稿合同内容一致性，确认后盖章；采购供应中心上传合同扫描件，并向中标单位寄出签名盖章版纸质合同（2个工作日内）	签名盖章版纸质合同	合同管理系统

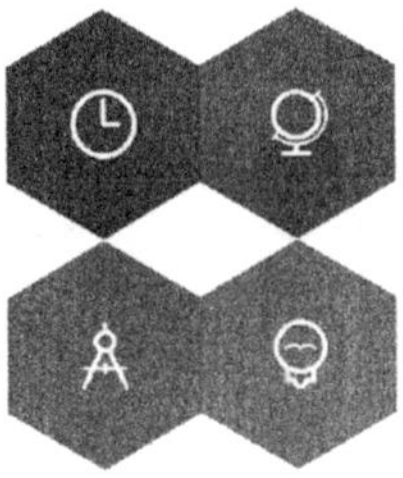

01

责任主体相互协作，共同制定标准化合同。由合同归口管理部门牵头、相关合同业务部门参与、内审科与法务配合，建立各类别合同模板库。模板需涵盖绝大部分合同条款信息，从而降低监管成本，提高工作质量和效率。原则上，频发性合同应将全部条款标准化，偶发性合同则可以进行部分条款标准化

02

合同签订审核审批关键控制点。第一，建立合同分级审批权限机制，根据合同业务类型与额度，设置审批权限，将审批流程嵌入合同管理信息系统，各环节按设定流程实现信息化流转；第二，实行合同审批时效控制，限定环节责任人的审批时长，合同管理系统内嵌审批时效，实施时间预警提醒，自动生成合同管理环节考核报表。通过考核保证高效推进合同实施，加速设备投入使用

04

合同管理系统部署智能识别比对功能，防止合同被篡改。通过高拍仪上传中标单位回寄的盖章版纸质合同，利用OCR识别技术比对我方合同电子定稿版，智能标注差异，以计算机替代人工核对。例如30页篇幅的合同比对仅需2分钟，有效解决人工审核耗时长、成本高和风险大的难题

03

系统自动记录各流转环节的合同文本修改痕迹，包括修改人、时间、内容等信息，不仅节约审核时间成本，更有效保障了合同的规范性

图5 设备采购合同签署控制措施

7. 项目日常与后续管理。项目日常与后续管理具体内容如图9所示。

8. 项目评价与持续改进。为提高医院设备的使用效益，结合可行性论证报告建立项目评价与持续改进机制，形成多维度的社会效益和经济效益评价体系。

（1）单机效能分析。通过与各系统对接获取数据，自动生成设备成本效益、使用率、完好率报表，如图10所示；定期跟踪并分析重点监控医疗设备的使用情况，为优化资源配置、调配提供参考。医院倾斜资源投入到综合效益好的、限制采购综合效益不明显的医疗设备。对使用率低的设备定期分析原因并提出改进措施。

（2）绩效分析评价。编制"大型医疗设备项目预算绩效评价表"，进行预算绩效评价，如表2所示。

（3）分析评价考核。DSA设备为多科共用设备，为加强科室间协作、提高使用率、实现资源共享，从单机效能系统获取设备效益数据，实施考核，调动科室工作积极性，强化成本效益。

9. 资产清查与处置。实施每月资产抽盘，一年内所有资产均被随机抽盘两次，年终资产清查，确保财产不遗失、不流失、账实相符。设备处置按相关规定规范处理。

10. 合同多方联动监管。建立合同多方联动监管机制，第一道防线由财务部实施财务监督；第二道防线由内审科及纪检监察科实施，内审科实施全流程监督，纪检监察科对廉政风险监察；第三道防线引入会计师事务所，评价医院内部控制，出具审计报告，确保合同全生命周期管理工作保质高效完成。

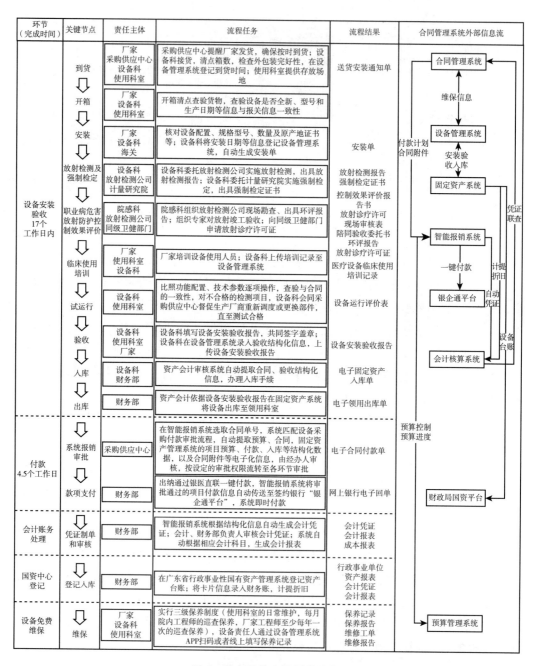

环节（完成时间）	关键节点	责任主体	流程任务	流程结果	合同管理系统外部信息流
设备安装验收17个工作日内	到货	厂家 采购供应中心 设备科 使用科室	采购供应中心提醒厂家发货，确保按时到货；设备科接货，清点箱数，检查外包装完好性，在设备管理系统登记到货时间；使用科室提供存放场地	送货安装通知单	
	开箱	厂家 设备科 使用科室	开箱清点查验货物，查验设备是否全新、型号和生产日期等信息与报关信息一致性		
	安装	厂家 设备科 海关	核对设备配置、规格型号、数量及原产地证书等；设备科将安装日期等信息登记设备管理系统，自动生成安装单	安装单	
	放射检测及强制检定	设备科 放射检测公司 计量研究院	设备科委托放射检测公司实施放射检测，出具放射检测报告；设备科委托计量研究院实施强制检定，出具强制检定证书	放射检测报告 强制检定证书 控制效果评价报告书 放射诊疗许可证 现场审核表 陪同验收委托书 环评报告 放射诊疗许可证 医疗设备临床使用培训记录	
	职业病危害放射防护控制效果评价	院感科 放射检测公司 同级卫健部门	院感科组织放射检测公司现场勘查、出具环评报告；组织专家对放射竣工验收；向同级卫健部门申请放射诊疗许可证		
	临床使用培训	厂家 使用科室 设备科	厂家培训设备使用人员；设备科上传培训记录至设备管理系统		
	试运行	设备科 使用科室	比照功能配置、技术参数逐项操作，查验与合同的一致性，对不合格的检测项目，设备科同采购供应中心督促生产厂商重新调试或更换部件，直至测试合格	设备运行评价表	
	验收	设备科 使用科室 厂家	设备科填写设备安装验收报告，共同签字盖章；设备科在设备管理系统录入验收结构化信息，上传设备安装验收报告	设备安装验收报告	
	入库	设备科 财务部	资产会计审核系统自动提取合同、验收结构化信息，办理入库手续	电子固定资产入库单	
	出库	财务部	资产会计依据设备安装验收报告在固定资产系统将设备出库至领用科室	电子领用出库单	
付款4.5个工作日	系统报销审批	采购供应中心	在智能报销系统选取合同单号，系统匹配设备采购付款审批流程，自动提取预算、合同、固定资产管理系统的项目预算、付款、入库等结构化数据，以及合同附件等电子化信息，由经办人审核，按设定的审批权限流转至各环节审批	电子合同付款单	
	款项支付	财务部	出纳通过银医直连一键付款，智能报销系统将审批通过的项目付款信息自动传送至签约银行"银企通平台"，系统即时付款	网上银行电子回单	
会计账务处理	凭证制单和审核	财务部	智能报销系统根据结构化信息自动生成会计凭证；会计、财务部负责人审核会计凭证；系统自动根据相应会计科目，生成会计报表	会计凭证 会计报表 成本报表	
国资中心登记	登记入库	财务部	在广东省行政事业性国有资产管理系统登记资产台账；将卡片信息录入财务账，计提折旧	行政事业单位资产报表 会计凭证 会计报表	
设备免费维保	维保	厂家 设备科 使用科室	实行三级保养制度（使用科室的日常维护，每月院内工程师的巡查保养，厂家工程师至少每年一次的巡查保养），设备责任人通过设备管理系统APP扫码或者线上填写保养记录	保养记录 保养报告 维修工单 维修报告	

图6 设备采购合同履约流程

付款预警

合同信息系统按自定义预警天数，自动生成付款预警报表，根据报表付款伸息分为A、B两类：A类为付款单据完备的项目，需在5个工作日内完成审批程序并付款，过程纳入考核；B类为未获取外部单据（如发票）的项目，需由责任人跟踪获取后进入A类流程

时效预警

DSA项目在预算规划中设定了项目调研、公开招标、合同签订、到货、验收、付款等环节的时间规划，信息系统自动比对预算规划，生成预警报表。责任人根据预警报表及时实施

趋势预警

在可行性阶段已根据DSA业务预测工作量，信息系统将每台设备的实际工作量与预测工作量比对，对DSA设备使用趋势进行分析。例如，若某月DSA工作量较预测工作量低的原因为设备损坏部件没有及时到位，责任科室则需要采取有效手段加快维修速度

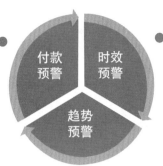

图7 合同预警机制

合同管理系统将报销事由、合作方账户、已付款金额、本次付款金额等结构化信息自动转入智能报销系统

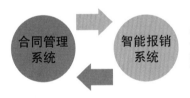

智能报销系统将已支付的手续资料、会计凭证信息回写到合同系统，彻底实现了对往来款项事前预算、事中监管、事后跟踪功能的全智能管理

图8 合同管理系统与智能报销系统对接

建立设备监测系统，通过RFID标签和二维码标识设备，提高识别设备效率，实时监控设备所在位置、工作时长，实现设备高效、可靠、安全运行，明显降低设备管理维护成本

着重提高DSA设备使用率，延长使用寿命。设备实行三级保养制（使用科室日常维护，每月院内工程师巡查保养，厂家工程师每年四次巡查保养），并在设备管理系统内记录保养行为，实施设备质控。同时，系统中设备计量管理功能可以快速完成计量台账，有效保存DSA的强检证书、放射许可证，确保设备依法依规使用

使用手机APP功能进行线上报修、运行和维护管理，实现运行保养可及时提醒、故障可追溯记录、知识库可传承等功能，从多个方面确保设备设施管理的可及性，将原有的被动维修前移为主动的设备维护，降低维保费用，延长设备使用寿命

图9 项目日常与后续管理内容

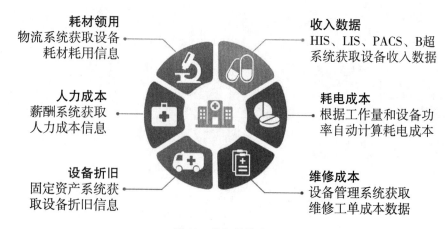

图10 单机效能分析

表2 大型医疗设备项目预算绩效评价表

一级指标	分值	二级指标	分值	评价得分
预算执行	35	采购是否依法依规	15	
		是否按计划购置安装	10	
		是否按计划投入使用	10	
产出指标	20	实际工作量与论证差距	20	
效益指标	45	经济效益指标	15	
		社会效益指标	15	
		服务对象满意度指标	15	
总分	100		100	

四、成果与启示

（一）取得成果

1. 提高合同管理水平，实现管理流程规范化与标准化，提高管理效率和管理精度，减少法律纠纷，防止医院利益受损，确保医院运营健康、持续、有序。

2. 提高业务闭环管理水平。通过与其他相关系统无缝对接，畅通信息沟通机制，减少沟通不畅所造成的工作失误。同时，实现对合同审批业务流程的"硬约束"，从而做到对合同管理全过程、全方位的实时动态监管，为领导决策提供参考依据。

3. 提高合同管理时效性。采用"互联网＋"手段，合同管理的申请、各级审核审批等流程，均可随时随地通过上网或掌上APP移动应用完成，突破时间空间限制，通过信息代替人工跑路，节约人工成本。实施信息化管理后，合同会签周期由线下7个工作日缩短为 4 天，最快的一份合同仅耗时 7 分钟，极大提高了工作效率。

（二）管理启示

信息化建设是提升运营效率、提高医院整体管理水平、降低运营风险和成本的有效手段。但必须认识到，信息化建设是工具，落地推行"经济合同全生命周期管理"的精细化管理模式，关键需要医院自身具备较高的业务管理水平。在建设信息化管理系统时，秉承"拿来主义"，坚持"以我为主，为我所用"的原则，结合医院实际情况对信息系统进行优化改造。

管理永远在路上，医院继续以"一个抓手，两个强化，三个方面，四个目标"为工作思路，即以精益化为抓手；强化内部控制、信息化的合同管理；建设科学规范的业务流程，及时通畅的信息渠道，高效廉洁的专业队伍三个方面；达到高效率、高质量、严规范、防风险的四个目标，使合同管理工作再上新台阶，满足业务发展需求，服务医院发展战略。

署　名

申报人：李丽敏（清远市人民医院党委委员、副院长、总会计师）

邮箱：lilimin1022@163.com

主要参与成员：

李丽敏　清远市人民医院

赖春玲　清远市人民医院

林海锋　清远市人民医院

常宝华　清远市人民医院

师翌华　清远市人民医院

案例十：

聚焦于"促管理、提效能、强监管"的
全面预算管理

中国医学科学院肿瘤医院

一、单位简介

中国医学科学院肿瘤医院是国家癌症中心依托单位，是国家肿瘤临床医学研究中心、国家肿瘤规范化诊治质控中心、国家食品药品监督管理局认证的国家药物临床研究中心所在地，集医、教、研、防于一体，全方位开展肿瘤相关基础研究和临床诊治的国家标志性肿瘤专科医院。医院高层次人才荟萃、学科设置齐全、技术力量雄厚、仪器设备先进。拥有包括 5 名院士在内的国内一流的专家团队，代表了国内肿瘤诊治的顶级水平。中国医学科学院肿瘤医院的财经管理工作在院领导班子的集中领导下，由总会计师全面负责指导工作，设有 8 个科室，分别负责会计核算、会计监督、预决算管理、成本管理、绩效管理、资产管理、门诊收费、住院收费等工作。

二、案例主体

（一）医院全面预算管理现状

作为一家三级肿瘤专科医院，肿瘤医院预算管理工作起步较早，经过二十年的预算管理探索，形成了完善的预算管理组织体系、制度体系以及规范的预算管理流程，并结合医院战略目标形成一级医院总预算、二级归口职能部门预算和三级临床等业务科室预算的"自下而上、上下结合"的三级预算归口管理模式。多年来肿瘤医院以全面预算为经济管理的重要"抓手"，实施效果显著。但是，肿瘤医院依靠传统的手工预算管理方式在一定程度上制约了医院的快速发展。

近年来国家陆续出台公立医院改革新政，对公立医院精细化全面预算管理提出了挑战。为了突破肿瘤医院预算管理主要依靠手工管理模式的局限，引用先进的信息化管理工具，推进医院预算管理从粗放式向精细化转变，肿瘤医院在不断完善预算管理制度、优化预算管理流程的基础上，结合手工预算管理的困难及不足，提出了业财一体化预算信息化建设目标，通过提高全过程预算管理，进一步实现医院经济管理的科学化、精细化。

（二）重塑全面预算管理流程，加强业财融合

肿瘤医院依托现有的预算三级归口管理体系，结合业财一体化系统要求，重塑了全面预算管理流程，进一步明确三级归口科室各自职责及归口管理事项，利用预算管理系统，落实三级归口管理，实现全员参与、全程控制。编报过程由业务科室根据业务实际提交业务预算，归口科室根据医院发展目标及相关业务管理规定审核、调整、反馈、修改后提交预算管理办公室。执行过程中归口科室需对业务事项进行事前审核及执行监控，并利用归口科室专业能力对业务事项进行事后评价。

利用一体化系统落实三级归口科室的管理职责，可提高预算编制的准确性、预算执行及调整的及时性，实现事前两级管控。通过业务系统与预算系统的有效连接，有助于财务人员和业务人员更加及时、充分、准确掌握业务发展情况，更好地参与到全过程预算管理中，业务科室通过自己熟悉的业务数据上报完成预算的编报工作，归口科室通过对业务的审核实现对预算的把控，财务部门通过预算数据汇总实现医院业务发展及经济发展趋势的分析，通过"自下而上，上下结合"的预算模式，并借助中间转换系统将经济数据实时反馈给归口科室、业务科室，使其能及时、准确了解各自经济运行情况，发现问题，及时纠偏，实现医院上下一盘棋，业务与财务有机结合，保障医院战略目标的平稳落地。

（三）理顺事项与数据对照关系，优化数据治理方案

固化预算事项与核算的对照关系及支出标准，提高预算的可及性。对业务科室及归口科室来说预算编制是一个复杂的过程，由于预算员的不稳定性以及预算知识掌握程度不同，因此编制的预算具有一定的随意性，容易出现错报、漏报、多报的情况，因此，业务科室及归口科室需要简洁易懂的页面、便捷的操作方式。对预算管理部门来说，由于编报科室提交的预算五花八门，整理预算便成了一项工作量极其庞大的工程，因此，预算管理部门需要易于统计、汇总以及便于将业务数据准确地转换为会计语言的操作工具。满足以上需求需要一个强大的中间转换库。具体来说：预算一体化过程中，预算管理部门需要协调相关归口部门将基础档案、预算事项梳理、预算事项与预算科目的对照关系、支出的标准化内容进行系统的梳理，并内置到一体化系统的统一基础平台中，由相关归口科室对基础档案进行维护。预算管理过程中，业务科室根据业务大类及提示进行预算申报，有支出标准的费用只需填报预算数量，大大简化预算编报流程，科室实时查看各项预算的执行情况、历年执行情况、重点监测指标的实时情况等；归口科室根据预算管理部门要求及各自职责范围对归口预算的具体内容、形式、总金额等进行初步审核提交，并可实时监测各预算科室的预算执行情况，对预算执行进行实时把控并提出合理建议；财务部门根据各部门提交的预算事项及中间数据库转换为财务总预算，并根据医院发展规划、历年预算情况、本年执行情况进行总体预算审核以及各项预算的执行反

馈。通过理顺业务事项与预算事项、预算事项与会计核算的关系，可以大大缓解业务科室、职能部门与预算管理部门预算工作的压力，同时也使预算与业务相互渗透，实现了预算事前、事中、事后的全面控制。

（四）系统整合，数出同源，实现"业财一体化"闭环管理

之前肿瘤医院临床科室、医技科室、行政后勤科室的管理系统五花八门，各取所需，系统之间缺乏联通，使得每个部门的数据成为孤岛，无法为决策提供整合考虑的数据。为实现精细化管理，满足高质量发展需求，肿瘤医院下定决心整合基础管理系统，将部门档案、科研档案、供应商档案、人员档案等基础信息进行整理并在统一的基础平台上由指定职能科室进行维护，实现基础数据平台统一，从源头上保证基础数据的准确性、统一性以及可追溯性。通过目前比较成熟的数据接口技术，将医院业务系统与管理系统打通，将原来滞后的预算管控点前移至业务前端，实现事前管控、事中稽核、事后评价的一体化闭环管理。通过管理系统与业务系统互联互通，保证业务数据、财务数据均按照统一标准进行处理、计算和输出，实现跨系统数据的双向读取、自动加工、实时共享，保证数出同源，为医院的科学决策提供精准的数据保障。

（五）实现全过程管控，助推医院精细化管理

预算一经批复下达，各预算责任部门须认真组织实施。为确保各部门不折不扣地执行下达的目标计划，在执行环节中时刻需要掌握执行状况，及时采取措施，充分调动每个员工的积极性，确保预算有效实施。在一体化建设过程中，我们将内部控制关键控制点内置到信息系统中，借助系统实现了对经济活动的全过程管控，促进了医院精细化管理。如将财务预算进行分解，加强事前审批，无预算不执行；通过设置关键控制指标的预警机制，当业务部门在预算执行过程中出现偏离预算目标和存在风险的操作时，可以及时控制，达到事前控制的目的；预算执行过程中，通过预算执行分析对收支业务进行监控，定期向科室通报执行情况，发生偏离，及时纠正，优化收支结构；通过"计划—预算—绩效"的预算模式对采购业务进行采购计划、采购订单、物资追踪的一体化全程管控；通过预算项目管理模式对投资事项进行预算执行与预算绩效"双监控、双督促"，达到预算执行科学合理以及资金投入高效的双重目的。

三、未来展望

业财一体化模式下的全面预算管理是公立医院新形势下经济管理的有效抓手，借助信息化手段，推进业财一体化全面预算管理，紧密结合医院的发展战略，将预算的控制关口前移至业务前端，跟踪和反馈业务活动实际动态，实现业务数据与财务数据的整合、数据共享，将大大提升资源使用效率，实现资源效益最大化，提升医院整体的经济管理水平，助力公立医院高质量发展。

署　名

申报人：徐铃茜（中国医学科学院肿瘤医院财经管理处副处长）

邮箱：xulingqian@126.com

主要参与成员：

徐铃茜　中国医学科学院肿瘤医院

景　晶　中国医学科学院肿瘤医院

童　群　中国医学科学院肿瘤医院

王敬媛　中国医学科学院肿瘤医院

黄　娟　中国医学科学院肿瘤医院